资助项目

2018年省级中医药人才科研及文化科普宣传专项经费—中医药资源研究与科研能力建设—中医药古典文献和传承学派研究（2018125579）—财政资金（2181002）

金元冀医新论

主　编　周计春　董尚朴

副主编　张　弘　赵　珊　贾云芳　满　伟

　　　　张婵娟　范忠星　张慧康　于　淼

编　委（按姓氏笔画排序）

马玄静　王永恒　王振瑞

边文静　孙孟章　李会敏

张　晟　张轶晖　赵敏菡

侯仙明　路广林　霍炳杰

人民卫生出版社

·北　京·

图书在版编目（CIP）数据

金元冀医新论 / 周计春，董尚朴主编 .—北京：人民卫生出版社，2025.11

ISBN 978-7-117-34076-2

Ⅰ. ①金… Ⅱ. ①周… ②董… Ⅲ. ①中医临床 – 经验 – 中国 – 辽宋金元时代 Ⅳ. ①R249.4

中国版本图书馆 CIP 数据核字（2022）第 225532 号

人卫智网	www.ipmph.com	医学教育、学术、考试、健康，购书智慧智能综合服务平台
人卫官网	www.pmph.com	人卫官方资讯发布平台

金元冀医新论

Jin Yuan Jiyi Xinlun

主　　编：周计春　董尚朴
出版发行：人民卫生出版社（中继线 010-59780011）
地　　址：北京市朝阳区潘家园南里 19 号
邮　　编：100021
E - mail：pmph @ pmph.com
购书热线：010-59787592　010-59787584　010-65264830
印　　刷：三河市尚艺印装有限公司
经　　销：新华书店
开　　本：710 × 1000　1/16　　印张：13　　插页：2
字　　数：240 千字
版　　次：2025 年 11 月第 1 版
印　　次：2025 年 11 月第 1 次印刷
标准书号：ISBN 978-7-117-34076-2
定　　价：59.00 元
打击盗版举报电话：010-59787491　E-mail：WQ @ pmph.com
质量问题联系电话：010-59787234　E-mail：zhiliang @ pmph.com
数字融合服务电话：4001118166　E-mail：zengzhi @ pmph.com

主编简介

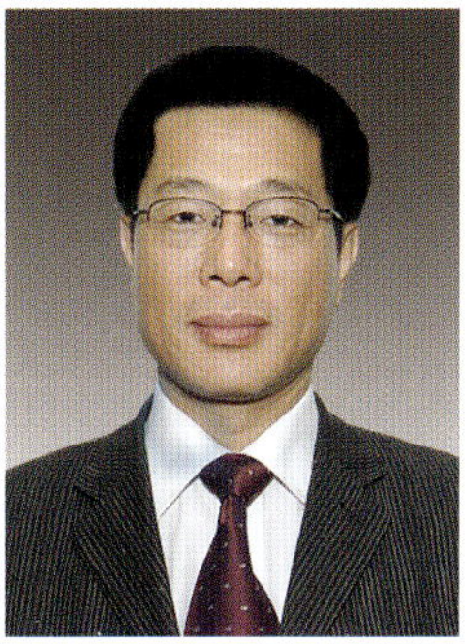

董尚朴，男，1963年出生于中医世家，河北正定县人。医学博士，教授，主任医师，博士研究生导师。河北中医药大学基础医学院原院长。兼任中华中医药学会医史文献分会常务委员，天津中医药大学博士研究生导师，河北省中医药学会中医基础理论专业委员会主任委员，河北省非物质文化遗产保护工作专家委员会传统医药组组长，国家执业医师考试河北省考区首席考官。

曾任河北医科大学中医学院党委书记、院长，河北医科大学中医文献研究所所长，教育部高等学校中医学类专业教学指导委员会委员，中华医学会医史学分会副主任委员，中华中医药学会内经学分会常务委员，中华中医药学会中医药文化分会常务委员，河北省中医药学会副会长。

长期从事《黄帝内经》、医史文献、疑难杂病研究和临床诊治工作，出版了“《医学衷中参西录》临证助读系列”丛书、《宋金元医家〈内经〉散论辑》《张子和医术指要》《金元冀医新论》《张锡纯医方精要》《一法防病——百病自防1000法》《中医必读百部名著·妇科卷》等著作及《中医基础理论》等高校教材。

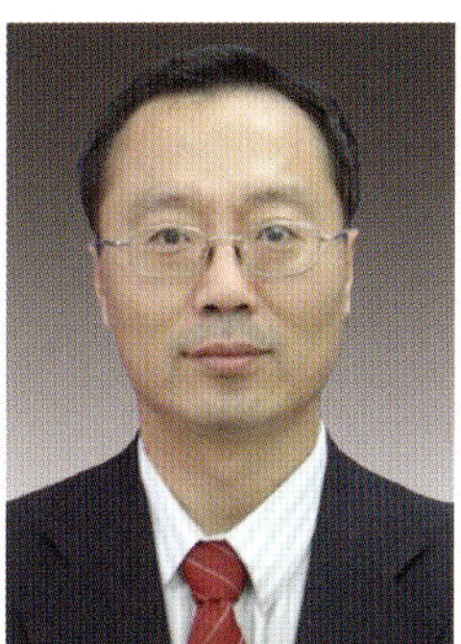

周计春，男，1967年出生，河北邢台人。河北中医药大学教授，博士研究生导师，易水学派研究院院长。中国中医药信息学会易水学派研究分会副会长，河北省中医药学会张锡纯学术思想研究专业委员会、张仲景学术思想研究专业委员会副主任委员。主要从事中医药文化和燕赵医家学术思想研究，主编著作有《河北中医药文化与遗存》《古迹名胜与中医药文化》《河北历代中医人物》等。

序

1928年北伐成功后，南京国民政府也或觉得直隶省离得有点儿远，又不直辖，名不副实了，就改成河北省了。这是“河北省”这一名称在历史上首次出现。中华人民共和国成立后，行政区划设河北省，简称冀。其地块大小又经过几次增增减减，就成了今天这样的版图。

冀，金文字形像古代祭祀中头戴面具，手舞足蹈，乞神降福的人形。表示希望、期盼。用作地名是字的假借。秦汉间小篆和隶书把头上的饰“角”变成了“北”，把那个鬼脸或人脸变成了“田”。这可把“始料未及”的人们带进沟里去了，连举世无双的文字学领袖也未能幸免。东汉许慎《说文解字》所云“北方州也，从北，異声”就已经失去了本义，还把象形字断给了形声字。清代段玉裁《说文解字注》云：“据许说，是北方名冀，而因以名其州也。假借为望也，幸也。盖以冀通觊也，觊者，欲幸也。从北，異声。”他虽然对许慎有点怀疑，但还是从了，而且进一步本末倒置。至于有解释说“北方共有的田”云云，就更是望文生义了，因为“異”作不作声符，都和“田地”无关。

冀州，首见于《尚书·禹贡》，为九州之首。九州是先秦时期依据山川形貌、地质物产所作的地理性区域划分。《周礼》曰：河内曰冀州。《尔雅》曰：两河间曰冀州。包括今河北省、山西省、河南省黄河以北、辽宁省辽河以西地区。西汉武帝元封五年（前106），行政区划始设冀州，下辖四郡六国，基本等同今河北省大体。

河北，指黄河以北。唐代设河北道，宋、金设河北东、西路，今河北省大部属之。元代设中书省，今河北省属京畿地区，称中书省“腹里”，这与后来明、清时叫作“直隶”的意思是一样的。

宋金元时期，乃多事之秋。数个民族政权，争着当家做主。“上疆场彼此弯弓月。流遍了，郊原血。”故事的主要情节，先是（1127年）金兵生生把“北宋”打成了“南宋”，双方隔淮虎视，对峙百余年。后来（1234年）蒙、宋联手，夹灭了金廷。再后来（1279年），元军反掌覆宋，一统天下。

宋代实行文治，读书人享优。金、元仿佛依之，且言路宽松，很有些“钱财拿来，随便你说”的味道。因而，这一时期，科学文化昌盛空前。如印刷术、火药、指南针，如天文历算，如宋词元曲，比比可观。特别是道学兴起，风行三朝，影响至大。

《四库全书总目提要·医家类》指出:"儒之门户分于宋,医之门户分于金元。"受唐代韩愈道统论和古文运动的启发,宋代儒家以北宋周敦颐、邵雍、张载、程颢、程颐和南宋朱熹、陆九渊等为代表,主张文以载道,尊崇孔孟,依据四书,融合佛、道,摆脱汉唐章句之学的束缚,提出了太极、天理、心性、格物致知等概念,从本体论的高度,探讨宇宙与人生问题;出现了濂、洛、关、闽等学派,完成了儒学的哲学化和本体化,形成了道学,明末后被称为理学。道学一方面推究"经义",疏以义理;一方面重视"治事",强调实用。在社会秩序和个人修为上,则大力提倡孝道。

金元医家深受熏陶,他们既崇尚《黄帝内经》《难经》《神农本草经》《伤寒论》《金匮要略》等经典,又直面临床病证,求正统而务实效,在理法和方药上都有新的突破。且纷纷发言,竞相争鸣,著书立论,传道授业,形成了不同的学说和学派,把医学推向了历史高峰。他们的人生经历、著作语言等多多沾染着道学色彩,四大家之二的张从正、朱震亨,更是直接将自己的医学专著命名为《儒门事亲》《格致余论》,活脱脱以道学面目呈现于世人。

诚然,医学自诞生之日起,就伴随着不同医家不同的经验和认识,如西汉刘歆《七略》"方技略"中所载,仅当时的"医经"就达七家之多,有黄帝、扁鹊、白氏之别。但秦汉魏晋间的各家著述,经过隋唐以至北宋的取舍整理,犹百川入海,已汇成一统。连医书编纂都渐渐由国家组织,官府颁行。虽不绝对,但基本上学术统合与固化,已成主流。这是进步,能够去粗存精,光大共识;也有弊端,难免因循守成,桎梏生机。《太平惠民和剂局方》(简称《局方》)盛行的利害,便是明证。金元医家各自领异标新,打破了这种近乎呆板的格局,其中河北医家表现尤为突出。

分门户者,分家另立也。《四库全书总目提要·医家类》的论断是卓有见识的,且表述准确。不好说什么医学门户自古有之、只是金元鼎盛之类的话。

分化,统一,再分化,再统一,是包括医学在内的诸多学科不断发展的基本规律。金元各家的学说,今天不也已经是大一统理论体系的有机成分了吗?

1990 年,我考入天津中医学院(现天津中医药大学)医史文献专业攻读硕士,师从郭老霭春先生研究金元医学。近 30 年来,陆陆续续地指导研究生和青年教师研究河北医家,重点也是金元时期。这个团队,也陆陆续续地提出了一些新的认识和观点,对学院的教学和研究工作都起到了很好的帮助和促进作用。其中有的已在期刊和会议上发表或交流,更多的还待字闺中。医史文献教研室主任周计春于此用力甚勤,收获颇丰。他建议选取部分内容结集出版,并草拟了目录与我商定。然后带领一众同事,埋头数月,敲打成编。

我逐篇逐句审订,对所涉及的论据和论点反复推敲、斟酌、把握。烹文煮字，唯恐不熟，算是敝帚自珍吧。

文中也引用或讨论到国内研究者的一些材料或观点。“奇文共欣赏，疑义相与析”，借墨结缘，受益良多。在此谢过，这厢有礼了！

书成，名之曰：金元冀医新论。“理无专在，而学无止境也”，恳望学院各位同事，再接再厉，再续新篇。

董尚朴

2025 年 2 月 20 日

前 言

中医药学凝聚着深邃的哲学智慧和中华民族几千年的健康养生理念及其实践经验，是中国古代科学的瑰宝。中医药学经历了漫长的发展过程，由单纯医药经验的积累，经过理论总结、构建体系，经过历代医家的不断丰富和完善，进而形成其独特而系统的理论体系；这套理论是历代医家不断完善的，不同历史阶段表现出不同的发展内容和特点。

从医史角度来看，一般将中医药的发展分为原始医药的积累、中医学术体系的形成、临证经验的显著发展、学术理论的探索与总结、中医学的鼎盛与创新和中西医的交融撞击等6个阶段。其中有两次理论的快速发展时期，一是战国到三国四大经典的出现，二是金元时期的学术争鸣。

经过早期医药经验的积累，在汉代前后出现了《黄帝内经》《难经》《伤寒杂病论》《神农本草经》四大经典，初步构建了中医药的理论体系，奠定了中医学的理论基础；之后，经过魏晋南北朝和隋唐五代时期的经验积累，临床出现分科，各科均得到了发展，并出现各自专著；到了宋金元时期，医界一则拘泥仲景之书，出现滥用辛温之象，一则《太平惠民和剂局方》盛行，出现忽略经典的情况，医界流弊，引发一场学术争鸣，以刘完素、张元素为代表的两大学派出现，他们精研经典，大胆创新，并在临床验证，极大地推动了医学理论的发展。

刘完素力倡火热病机、寒凉用药，张元素总结完善了脏腑辨证说和遣药制方说、羽翼《伤寒论》和《太平惠民和剂局方》，在当时是领先的、前沿的，大大丰富和发展了中医药的理论。这便是中国医学史上所说的“医之门户分于金元”，从时间上说是金元，而在地域上主要在河北。除刘完素、张元素外，还有继承发挥其学说的张璧、李杲、王好古、罗天益等；河间学派传人张从正虽不隶于河北，但为其整理著作的常仲明和麻九畴均是河北人，一是真定人，一是易水人。另外，还有针灸学家窦默等。河北历史上名医辈出，而最为鼎盛、对中医贡献最为集中的就是金元时期。金元河北医家和学派在中国医学史上的地位，可以括之为3个特点：一是具有最活跃的创新能力，二是代表最先进的医学思想，三是代表最正确的治疗方法。

刘完素的思想得到张从正和朱震亨的继承和发挥，并分别发展为祛邪已病的“攻下派”、滋阴降火的“滋阴派”，到明清时期发展为温病学派；张元素脏腑辨证思想得到李杲等的继承和发展，在脏腑辨证的体系下，重视脾胃在生理和病理上的重要性，形成从脾胃论治百病的“补土派”和明清时期脾肾并重的“温补学派”。

由于金元时期的医学创新，才有了之后明清时期的医学繁荣。温补学派以薛己、赵献可、张介宾、李中梓等为代表，实际是易水学派的发展，即脏腑辨证体系由补土派的重视脾胃，进而脾肾并重；温病学派是在河间学派的基础上，创立外感热病的卫气营血和三焦辨治体系。仲景创立了辨证论治体系，经金元时期刘、张二人的继承与创新，得以发展，渐趋完善，二人的学术创新为后世医学理论的发展奠定了坚实的基础。

金元医学是中医学术发展史上的一个里程碑，它上承汉、唐、宋，下启明、清诸家，具有承前启后的作用，对中医学术的发展起到了极其重要的作用，同时具有革弊创新、转变学风的历史意义。河北中医药大学医史文献研究团队多年致力于这些医家和学派的研究，研究生课题也多从中选题，并在学校开设选修课，为实验班开设地方特色课程，多次召开河北医家学派的论坛，并发表多篇论文。本研究得到河北省中医药管理局“中医药古典文献和传承学派研究”项目的经费支持，拟将这些研究成果整理出版，以梳理中医药理论的发展脉络，阐明金元时期河北医学发展的盛况，河北医家对中医药理论的突出贡献和对后世的深远影响，同时澄清一些相关问题，阐明一些不为人熟知的历史真相。如刘完素与陈抟的关系，刘完素温补药的使用，张元素对刘完素的继承，东垣故城今昔，王好古不曾师从于张元素，王好古三焦分证对温病的影响，罗天益医论与临床，张璧的医学成就，窦默著作考，窦默弟子考，窦默和他的神道碑，还有张从正两个弟子常仲明和麻九畴对医学的贡献，等等。

本书没有沿用通常长篇大论的形式，而是采用分题论述的方式，每个医家择其可陈者述之，按生平、遗迹、著作、学术渊源、医学思想、名方、名药、临床应用的顺序排列，不求其全，但求其新，不作泛泛之谈，但求析疑解惑，兼具科学性与实用性，便于学习和应用。本书涉及 9 位医家，讨论问题 72 个，是河北中医药大学医史文献研究团队多年研究金元河北医家学术思想的成果展示，有一些已发表的内容，更多是初次面世的研究成果。

由于我们学力所限，造诣浅近，不足之处在所难免，敬盼同道不吝赐教！

周计春

2024 年 12 月

目　录

总　论

一、中医理论体系的形成与发展

中医学是中国人民创造并留传下来的珍贵的民族医学,是世界医学领域中的一个重要组成部分。中医学有几千年的历史,经历了长时期临床实践和反复检验,具有系统的学术理论和丰富的治疗经验,是中华优秀文化的一个重要组成部分。它受中国古代哲学思想的影响和指导,经过长期的医疗实践积累,并与其他学科互相渗透,加上中外医学的相互影响,使中医学逐渐形成并发展了自己独特的医学理论体系,为中华民族的繁衍昌盛作出巨大贡献,至今在世界医学领域中发挥着重要作用。

中医学是研究人体生理、病理、疾病、诊断与防治以及摄生康复的一门医学科学,有其独特的理论体系,包括中医基础理论、中医预防医学和中医临床医学三部分。中医理论体系从形成、发展,到逐步完善,经历了漫长的过程,而从实践积累、经验总结,到理论提高,形成体系,这个过程是历代医家共同完成的。大体可分为 6 个时期。

(一)原始医药经验的积累

由远古到春秋时期,中医学的经验积累是一个由低到高、由个别到一般的过程。这时的医药学没有形成体系,医药经验比较个别、具体和零散。

在原始社会,生产力低下,人们在采集食物过程中,会误食某些有毒植物而发生呕吐、腹泻,甚至引起昏迷和死亡。也有某些植物使原来的呕吐得到缓解,通过长期的观察和实践,逐步学会了辨别药物的方法,掌握了药物的性能。我国自古就有“神农尝百草”的传说,真实、生动地反映了我们祖先在与自然和疾病做斗争中发现药物、逐步积累经验的历史过程。在捕食猎物中又发现一些动物有治疗作用,如先秦时期《山海经》就有“河罗之鱼,食之已痈”等记载,这是动物药发现的旁证。

从夏代到春秋这一历史时期,随着文化的进步,人们对疾病的认识逐渐增多，并记载于甲骨文中，对药物的认识逐渐深入，这时期学会了酿酒，由烹调中悟出了组合汤剂治病，周代有了医生的分工，春秋时提出了最初的医学理论认识，在病因和预防保健方面也有了认识，医药经验就这样逐渐发展起来。经验积累到一定程度，人们就会追溯原因和本质，这就进入了理论领域。这时开始借助"气、精、神"，"阴阳、五行、八卦"等哲学概念观察人体及与自然的关系，这是中医理论的萌芽。

（二）秦汉时期——中医学术体系的形成

从战国到三国的700多年间，我国的政治、经济、科学文化都得到了很大的发展，中医学经过对医药经验的不断总结提升，逐步形成了较为系统、完整的学术体系，其标志就是《黄帝内经》《黄帝八十一难经》《神农本草经》《伤寒杂病论》这四部经典著作的成书。

四大经典所含内容丰富，中医学的基本理论、诊断方法、辨证原则、治疗法则、药物理论、组方理论、预防思想等，都有明确而具体的论述，标志着中医学理、法、方、药体系已建立起来，尤其是《伤寒杂病论》更是将中医学的理、法、方、药运用到临证实践当中。

总之，秦汉时期，是我国医学发展的关键时期，它使原来零散的医药经验，上升成为系统的理论，为后世医药学的发展奠定了坚实的基础。中医学的学术范式相应地建立起来，在以后的历史进程中，中医学一直依据这一基本范式不断发展演化。

（三）晋唐时期——临床经验的显著发展

从魏晋至五代的近700年，其间既有分裂对峙、战争频发的乱世，也有国家统一、社会繁荣的盛世。中医学在已建立的学术范式指导下，临证经验发展的显著时期。这一时期实用临证医药著作激增，以荟萃临证方药为主要内容。此时期综合性临证方书增多，而且临证专科著作也纷纷出现。在诊断、病源证候、药物炮制等方面也出现了专门著作，儿科、妇产科、外科、骨伤科都有专书，五官科则在综合方书里有专篇，这一时期的医学分科从形式和内容上均比以往更丰富、完善得多。

此时期中医药理论也有发展，如出现了我国最早的脉学专著《脉经》，总结了脉学成就，完善发展了"独取寸口"的诊脉方法，使脉学理论与诊脉方法系统化和规范化，使诊脉法成为中医学的专门诊法，从而促进了中医临证医学的发展；隋代巢元方《诸病源候论》是我国现存第一部论述病源证候学的专著，对内外妇儿等临床各科的67类病证、1 739种证候的病因病机与证候特点进行了具体的阐述，对后世医学影响深远；他如孙思邈、王焘的著作中也不无医学创新内容，但这一时期的医学成就体现在医学经验的积累，在理论体系、辨证方法上没有大的创新。

（四）宋金元时期——学术理论的探索与总结

经过晋唐数百年的经验积累和方药荟萃，两宋时期，官方重视整理编撰经验方书，民间医家也结合临床实践，进行了一系列归纳总结、理论探索，使医药理论取得了突破性进展。由经验到理论，这也是符合事物认识和发展规律的。

这一时期大量医药著作与晋唐时期相比具有不同风格，一反单纯记载经验和方药的做法，大大加强了理论讨论的内容。如宋代官修的《太平圣惠方》和《圣济总录》，在总论和各门概论中，都进行了大量的理论陈述和分析。个人医著也在不同方面探索和总结中医理论的内容，如南宋陈言的《三因极一病证方论》提出了著名的“三因学说”，北宋钱乙在《小儿药证直诀》中采用脏腑辨证体系，对辨证论治的理论体系作出了新的贡献。在进行理论探讨的过程中，由于认识角度、认识方法、经验差别及所依据指导思想的不同，会产生不同的结论和观点。由此，宋金元时期便出现了学派争鸣和各家学说。其中影响较大的是以刘完素所创的河间学派和张元素所创的易水学派，他们精研经典，勤于实践，创新理论，开创了医学发展的新局面。

学派和各家学说的出现，正是理论总结和探索的产物，标志着这一时期医药学发展的成就。

（五）明清时期——中医学的鼎盛与创新

明初至清代鸦片战争发生前近500年的时间，是中国封建君主专制社会的后期，国家长期统一稳定，经济高度发展，文化、科技取得多方面成就，推动中医学发展至鼎盛时期。这一时期的主要特点是在集前代创新理论的基础上，结合该时期医家的临床经验和哲学研究成果，经过反复探讨，提出许多创见，大大提高了中医对正常人体和对疾病的认识水平，使中医理论体系得到进一步发展。

在继承经典及历代中医藏象学说的基础上，尤其是在张元素构建的脏腑辨证理论体系和李杲重视脾土的基础上，明代医家开始探索调节人体全身脏腑阴阳的枢纽所在，于是提出了“命门学说”，认为命门中所藏的阴阳水火，是全身五脏六腑阴阳的根本，并在临床中重视从命门调治全身脏腑阴阳，形成“温补学派”，脾肾并重，代表医家如赵献可、张介宾、李中梓等等，这实际是易水学派的发展和创新，其学术思想至今在临床上仍有很大的指导意义。明清承金元余绪，学派之间论争激烈，或主寒凉，或倡温补，但在争鸣中使中医辨证水平得以提高。

同时在杂病治疗上理论有不少创新，如叶桂在继承李杲脾胃学说基础上，提出胃阴学说，采用柔润之剂通降阳明以养胃阴，弥补了李杲学说的不足；在中风病机方面，提出“阳化内风”说，对于虚损病证，以上中下为经，伤阴伤阳为纬，尤重中下二损，形成了甘药培中、血肉填精、中下兼顾为特色的理虚大法；创新性地从奇经八脉理论辨治某些杂病，首倡久病入络说，丰富了辨证论治体系。

明清时期形成的温病学说，是研究四时温病发生、发展及其辨证论治的一门临床学科，是中医理论体系的大发展。其理论是在继承《黄帝内经》《难经》和《伤寒论》和历代医家的基础上提出的，尤其是继承刘完素火热病机和寒凉用药的学说，而形成的一门独立的新兴学说。突出的如明代吴有性在《温疫论》中对“疫气”的认识，叶桂、吴瑭对温病治疗体系的构建，是中医面对急性热病的创新发展。

从中医传统的学术范式来讲，这一时期，确切地说是到温病学说出现时，达到了成熟和完善。历史证明，在温病学说以后，中医学就少有如此重大的成果。

（六）晚清近代——中西医学的交融撞击

西医学是不同于中医学的另一种医学模式，两者在观念系统、理论系统和技术系统方面都有很大差别。鸦片战争之后，西医学大规模进入中国，面对新鲜而陌生的异质文化模式，近代曾出现过国粹主义、虚无主义和改良主义等不同的观点和态度。国粹主义和虚无主义因其过于偏激和极端，不能认识和解决中西医的关系，也是不足取的。在改良主义引导下，近百年来的中国医学界产生了中西医汇通派，这些医家认为中西医各有所长，经比较后主张两种医学汇通，并从理论和临证方面提出了一系列中西医学汇通的认识，形成了近代具有代表性的学术思潮和医学流派。尽管如此，中医自身的研究和理论的发展并未停息，如唐宗海血证论、张锡纯大气论、寒温一体论等。

纵观医史，可得而见：①中医理论的形成和发展经历了实践和理论的递相发展，早期经验积累，汉代经典奠定基础，晋唐经验继续积累，金元时期医学理论创新，之后明清时期的繁荣，这是符合哲学规律的。马克思主义认为，实践是理论的基础，实践对理论具有决定作用，理论对实践有指导作用，理论必须接受实践的检验，为实践服务，随着实践的发展而发展。二者相辅相成，紧密结合。②中医自身有其成套的理论体系，理法方药完备，治疗方法全面；中医理论来源于实践，经医家升华为理论，绝不是单纯的经验医学。③中医理论体系的形成经历了从实践到理论，再实践再完善的漫长过程，是历代无数医家在继承基础上创新提高，逐步完善的。中医理论体系喻之以河，有各家的千支百流汇聚而成其渊深；喻之以木，有各家的增枝添叶，而共成其繁荣。④在中医理论体系的形成过程中，有两次发展高潮，一是秦汉四大经典的出现，完成了中医学理论体系的初步构建；一是金元时期学术争鸣，在前人的基础上，提出独到见解，形成不同学术流派，开创了医学发展的新局面，“医之门户分于金元”，上承经典，下启明清医学繁荣，对后世影响深远。

（周计春）

二、金元医学理论大发展的原因新解

（一）中医历史上两次理论发展高潮

前面所述中医理论体系是历代医家不断地继承创新而形成的，其间有两次发展高潮：一是在经历了早期医药经验的积累，秦汉时期中医理论体系的奠基，标志是四大经典的出现，其中《黄帝内经》与《难经》的产生标志着中医学基础理论的初步奠定，张仲景《伤寒杂病论》构建了理法方药的完整体系以指导临床实践，《神农本草经》是我国药物学第一次系统总结；二是金元时期，这一时期新的中医理论纷纷提出，一大批著名医家的涌现，各种医学派别的崛起，都昭示着这一时期在中医学发展史上的重要地位，是我国中医学发展史上继张仲景所处的汉代后具有里程碑意义的一个时期。

《四库全书总目提要·医家类》说：“儒之门户分于宋，医之门户分于金元。”金元医家精研经典，继承并发展宋代医家的研究成果，打破了因循守旧、一味崇古的局面，理论上独树一帜，开创了中医学术讨论、交流与争鸣的局面和风气。这一时期涌现出一批杰出的医家，其中影响较大的有刘完素、张元素、张从正、李杲、朱震亨、王好古、罗天益，针灸学家窦默等；他们创新理论、勤于实践，提出独到的思想见解，形成了不同的医学流派，即河间学派和易水学派，开创了医学发展的新局面，对后世医学的发展具有深远的影响。

（二）金元医学崛起的原因分析

金元时期医学发展迅速，名医众多，学派纷呈，成效卓著、影响深远，在中医学理论构建中承前启后，至关重要。不少学者探究其原因，可归纳如下：

1. 宋代医学发展是其基础　在宋代文治主义治国方针的影响下，经济、文化和科技得到前所未有的发展。医学著作大量增多，一方面是印刷技术的革新，另一方面是朝廷重视医药著述，同时民间医家的著述也日见增多。其中，校正医书局的古医籍整理工作、宋代伤寒之学的兴起与方书的编著，对医学的推广与提高起到了重要的作用。这些为金元时期的医家得以目睹当时留存的医学文献典籍，为他们研习医学和提出自己的学术观点提供了便利条件。

北宋运气学说盛行，宋廷重视运气学说，并列入医学考试科目，并对金元诸医家学术思想有很大影响。金元四大家等著名医家创立的新说每与运气有关，抑或以运气为阐述新说理论的工具。

宋代朝廷对医学非常重视，医生社会地位得到了空前提高，并且提升了医生的整体文化水平。宋时新儒学的发展，特别是北宋理学，为医学发展提供了新的哲学思想。金元四大家的学说都或多或少受到当时盛行哲学思想的影响。

2. 战乱、瘟疫流行，灾难刺激了医学的发展 灾难导致医学的发明和发展进步，是社会规律，并非始于金元。张仲景著《伤寒杂病论》的背景就是“建安纪年以来，犹未十稔，其死亡者三分有二，伤寒十居其七”。金元时期，战争频仍，疫情不断，中国北方地区，更是严重。如李杲曾被围困汴京，目睹了兵连祸结，疾病流行，人民生活极不安定。观察到惊恐悲伤、饮食失节、劳役过度而致的内伤病，医者因循守旧，沿用古方以治内伤各证，重损元气，误治致死甚多。他结合实践，勤于思考，提出了“内伤脾胃，百病由生”的论点，并逐步形成了具有独创性的脾胃论，充实并发展了中医学。

3. 金元时期的政治制度有利于医学发展 少数民族建立的政权，对医学的重视程度不够，为了巩固统治，无暇顾及对医学的有效监管和正确引导。监管不力和引导缺乏反而给医学发展带来充分的自由发挥空间；另外，金元两代的民族歧视政策和对汉族的不公平待遇，客观上导致大批儒士仕途不畅，加之部分汉族士人狭隘的民族主义，主观上弃儒从医。这些人大多具有深厚的儒学修养，思维敏捷，富有创新精神，善于总结，有利于医学理论的提高和升华。如易水学派鼻祖张元素因科举考试“犯庙讳”仕途受阻而潜心医学，与其有相似经历的金元医家还有张庆嗣、纪天锡、麻九畴等。

4. 医学内部矛盾是理论发展的主要原因和动力 以上学者所列原因在一定程度上反映金元社会背景，指出了金元医学崛起的原因，但笔者通过研究金元医家的创新点与当时医学时弊后认为，医学内部的矛盾应是这一时期医学快速发展的最主要的动力。黄政德在《河间学派形成原因探讨》中总结宋金时期医学内部主要出现两大矛盾：一是重方药轻理论的矛盾，一是辛温法与热性病的矛盾。

北宋政府虽然重视医学发展，儒者知医也是普遍现象，虽有不少医方、本草著作面世，但时至北宋后期，医药事业已趋于僵化，保守落后，全无生机，一切统由官办，官场腐朽，以致在医学理论上陈陈相因。

自张仲景《伤寒论》问世之后，一直为历代医家所重视，其对伤寒病辨证论治自成体系，经王叔和、孙思邈及宋代校正医书局的整理得以流传，越来越受到人们的重视。宋代开始，研究《伤寒论》逐渐形成风气，研究者众，并上升到“经典”的地位。朱肱著《南阳活人书》，提出三阴三阳的本质，倡六经经络说，辨证强调阴阳分属、脉证合参；许叔微著《伤寒九十论》等，从临床验证上深入探索，创“按症类证”研究伤寒；成无己著《注解伤寒论》等，全面注解，并采取以经释论、以论证经的方法阐明学理，使《伤寒论》首次获得理论上的说明。还对《伤寒论》50个主要症状的病变机理、表现特点、形证异同等进行精辟阐述与辨别。《伤寒论》体系完整，方剂经典，切实有效，但行文简略，“列条文而不谈病理”“出方剂而不言药理”，使人们理解起来有困难，影响其应用。宋代研究伤寒从六经内涵、症状辨析、条文注解、方剂解读等方面研究，临证应用不甚得心应手，在迷茫中探讨其机理，分析其证候。

《伤寒论》问世后一个时期内，很少有人在医学理论研究方面再有新的突破，宋金时期尤其是魏晋之后，虽尊仲景为医圣，赞其方为经方，但墨守仲景成规的保守风气浓厚，凡是外感，无问寒热，动辄治以辛温，误人之迹常在。宋代《太平惠民和剂局方》盛行，“官府守之以为法，医门传之以为业，病者恃之以立命，世人习之以成俗”；更使那种轻理论、重方药的局面发展到登峰造极的地步，以不变之方来应万变之病，势必造成滥用或误人的后果。而《太平惠民和剂局方》用药，多偏于温燥，无论是体内蕴热之人，还是外感温热之疾，都无异于火上加油。可见无论是仲景之法，还是局方之剂，均非热性病所宜，盲目滥用则成为人们体质偏于阳盛的重要原因，一旦感邪极易从阳化热。

医界流弊显现，临床疗效不佳，医界内部的矛盾和社会需求是金元医学崛起的主要原因。刘完素结合临床实践，深入钻研《内经》数十年，反复研究《素问·至真要大论》所言病机，提出“伤寒即热病”，热病只能作热治，不能从寒医，以五运六气概括病机十九条，扩大推衍火热病机，提出了辛凉解表、清热攻里、养阴退阳的治疗原则与方法，开辟了论治外感热性病的新途径，而且还引导了后世的医学争鸣。私淑弟子张从正等，提出邪气致病说，治疗则以攻邪为先。其四传弟子朱震亨转而注重内伤火热病的探讨，认为相火为病，易耗阴精，倡言“阳有余阴不足论”，以滋阴降火论治。其辨治杂病，擅长以气、血、痰、郁分析病变，故有“杂病用丹溪”之说。由于刘完素之学开创性的学术思想，使温热逐渐从《伤寒论》范畴分离出来，在治疗上突破了辛温解表、先表后里的原则，为后世温病学派的形成奠定了坚实的基础。

刘完素另一大贡献就是撰写《黄帝素问宣明论方》。纵观医史，秦汉时期，四大经典出现，奠定了中医理论的体系，但对临床的指导或者不足，或者不够直接。《黄帝内经》是一部医学总集，非一时一人之作，内容丰富，全面系统地阐述了中医学的基本问题。《素问》所论包括人的生理、心理、病理及疾病的诊断、治疗、预防等；具体理论有阴阳五行，脏腑、经络、精、气、血、神、津液，病因病机，辨证原则，诊法治则及预防养生等。《灵枢》除了论述脏腑功能、病因、病机之外，还着重介绍了经络、腧穴、针具、刺法及治疗原则等。《黄帝内经》构建起中医学基本理论的体系，为后世中医学的发展奠定了基础；但全书重针轻药，论病证 100 余证，阐发病机，确立治则和治法，详于针刺治疗等，然而对于病证的具体处方，却很少记载，其所列仅 13 方而已，远不够临床应用。如《素问·咳论》谈到咳的病因病机，有"五脏六腑皆令人咳，非独肺也"的经典名言，同时又讨论咳的五脏六腑分证，所举五脏六腑咳之所见症状作为辨证的主要依据，为后世脏腑辨证作出了范例。但到了治疗，只言针"治脏者治其俞，治腑者治其合，浮肿者治其经"，而略于药。他如《素问·痿论》讨论了痿证的病因、病机，"五脏使人痿"，指出治疗原则有三方面：一是"治痿独取阳明"，二是"各补其荥而通其俞，调其虚实，和其逆顺"，三是"各以其时受月"，而对于药物治疗仍无方药。

晋唐对《黄帝内经》的研究，多重训解，如南朝齐梁间全元起《素问训解》，隋唐杨上善类分注释，唐王冰注释补充，但均没有对《黄帝内经》所列病证补充方药。唐宋虽有诸多方书，但未能和《黄帝内经》所论病证对应，医经和经方未能结合。基于这些不足，金元著名医家刘完素在精研经典的基础上，博采众方，著成《黄帝素问宣明论方》；该书第一卷和第二卷汇集了《素问》《灵枢》所述 62 个病证，分别予以对证处方，使《黄帝内经》杂病理论与临床紧密结合起来。由于开创性的研究方法，颇为实用，《黄帝素问宣明论方》在当时非常盛行，与官方所集之《太平惠民和剂局方》并称"北宣南局"，后世效仿者如骆龙吉著《内经拾遗方论》、陈无咎著《明教方》。

稍晚于刘完素在冀州大地崛起者，为易水县张元素。他有感于"运气不齐，古今异轨，古方新病，不相能也"的现状，致力于研究脏腑证候的病机与治疗，在《黄帝内经》《中藏经》《备急千金要方》《小儿药证直诀》的基础上，极大地促进了脏腑辨证学说的发展，从生理到病理，从诊断到治疗，从方到药，使这一辨证体系几于完善。《伤寒论》构建的是六经辨证，虽说六经说法不一，但终究不属脏腑辨证体系；《金匮要略》虽有脏腑辨证的迹象，但终没有从生理到病理详加阐述，只是将相关症状集中讨论，其辨证方法当属"方证辨证"。而张元素在《脏腑标本虚实寒热用药式》中则纲目清晰地加以详述，附以或自创或博采的方药，尤其是他将药物按照气味厚薄的升降浮沉分为 5 类，并提出药物归经、方剂引经、制方大法等遣药制方说，是和脏腑辨证方法配套的系列方药理论，使脏腑辨证理法方药自成体系。这套体系自此完善，既有别于仲景学说，又补充了仲景的辨证方法，同时成为后世至今的主流辨证方法。明代温补学派在脏腑辨证体系中脾肾并重，先后天并补，是易水学派的支派。所以，张元素的研究成果大大地羽翼了《伤寒论》，使医者明其理，而通其用，知其常，达其变，为中医理论体系的构建贡献巨大。

李杲传张元素之学，在脏腑辨证说的影响下，独重脾胃理论的研究；强调脾胃为地气之本，气机升降的枢纽，提出“内伤脾胃，百病由生”的观点，并创立“脾胃论”。长期临证中，李杲发现内伤热中证的不少症状与外感病表面相似，但实质不同，若不加鉴别，在治疗中必将差谬，遂撰《内外伤辨惑论》加以区别，“外感八风之邪，乃有余证也。内伤饮食不节，劳役不足之病”，内伤“阴火”是由脾胃虚弱致元气不足、气火失调、升降失常所致，治疗上当补脾胃泻阴火升阳才能取效，忌用辛温解表。这羽翼伤寒的一大法门，也是中医理论的大发展。

金元时期，医学争鸣与创新使医学理论得到飞跃发展，从六经辨证到脏腑辨证，从不言病理，到知常达变，从滥用辛温，先表后里，到辛凉解表，表里双解，从拘于伤寒，到火热论治，从成方成用，到遣药制方，从不重经典，到精研经典，从外感到内伤，医学时弊是创新的动力，临床实践的需求与医学理论的欠缺是发展的源泉，总之，医学内部的原因是金元医学发展的主要原因。

（三）冀之医家是金元医学的中坚

金元医学是中医学术发展史上的一个里程碑，上承汉唐宋的医学成就，阐述发挥，切合临床，下启明清医学，带来了明清医学的繁荣。“儒之门户分于宋，医之门户分于金元。”分于金元是从时间上说的，而从地域来讲，这场学术争鸣主要发生在燕赵大地。

刘完素，河北河间人，针对当时拘于仲景成规、套用《局方》成方、滥用辛温的时弊，精研经典，结合临床实践，首开专题研究《黄帝内经》病机学说的先声，形成“火热论”的学术思想体系，开辟了论治外感热性病的新途径，引导了后世学术争鸣，后世称为“寒凉派”，也名“河间学派”。其私淑弟子张从正变而为“攻邪论”，认为天地人三类邪气乃致病之因，汗吐下则为祛邪之法。朱震亨是刘完素的四传弟子，在继承河间学说基础上提出“滋阴降火”和从痰郁论治杂病，后世称为“滋阴派”“杂病用丹溪”。温病学派是清代叶桂、吴瑭、王士雄等，受刘完素火热论的影响所创立，“河间绪论”为温病学派之先导。而协助张从正撰写《儒门事亲》的麻九畴、常仲明均为河北人。麻九畴，字知几，易州人，常仲明，“镇阳人”（今正定），两人均与张子和探讨学术，且麻九畴“尽传其学，且为润色其所著书”，“非征君之文，不足以弘宛丘之术”。麻九畴在学术和社会舆论方面均对张子和助力甚多。《三消论》得以在《儒门事亲》中收录，亦麻九畴之功。书中《张子和心镜别集》乃常仲明之子常德整理。正如李濂《医史》载:“是书(即《儒门事亲》)凡十四卷,盖子和草创之,知几润色之,而仲明又摭其遗为《治法心要》。”

易水张元素(河北易县人),完善脏腑辨证体系并创遣药制方大法,为“易水学派”鼻祖,其弟子李杲(河北正定人)从脾胃论治百病,创“补土派”,其弟子王好古(河北赵县人),专事研究阴证;弘扬李杲之学的罗天益乃河北藁城人。明代温补学派的薛己、赵献可、张介宾等继承易水学派脏腑辨证,又受朱震亨“阳有余阴不足”等理论的启发所创立,是易水学派的支派;明代《本草发挥》《本草纲目》完整继承了张元素药物学理论并发扬光大;宋金元医家所创制的大量新方,为《普济方》《医方集解》等重要方书所收录。他如元代儒医、针灸学家窦默是河北肥乡人。

金元医学在中医理论的构建上具有开创性贡献,在中国医学史上具有承前启后的重要作用。金元时期冀医在当时具有领袖地位,可以概括为3个特点:代表最活跃的创新能力,代表最先进的医学思想,代表最正确的治疗方法。

随着历史的发展,医学文化中心南移至江浙一带,到明清时期,包括冀医在内的北方医学相对衰落。许敬生撰《宋元医药文化中心南移的研究》对此详加论述,认为宋代南渡使全国的政治文化中心南移,但医学文化中心的南迁,应迟于整个中国文化中心的南迁,而以元代朱震亨为代表的滋阴派兴起,标志着医药文化中心南移的完成,此时无论是医家、医著的数量还是质量,南方医学均占有绝对的优势。尽管此期的易水学派在河北仍有一定的势力,但影响远不如滋阴派,南北医学发展的兴衰对比明确无疑。

(周计春)

三、经典是源,各家是流

中医将汉代医学著作《黄帝内经》《难经》《神农本草经》和《伤寒杂病论》并称中医四大经典。四大经典是中医理论之渊薮,为历代医家所崇尚,为当今中医所重视。中医各家是指中医学术发展过程中的主要医学学派和历代著名医家学术思想和学术成就,各家与经典相对而称,同样是中医理论的构建者,他们从经典汲取营养,在临床实践中加以发挥,丰富了中医的理论和应用,对中医临床同样有着非常重要的指导意义。

关于中医的学习,经典和各家的继承同样重要。国医大师邓铁涛曾言:“四大经典为中医之根,各家学说是中医之本,临床实践乃中医之生命线,仁心仁术乃中医之魂。”根、本同义，邓老此言将各家学说与经典放在同等重要的位置。经典奠定了中医理论基础，开辨证论治先河，但没有后世各家基于临床实践的发挥，就没有如此丰富的理论体系。试观如今临床所用理法和方药，脏腑辨证体系完善于张元素，补脾升阳论治百病始于李杲，脾肾并重、注重命门的思路是明代温补派的贡献，清代温病学派构建的卫气营血和三焦辨证指导温病的治疗，不一而足，这些理论和经验是后世医家学派在经典的基础上，为中医的发展所贡献的宝贵财富。经典是中医理论之渊薮，各家是临床应用之发挥，经典学习是继承守正的保障，传承各家是创新发展的源泉。中医理论喻之以树，经典是根，各家是干，有汉之经典，金元之创新，才有明清之枝繁叶茂；喻之以河，经典是源，各家是流，汇而方成其中医理论之博大精深。这样，学习中医自然是经典各家并重，也正是国医大师意之所指。

《黄帝内经》的问世标志着中医理论的形成，《伤寒杂病论》则确立了中医辨证论治的临床诊疗体系，《神农本草经》初步奠定了中药理论的基础，是中医经典著作，构建起中医药理论的主体。中医各家学说则是在此基础上形成与发展的。中医理论形成之后，其自身具有相对稳定性，后世医家为满足临床需要，在实践中不断探索，继承、补充、发展与完善。关于经典和各家的关系，有学者归纳：第一，经典是源，是理论层面；各家是流，是学术与经验技术层面。后世医家是在中医基本理论与辨证施治原则指导下，通过长期的临床实践，结合当时社会背景，形成了富有特色的学术见解而成为一家之说，典型如金元四大家，都是对《黄帝内经》的专题发挥而形成的。第二，经典著作所代表的中医理论具有普遍的指导意义，适合于全部人群的疾病防治与养生；而各家学说则是具有部分指导意义，适合部分人群或是部分疾病。同时，中医各家学术经验又丰富、发展了中医基本理论，丰富了辨证论治的方法。

中医各家各有心法，竞相发挥。学习经典可以树立中医思维，学习各家学说有利于理论与临床的融会贯通；学习经典树立大的理法思想，学习各家有利于活泼思路、丰富治疗；学习经典可以求其源，学习各家有利于了解中医学术的发展趋势和演变，为中医的继承和发展提供有益的借鉴。

金元医学呈现了中医理论的大发展，上承汉、唐、宋医学的成就，深入发挥《黄帝内经》等理论的精义，阐明《伤寒杂病论》等辨证论治法度，拓展治火、攻邪、补气、补阴等多方面治疗门径，提高临床疗效；下启明、清医学的繁荣，新兴的各种流派，诸多学说，均与金元医学有千丝万缕的联系和渊源。金元时代是中医发展承前启后的重要时期，也是真正意义的医学流派形成和快速发展的时期。金元医学有转变学风的历史意义，是中医理论发展的里程碑。著名医家丁光迪有言：“从这里进行探讨，而后再逐步展开出去，即由点到面，可能搞得比较扎实些。”

对各家理论和经验的继承，在中医的学习中与经典同样重要。金元医学是学术创新、学派形成的里程碑，尤其是金元冀医在经典发挥、学术创新、学派创立中具有举足轻重的位置，在中医理论发展过程中，承前启后，贡献巨大。因此，对金元冀医的研究是研究中医思想史的关键环节，对金元冀医思想的继承是研究和继承后世各家学说的关键所在。

（周计春）

各 论

一、刘 完 素

《素问病机气宜保命集》著者辨疑

《素问病机气宜保命集》(以下简称《保命集》)为金元时期的一部综合性医学著作,分上、中、下3卷。上卷9论为医学理论,论述《黄帝内经》《伤寒论》等经典著作中关于阴阳五行、诊断、本草、养生等方面的内容;中、下卷23论,论述临床内、外、妇、儿各科常见疾病的病原、证候和治疗;书后另附常用药物主治功效及流注针法。全书内容丰富、种类繁多,在理论、临床、诊治、养生、本草及针灸等多方面均有论述,无怪乎杨威为本书作序时评价此书"虽在农夫工贩缁衣黄冠儒宗,人人家置一本可也"。

然本书作者问题一直存在很大争议。按现行版本的《保命集》"自序"中说为刘完素所著,而本书在内容上却很复杂,兼有易水学派张元素等多方面的学术内容,故而多数医家将作者认定为刘完素或张元素。李时珍在《本草纲目·序例》中介绍张元素《珍珠囊》时,提出《保命集》的作者是张元素而非刘完素,此后《千顷堂书目·医家类》《郑堂读书记·子部·医家类》《四库全书总目提要》等皆从李时珍之说。对此,日本丹波元胤在《医籍考》中持有不同观点,其根据锦溪野老刘元素《三消论》之跋和杜思敬《济生拔粹》中记载,认为该书应出自刘完素。新中国成立后,金寿山、程宝书、陈克正等研究认为《保命集》作者应为张元素,傅再希认为本书为"刘张两家医书合钞",鲍小东则辨析本书作者应归属刘完素。至今《保命集》作者之争仍是各据观点,尚无确论,这为进一步研究该书的学术思想,阐发其学术价值形成了很大的阻碍。因此,董尚朴指导硕士研究生对《保命集》的作者问题及学术思想进行了研究,从而得出结论:《保命集》作者既非刘完素本人,也非张元素本人,作者之年代较刘张二人晚,且自身有一定的医学基础和临证经验,融汇河间学派与易水学派的学术思想精华,并阐发己见,而完成了这样一本综合性的、可反映金元时期医学水平的书籍;本书的成书年代,应晚于1186年,至少不早于《医垒元戎》《海藏癍论萃英》的出书时间,当在1237年之后。现将研究成果介绍于下:

第一,从成书背景来看,按本书自序中说,本书成书于1186年,即金大定二十六年,初刊于1251年,中间相隔长达65年,这期间刘完素、张元素分别在1200年和1234年左右去世。1234年蒙古灭金,其间战乱频仍,本书可能经过多人的传抄、散落、增删,一方面影响了对本书的深入研究,另一方面也使得本书逐渐失去原貌,因而现行版本的《保命集》可能并不是刘完素或张元素个人所著。

第二,从自序的真伪来看,本书自序中标明作者为刘完素,这也是部分医家认为作者为刘完素的证据之一。然而,本序的写作风格与刘完素其他著作中的序言明显不同:一是本序中"以此观之,是未知阴阳之道……亢则害,承乃制,谓己亢极,反似胜己之化"的文字与刘完素《素问玄机原病式》中提到的内容几乎完全一致,有抄袭之嫌;二是刘完素其他著作中的序言均无写明具体成书时间的习惯,而《保命集》序言中却明确写出本书成于"大定丙午闰七月中元日",亦有修饰掩盖之嫌;三是本序中用词华丽工整,言语夸张自大,与刘完素其他著作中谦虚严谨、朴实无华的文风大不相同,颇有后人吹捧而作之嫌。故本书作者为刘完素之说并不可靠,所谓自序很可能为托刘完素之名而作。

第三,从本书结构来看,《保命集》全书虽分为上、中、下3卷共32论,但许多内容缺少条理性和连贯性,读之多有支离零乱之感,在很多章节中有明显与原文缺乏关联的内容,如咳嗽论中详述了咳嗽的辨证论治,而最后一段中"治脏者治其俞,治腑者治其合,浮肿者治其经。治俞者治其土也,治合者亦治其土也,如兵家围魏救赵之法也"与全文内容并无联系;在论消渴病时,有一治白淫、梦泄遗精滑出不收之方——珍珠丸,也与上下文缺乏关联。这些错乱现象与刘完素、张元素著作结构严谨、条理清晰的特点十分不符,反似有人各处抄录拼凑而为,所以作者为刘完素或张元素之说均有欠妥。

第四,从内容的复杂性来看,本书分上、中、下卷共32门,其中:

(1)属于刘完素学术思想的内容主要集中于上卷医学理论部分,如:①本书中关于五脏病机的论述与《素问玄机原病式》中五运主病的内容基本相同,而不同的是,本书中又有对五脏生理功能、生理特性与五体五味五色的关系,以及王冰注释等内容的补充,且夹杂了许多作者个人观点;②本书"病机论"中关于风寒湿、火、热病机的论述实际上是简化《素问玄机原病式》的内容并参考多家之言而成。综合分析,本书很可能并非刘完素所作,至于书中关于病机的理论则应主要来源于《素问玄机原病式》,但又有作者的一些改动。

(2)属于张元素学术思想的内容广泛分布于中、下卷中,如:①本书关于

“四因之病”的内容与张元素《医学启源》等著作中的内容完全相同，按成书的先后顺序，张元素《医学启源》应为最早，故本书中的说法应来源于《医学启源》，《保命集》的成书时间则不应早于《医学启源》；②关于消渴病三消分类的内容，本书与张元素《洁古家珍》《活法机要》等书记载相同，但本书“消渴论”中记载的顺气散中，大黄用量达四两，《洁古家珍》中则为四分，按照书中“微利之为效”的要求，则《洁古家珍》中记载剂量更为妥当，本书中所载“四两”疑为刻误；③本书“妇人胎产论”中大篇幅记载了张元素加减四物汤及诸六合汤的治验，与《医垒元戎》相同，但不如《医垒元戎》更为翔实，且本论中用方亦大多与《洁古家珍》中用方相同，其中半夏汤中桃仁的用量有所不同，本书记载为 30 个，《洁古家珍》中记载为 3 个，相差悬殊，疑为传抄错误，据此分析本书成书年代应晚于《医垒元戎》；④本书中“小儿斑疹论”中记载了运用三焦理论阐述小儿斑疹的治疗禁忌及预后问题，并结合具体药物进行了论述，这些文字与《海藏癍论萃英》中“洁古老人癍论”的内容几乎完全一致，差异较大者，本论中枣变百祥丸记载大枣用量为3个，而《海藏癍论萃英》中记载用量为30个，综合中医治疗祛邪不伤正的特点及中药配伍原则，此处疑《保命集》在传抄过程中出现了脱字，因而，本书中关于小儿斑疹的内容应来自于张元素的治验，其成书年代应不早于《海藏癍论萃英》；⑤本书的“药略”部分，共介绍了 65 种常见中药的功效主治，其中防风、羌活、细辛等诸多药物的内容与《医学启源》中“药类法象”内容相同，黄连、羌活、白术等与《珍珠囊》中记载相同，麻黄、桔梗、生地黄等的描述与《汤液本草》中基本相同，可见本书“药略”部分的论述基本上反映了易水学派中药学方面的学术思想。

（3）本书“中风论”“内伤论”中记载的诸多方剂与《洁古家珍》《医学发明》《卫生宝鉴》中的方剂相同，其中：①罗天益《卫生宝鉴》中的羌活愈风汤与本书中的愈风汤相同，但本书记载的治疗范围更广，疑为本书对《卫生宝鉴》书中方剂进行应用后的进一步发挥；②《卫生宝鉴》中所载四白丸，其中白檀香用量为一钱半，而本书中记为一两半，疑为抄误或刻误；③《卫生宝鉴》中所载金露丸，其中牵牛头末用量为二钱半，而本书中记载为二两，以祛邪不伤正的原则来看，本书的“二两”之说很可能为抄录错误。综合来看，本书应晚于罗天益的《卫生宝鉴》。

（4）其他方面：①本书“咳嗽论”中记有一治疗久嗽痰喘、肺气浮肿的方剂，名款气丸，其组成剂量与《活法机要》中的咳气丸相同，此处疑因“咳”古字为“欬”，与“款”形近，在抄录或翻刻文字时写错或刻错，据此可推断本书可能晚于《活法机要》；②本书“疠风论”中记载了桦皮散、二圣散等方剂，然戴思恭《推求师意》中提到“经论分荣卫者，如此古方，但混泄风热于荣卫，又无先后之分，惟《活法机要》中用桦皮散治其卫，二圣散治其荣”，可见桦皮散、二圣散在《活法机要》中确有记载，假使《保命集》为刘完素所著，那作为刘完素四传弟子的戴思恭，为何没有看到刘完素于1186年完成、后人于1251年刊行的《保命集》中关于桦皮散和二圣散治疗疠风的记载呢？③作为刘完素的亲传弟子，马宗素在《刘河间伤寒医鉴》中把刘完素生前和逝后的著作总结为5部，其中并没有提到《素问病机气宜保命集》这本书。综合分析，我们可以从侧面推测本书的作者和成书年代也是值得怀疑的。

此外，本书中麻黄汤、麻黄附子细辛汤等根据脉象不同所进行的加减，耳疾、痔疮等的治疗方法，五脉论五水灸法治疗疮疡的方法等内容，在其他河间学派与易水学派的医著中均没有出现过，应为作者临床经验的总结，具有独创性。

综上分析，本书作者应为刘张二人之后的一位医家，其融汇河间、易水两学派的学术思想，并结合自身经验阐发己见，而著成此书，成书时间应晚于《医垒元戎》《海藏瘢论萃英》，在1237年之后。

（边文静硕士论文，张慧康整理）

刘完素师于陈抟？——兼论刘完素的道家思想

《金史·刘完素传》载："刘完素，字守真，河间人。尝遇异人陈先生，以酒饮守真，大醉，及寤洞达医术，若有授之者。乃撰《运气要旨论》《精要宣明论》，虑庸医或出妄说，又著《素问玄机原病式》，特举二百八十八字，注二万余言。然好用凉剂，以降心火、益肾水为主。自号通元处士云。"

《金史》本传非常简略，关于其学医，抛开神话传说成分不说，这里的"陈先生"一般认为是道家陈抟。《河间县志》亦云："早遇异人陈先生。"河间县刘守村刘守真庙有对联"陈希夷授守真留下神医术，金章宗赐完素高尚先生称"，也这么说的。但据考，陈抟生于871年、卒于989年，刘完素生于1110年，也就是说在陈抟去世121年后刘完素才出生，两人不曾谋面，这样来看，刘完素不可能师于陈抟。但刘完素崇尚道学，思想上受陈抟道家思想的影响。

陈抟（871—989），字图南，号扶摇子，赐号"白云先生""希夷先生"，北宋著名的道家学者、易学家和内丹家。唐咸通十二年（871），陈抟出生于亳州真源或普州崇龛（今重庆市潼南县崇龛镇）。唐文德元年（888），陈抟受皇帝召见，赐号"清虚处士"。五代吴越宝正七年、后唐长兴三年（932），陈抟去京城洛阳应考进士，名落孙山。后唐清泰二年（935），隐居武当山九石岩，决意从道。著有《龟鉴》《心相学》等相术专著。后晋天福二年、南唐升元元年（937），返古蜀，拜邛州天庆观都威仪何昌一学锁鼻术。著有《胎息诀》《指玄篇》等专著。后晋天福四年（939）游峨眉山讲学，号"峨眉真人"。著有《观空篇》等。并拜麻衣道人为师，从事易学研究，著有《麻衣道者正易心法注》《易龙图序》《太极阴阳说》《火珠林》和《太极图》《先天方圆图》等。后晋天福十二年（947），陈抟同麻衣道者隐居华山台观。常游历于华山、武当山之间。后周显德三年（956），受周世宗柴荣召见，任命“谏议大夫”，不仕，赐“白云先生”。北宋太平兴国二年（977），宋太宗赵光义召见陈抟。北宋雍熙元年（984），太宗再次召见陈抟，赐“希夷先生”称号。北宋端拱初年（988），仙逝于华山张超谷，享年118岁。被后世誉为道祖儒师。

据《素问玄机原病式·程道济序略》载：“守真先生者，本河间人也。姓刘，名完素，字守真。夙有聪慧，自幼耽嗜医书，千经百论，往往过目无所取，皆谓非至道造化之用。因披玩《素问》一经，朝勤夕思，手不释卷……一时于静室澄神晏坐，沉然毕虑，探索难解之义，神识杳冥，似寤寐间，有二道士者，自门而入，授先生美酒一小盏，若橡碗许，咽而复有，如此三二十次，咽不能尽。二道人笑曰：如厌饮，反吐于盏中。复授道者，倒于小葫中。道者出，恍然一醒，觉面赤酒香，杳无所据，急于内外追之不见，而后因至心灵大有开悟。此说几乎诞妄，默而不言，以仆为知言，先生故以诚告。与夫史称扁鹊遇长桑君饮药，以此视病，尽见五脏症结，特以诊脉为名，亦何异焉。因著医书《内经运气要旨论》《医方精要宣明论》二部，总一十七万余言，精微浩汗，造化详悉，而又述《习医要用直格》并药方，已板行于世。外又作《素问玄机原病式》，并注二万余言。”

从“异人陈先生”到“二道士”，这些传世的材料都暗示刘完素的医术得自道教仙人所授，其教授方法也被神化，醉饮悟道。其自幼习医书，千经百论，皆谓非“至道造化”之用。而所披玩的《素问》一经，同时又是《道藏》经典。如此刘完素以道自居，以道自守，也就是可以理解甚至是应该的事了。

（一）刘完素的名字号具有鲜明的道教色彩

刘完素虽未师承陈抟，“二道士”亦无可考，但其思想却是典型的道家思想，以道者自居，从他的名字号就得到充分反映。其名之“素”字，《说文解字》释为“白致缯也”，后引申为本色、本质、质朴、不加装饰、清淡无为等意义。“素”字是道家很常用的术语，刘完素以“素”为名，表达的是要求自己以“道德”为操行之本，“抱朴守静”，完善“虚无”“平易”之道的意思。其道心可谓明显矣。

其字“守真”，《文子》所列“九守”之一，老子有“通守真一，真气自凝，阳神自聚，盖以一心运诸气，气住则神住”之说。刘完素以“守真”为字，在物质则守住“真气”，在精神则守住无为之道，达到“势利不能诱，声色不能淫，辩者不能说，智者不能动，勇者不能恐”的真人境界。

再说其号，“通玄”二字也是道教术语，如《通玄真经》。《老子》有“玄之又玄，众妙之门”之语。玄学是道家的一种分支或改进的一种。“处士”指的是有学行而未出仕或隐居者,即布衣之士。

可见,刘完素的名字号均说明以道者自居。他多次推辞朝廷的征聘,被金章宗赐予“高尚先生”的称号。章宗乃历史上有名的尊玄重道之人,酷好与道门人士交往,因此,章宗请刘完素不仅因为其医术精湛,更仰慕其道名之高。安贫乐道,行医民间,这也是道家追求的抱朴守真的境界。

(二)刘完素的道家思想

刘完素医学思想的核心是“六气化火”论、水善火恶论和慎养三宝论,这些都是纯正的道医思想。他以道自居,以道自守,以道为本,从道推衍。刘完素将五运六气引入中医学范畴,并且指导临床。五运六气是传统医学的基础,又是道教的重要组成部分,“道医同源”。刘完素提出“六气化火”说,除渊源于道教天人同构、天人合一宇宙观外,还有一个思想渊源就是他的“水善火恶”的自然观。刘完素在《素问玄机原病式·骂詈》中说:“天水数一,道近而善;火数二,道远而恶。水者,内清明而外不彰……善利万物,涤洗浊秽以清静,故上善若水。水火相反则下遇如火也。火者,外明耀而内烦浊,燔炳万物……”并引《周易》文“润万物者,莫润乎水”,又言“离火为戈兵,故火上有水制之,则为既济;水在火下不能制火,为未济也。是知水善火恶”。刘完素引用《道德经》的“上善若水”和《周易》之“既济”“未济”,并且结合医理说明了水之“上善”、火之“下愚”,明确指出“水善火恶”,体现了其医学思想的道学渊源。

另外,刘完素的养生思想以慎养精气神三宝为基本,属道家内丹理论内容。道家养生认为精气神为内三宝,耳目口为外三宝,人欲长生当使内三宝不逐物而流,外三宝不诱中而扰。刘完素提倡慎养三宝的养生观点,认为神藏于心,宜静以养之;精藏于肾,宜专啬之;气充于全身,宜调其通塞;形为生之舍,宜充而养之。还提出了起居调其神,节欲保其精,气功调其气,饮食养其形等措施。

刘完素在他的医学著作中常涉及道教的内丹理论,这也是“河间学说”的重要组成部分,如他在《素问玄机原病式》中,就 6 次引用了道教著作,而在《素问病机气宜保命集》中,则列有专门的《原道论》篇。刘完素内丹理论,受唐末宋初陈抟、北宋张伯端等的影响较大,主张性命双修,强调人的主观能力在气功修炼过程中的决定性作用。

正如程雅君在《纯正道医、高尚先生——金代医家刘完素道医思想辨析》一文中所言“刘完素无论是察其为人,还是观其治学都深受道家、道教的影响,堪为道医之大、之纯正者”,“刘完素与稍后于他的同时期医家张元素,一道医一儒医,是传统医学从道医向儒医转化的标志性人物。”

(周计春)

刘完素的墓及祠庙

刘完素各地行医,足迹遍及保定、定兴、文安、献县等地,扶危济困,活人无数。“一生志完素,终至通玄处”是对其一生最好的概述。辞世后,其故里河间及附近保定、肃宁、文安等府县相继修墓建庙,树碑铭文,以怀圣医。现存刘守真君庙主要有三处,分别在肃宁县师素村、河间县西九吉乡刘守村和保定市。

(一)师素村——刘完素的出生地

刘完素生于洋边村。刘完素幼年丧父,家境贫寒,因水灾随母逃难,定居于河间县十八里营村(今刘守村)。因母病,3次延医不至,不幸病逝,遂使之立志学医。相传曾师于陈先生,学成后独立行医,声誉渐隆。洋边村后改名为师素村,取“大师完素”之意。并在他家宅基地上建成“刘爷庙”,立塑像。

(二)刘守村——刘完素墓所在处

河间市西九吉乡刘守村原名十八里营,因为刘完素生活年代正是宋金战争时期,金军攻到河间,他们村变为金军的一个营盘,即东营十八盘。刘完素去世后,为了纪念这位神医,十八里营村改名为刘守村,由周姓财主出资修了刘守真庙。

刘完素祠遗址为北高南低坡形台地,台地南北长100米,东西宽60米,北侧高约4米,南侧稍高于地面不足1米。正北面有正殿三间,里面供奉“医神刘河间”,《金史》有传,记载了他传奇的学医经历,撰有《运气要旨论》《精要宣明论》等书。刘完素医术高明,而且淡泊名利,曾3次拒绝当朝皇帝金章宗的召聘,甘居民间行医,救民于疾苦,章宗赞其医术与品德,赐号“高尚先生”,后人撰联“陈希夷授守真留下神医术,金章宗赐完素高尚先生称”。

刘守村刘守庙至今还保留刘完素的瓮葬坟墓,位于正殿西偏南,地上封土用砖包砌,直径5米、高5米,下部是的磨砖六棱体,中部是圆柱体,顶部穹形体,墓碑刻有“刘完素之墓”,立于2004年。这也是三大刘守真君庙中唯一墓地所在。

“刘爷庙”曾被日本侵略者摧毁,解放后又重新整修。“刘完素祠遗址墓”于1956年9月7日由原河北省人民委员会公布为“河北省第一批文物古迹保护单位”,1982年7月23日“刘完素墓”由河北省人民政府重新公布为“河北省重点文物保护单位”。

刘完素已由当时被百姓尊称的“神医”演化到现在百姓心目中的“医神”,每年正月十五这里举行大型庙会,香火旺盛,人山人海。平常也常有研究刘完素的中外学者以及刘完素的追随者来此朝拜,到此采风。

(三)保定市——刘完素行医和离世之地

保定刘守真君庙,位于保定市西南部天威路,紧邻保定市中医院(原守真中医院)。刘守真君庙建在先,保定市中医院建在后,这种"庙院合一"形式在全国是唯一的。1984年6月,刘守真君庙被保定市政府列为市级文物保护单位。2006年12月,河北保定刘守真祠堂成为国家中医药管理局首批命名的6个"全国中医药文化宣传教育基地"之一。

据载,刘完素当年游历行医至保定城东南隅,治愈汤姓人家老太爷久治不愈的痼疾,汤姓人家出于对刘完素的感谢,也为使当地百姓受益,遂将府河边菜园赠予其做固定行医场所。

相传,金章宗年间,章宗女儿病重,召守真医治遭拒,设计将其骗至宫中,守真施治后得同乡之助逃回驻地。几日后闻金军车马队伍将至,误以因公主病情加重而遭追杀,忙乱中跌入菜园的井中,一代名医不幸殒命。汤姓人家感怀其"以济世为良、以愈疾为善"的精神,遂在其行医故地汤家菜园建起守真祠庙一座,现在院内仍有其殉难古井。

明正德二年(1507)敕封其为"刘守真君",以扬圣名。明万历年间(1573—1620),刘守庙扩为"刘守真君庙"。清末,西太后仰慕其名,赐以匾额,直鲁豫巡阅使曹锟在保定时也曾派人维修刘守真君庙,后人每逢他生日时多来祭祀,久而久之成为庙会,一直延续至今。

"文革"期间,庙宇遭毁严重,格局破坏殆尽。1984年,在崔月犁及董建华、王永炎等老一辈中医共同倡导和政府支持下,恢复守真庙宇,经多方筹资在原址重修了守真纪念馆。刘守真君庙包括正殿和东西配殿,正殿重塑守真坐像。1986年建成守真中医院,同年更名为保定市中医院;1992年市政府又投资30万元重修了庙的后殿,同时医院设糖尿病专科,继承发展守真"三消论"的理论和经验。如今已是一座集守真纪念堂、守真中医院、守真书院三位一体,集医疗、科研、教学、学术研究、社会活动等功能为一身,凸显守真学术思想和中医药文化的群体建筑。

保定刘守真君庙是3个庙宇中最大的,农历每月的初一、十五两天,前来祭拜者络绎不绝,尤其是农历三月十四、十五、十六3天,祭拜人数以万计,可见,刘完素在民间有极其深刻的影响。

除上述3座规模较大、保存较为完好的刘守真庙外,在保定定兴县、容城县、安新县、文安县、献县等地有多处刘爷庙,形成以河间为中心的刘守真文化信仰圈,百姓每年定期举行祭祀活动,其神奇的治病传说至今流传。

"医之门户分于金元",刘完素首先打破了医界轻视经典、滥用辛热香燥的庸俗风气，在重视辨证的前提下，善用寒凉保阴的方法治疗火热病证。金元四大家中张从正寒凉攻邪、朱震亨滋阴降火以及李杲论述的阴火，都受其火热论的影响。当时亲炙者众，后世私淑者多，刘完素是金元医之分门户的标志性人物，是名冠金元四大家的学派领袖，这点从他在百姓中的地位和影响可见一斑。

（周计春）

河间学派传人述略

刘完素是河间学派的创始人，在潜心研究《黄帝内经》的基础上结合五运六气和亢害承制理论创立了“六气皆从火化”以及“五志过极皆能热甚”。因其临证以降心火、益肾水为要旨，善以寒凉治疗火热病而著称，也被称为“寒凉派”。因刘完素在治疗火热病方面有显著成效，后人有言“外感宗仲景，热病用河间”。河间学派盛行于金元，极大地丰富了火热病的内容，师承与私淑其学者众多。亲炙其学者有穆大黄、马宗素、董系、荆山浮屠等。可在史籍中找到的仅有荆山浮屠一脉流传不绝。完素之学由荆山浮屠传于罗知悌，朱震亨师承其说不但将河间之学由北方传到南方，还对“内伤火热”进行了发挥。私淑完素之学者有葛雍、镏洪、张从正、麻九畴、常仲明、李子范等。

刘完素所创立的河间学派突破了当时社会墨守仲景成规的保守风气，还引起了金元时期其他医家学术争鸣，更对后世流派创立具有很大的影响，是中国医学史上极具影响力的学派之一。张从正私淑刘完素创立的“攻邪学派”，朱震亨继承河间之学创立“丹溪学派”，明清诸家遥承河间学派思想创新发展形成温病学派。

（一）刘完素的师传弟子

1. 河间学派第二代传人

穆大黄：因善用寒凉药物而被称为大黄，真实姓名与出生地现已无处考证，其子穆子昭，有功于《三消论》的传世。据锦溪野老跋可知，此文（指《三消论》）乃刘完素未刊遗著，为麻九畴于刘完素后人处求访而得，并于卷首增写六位藏象二图，其余未遑润色，即付友人穆子昭。子昭当时在汴梁求官未果，处境困窘。麻九畴遂将此论授之，以刊行求售，暂解困境。子昭初刻本不久罹于兵火战乱，未广流传。但锦溪野老有缘“从子昭授得一本”，并两次刊刻及并入《儒门事亲》才得以留存。

马宗素：金代平阳洪洞（今山西省洪洞县）人，生卒年代难于确考。马宗素将《素问要旨》改编为 8 卷，并在序中提到“宗素自幼习医术，酷好《素问》《内经》《玉册灵文》,以师事先生门下,粗得其意趣”,可知马宗素师承于刘完素。马宗素著有《伤寒钤法》《伤寒医鉴》二书,提出“人之伤寒则为热病,古今一同,通谓之伤寒”,从伤寒角度发挥了刘完素火热学说。

董系:金代人,出生地已不可考,以治愈时任安国军节度使程道济的顽疾而备受程道济所推崇,称“董系医术高超,宗河间之法善用寒凉”。

荆山浮屠:是名为荆山的僧人,其姓氏与故籍均无所考。据《明史》记载,“震亨……又学医于宋内侍钱塘罗知悌,知悌得之荆山浮屠,浮屠则河间刘守真门人也”,可知荆山浮屠是刘完素门人,后将其学术传于罗知悌,使得刘完素之学传向南方。

2. 河间学派第三代传人

罗知悌:宋末元初医学家,字子敬,号太无,钱塘(今浙江杭州)人,从师于刘完素弟子荆山浮屠,旁通张从正、李杲二家之书,晚年收朱震亨为徒。《罗太无口授三法》为罗知悌口授、朱震亨述录、朱震亨内侄赵凝笔录而成,是目前其仅知的著作;另有《心印绀珠》,现已佚失。关于罗知悌在医史中的地位,任宏丽认为,罗知悌既是金元时期沟通、融合南北医学的第一人,又是刘、张、李三大家医学成就的继承者,也是丹溪学派的奠基者,其在金元医学史中的重要作用与学术地位不容忽视。

3. 河间学派第四代传人

朱震亨:元代婺州义乌人,字彦修,学者尊称为丹溪翁。其主要学术思想为“阳常有余,阴常不足论”和“相火论”。著有《格致余论》《局方发挥》《丹溪心法》《金匮钩玄》《素问纠略》《本草衍义补遗》《伤寒论辨》《外科精要发挥》等。朱震亨早年从师名儒许谦,学习理学,40岁由儒入医,将理学引入医学。朱震亨认为医学与儒家格物致知理念是相通的,后听闻罗知悌精于医术,遂前去拜访求学。朱震亨尽得罗知悌之学,罗知悌为之敷扬刘完素、李杲、张从正三家之旨,成为金元四大家之集大成者。朱震亨广收门徒形成丹溪学派,使医学中心南移江浙一带,在国内外都很有影响。

附 朱震亨的传人:朱震亨的学术思想,亲传和私淑者众多,使其学说风行全国。传人中不少人颇有成就,亲传弟子以赵良仁、赵震道、戴思恭、王履、刘叔渊最为代表,另有虞抟、汪机、王纶、徐彦纯等亦接受其学术思想。他们补充发展河间之学,为河间学派的发展壮大作出了巨大贡献。

赵良仁:字以德,元末明初人,著有《医学宗旨》《丹溪药要》《金匮方衍义》等书,其中《医学宗旨》与《丹溪药要》现已佚失。康熙年间,周扬俊对《金匮方衍义》进行补注,将书名改为《金匮玉函经二注》。

赵道震:字处仁,出生于金华,后迁居至安徽定远。师承于朱震亨,著有《伤寒类证》。

戴思恭：字原礼，号肃斋，生于元泰定元年(1324)。戴思恭及其父戴士垚均师事于朱震亨门下。戴思温为戴思恭之弟，字原直，随父兄一起学医于朱震亨。戴思乐为戴思恭的从弟、戴良次子。戴良曾作《丹溪翁传》。戴思乐与戴思恭合称“二妙”。戴思恭的著作以概括朱震亨的医学思想为主要内容，著有《证类用药》《证治要诀》《证治类方》等书，同时又订正了朱震亨名著《金匮钩元》3卷。

王履：字安道，元代昆山人。王履年少时师事于朱震亨，在洪武年间(1368—1398)担任秦王府良医正。朱震亨将其学尽数传于王履。王履将自己临床经验写成医书，其中《伤寒三百九七法辨》《医韵统》《百病钩玄》等书现已佚失，存世仅有《医经溯洄集》。《医经溯洄集》重点阐释亢害承制的医学理论，发挥河间之学。

刘叔渊：字橘泉，明初淮南吴陵(今属江苏)人。其子刘纯著有《医经小学》，详细阐释了朱震亨的医学理论，注重养阴学说。书中称：“昔丹溪朱先生以医鸣江东，家君亲从之游，领其心授。”杨士奇曾为此书作序：“其父叔渊，彦修之高弟，授受有自云。”刘纯承袭父志，私淑朱震亨。

虞抟：字天民，自号华溪恒德老人，明代浙江义乌人。其曾叔祖虞诚斋求学于朱震亨。虞氏子孙世代为医，虞抟承袭家业，私淑朱震亨的医学思想。著有《医学正传》一书，共8卷，成书于正德乙亥年(1515)。“其学以朱震亨为宗，而参以张机、孙思邈、李杲诸家之说。”虞抟发挥朱震亨医学理论，为河间学派的传承作出了巨大贡献。

汪机：明代人，字省之，世居安徽祁门石山，自号石山居士。汪机私淑朱震亨，研究戴思恭的医学思想，继承朱震亨的理论，倡导营卫论，认为人应保守阴气，不可妄耗损。汪机主要著述有《针灸问对》《外科理例》《续素问钞》《运气易览》《痘证理辨》。汪机继承朱震亨、河间之学，成为当时著名医家，影响深远。

程充：字用光，明代安徽休宁人。程充广泛研读朱震亨著作，对《丹溪心法》进行了修订。

王纶：字汝言，号节斋，明代浙江慈溪人。王纶出生于官僚家庭，后中进士，正德年间(1506—1521)官至右副都御史、湖广巡抚，治疗疾病多有奇效。明代士大夫学医者甚众，以医名于世者首推王纶与王肯堂二人。强调“故宜常补其阴，使阴与阳齐，则水能制火，而水升火降，斯无病矣”，主要医学思想是“四子大全论”和“四法治病论”。强调临床实践，著有《本草集要》《明医杂著》等书流传于世，对于传播朱震亨之学有重要意义。

陈无咎：1884年出生于浙江义乌黄溪，又名淳白，字茂弘，是河间学派朱震亨的私淑弟子，与朱震亨、虞抟同称“义乌三溪”。陈无咎精研《黄帝内经》，以河间之学为宗。1925年，陈无咎创办丹溪医科学社。1938年，陈无咎出任上海丹溪大学校长，接受名誉医学博士学位。

（二）刘完素的私淑弟子

葛雍：字仲穆，号华盖山樵，金代临川人。私淑于刘完素，以刘完素“火热论”为理论基础，著有《河间刘守真伤寒直格》3卷。

镏洪：号瑞泉野叟，金都梁（今安徽盱眙）人，曾对刘完素之《伤寒心要》加以疏释，主要论述伤寒热证。后附于《河间六书》之后付梓行世。

张从正：字子和，号戴人。据董尚朴考证，张从正生于1167年（金大定七年）前后，卒于1229年（金正大六年）前后，睢州考城（今河南民权县）人。秉承刘完素火热理论，并融合自己临床实践经验，提出“攻邪论”，是私淑河间学派最为卓著者，被列为金元四大家之一。张从正著有《儒门事亲》一书，该书还收录了刘完素的《三消论》，对于传播河间之学具有重要意义。张从正是河间学派的重要继承者，传人甚多；直接学术传人有麻九畴、常仲明、常德、赵君玉、张仲杰、栾企、张伯全、阎瑀等，而李子范为张从正私淑弟子。

麻九畴：字知几，金代易州人，曾因受召聘官，又称征君。麻九畴3岁可以识字，7岁就会写草书，被人称为神童，可是身体健康状况欠佳，遂跟随道士学习数年吐纳。金章宗听闻其名召见，后入太学，一心希望能够通过科举进入仕途，但是在廷试时出现失误，于是九畴便放弃继续科举而开始隐居。晚年向张从正学习医学。九畴文笔精妙，将从正之学宣扬于世，对于从正之学的传播具有重要意义。

常仲明：金代镇阳（今河北正定）人，是张从正的亲传弟子。常仲明与麻九畴共同协助编写《儒门事亲》，宣扬河间之学。另有一本《张子和心境》，旧本题为“镇阳常德编”，常德乃常仲明之子；全书“凡七篇，首论河间双解散及子和增减之法，余亦皆二家之绪论”，主要阐释刘完素和张从正的医学思想。

赵君玉：《十形三疗》称他“安喜”人，元好问称他“中山”人，实为同一地方，即今河北定州一带。赵君玉曾当过省掾（官名），《十形三疗》载有张子和为其及妻子治病的医案，也有他自己用张子和经验治自身之病的医案：“安喜赵君玉，目暴赤肿，点洗不退。偶思戴人语曰：病在上者皆宜吐。乃以茶调散涌之，一涌赤肿消散。”

李子范：生卒年代事迹不详，世称隐士，为在母前尽孝，学习岐黄之术，偶然得到《儒门事亲》一书，认为张从正之学实为医之大者，将其视为学医的经典之作。

（于 淼）

刘完素对《敖氏伤寒金镜录》的影响

自《伤寒论》成书以来，金元以前医家诊治疾病唯遵仲景，用药多辛燥。刘完素从当时实际出发，依据经典提出了“六气皆从火化”的火热论。刘完素开创了“突破伤寒风冷积习，大倡火热之论”的新局面，对后世温病学说的兴起奠定了基础。

“伤寒重脉，温病重舌。”舌诊在温病诊察中起着举足轻重的作用。舌诊由来已久，而真正把舌诊作为专题研究的是《敖氏伤寒金镜录》；此书是我国现存最早的舌诊专著，成书于元至正元年（1341），并非一人所著。该书首创作者为敖氏，但其生平不详。敖氏通过对舌诊进行研究，认真总结了当时察舌辨证的临床经验，撰写了《金镜录》《点点金》，将各种不同的舌象排列起来，绘制了12幅彩色舌图；元代杜本（字伯原，又称“清碧先生”）在敖氏的基础上，增补了24幅舌象图，二者相合共计36幅舌象图，更名为《敖氏伤寒金镜录》刊行，但是由于刊印有限，此书的流传并不广泛。明代医家薛己看到此书的价值，于是将其编入《薛氏医案》，从此《敖氏伤寒金镜录》才广为流传。

《敖氏伤寒金镜录》由于冠名“伤寒”二字，导致很久以来，人们认为此书是研究伤寒病的诊断方法，同时认为舌诊是在研究伤寒病基础上产生的。但是仔细研读此书内容，尤其是敖氏绘制的12幅舌图，以红舌为主，这是同时代以《伤寒论》为核心的伤寒病研究中未曾涉及的内容。关于此书的学术渊源，通过仔细研究不难发现，刘完素的学术思想在此书中被借鉴引用和发挥。

（一）以红舌示火热病机

刘完素生活的宋金元时期，北方战乱频繁，社会动荡不安，瘟疫流行，再加上北方人禀赋多强壮，阳性体质多见，大量温热病患者出现，加之《局方》温燥之品的滥用而导致了更多的变证。刘完素在长期的医疗实践中，观察到火热致病的广泛性，同时结合《黄帝内经》病机十九条的内容以及运气学说，认为风、寒、暑、湿、燥、火等六气，均可作为致病因素，在一定条件下易与火热之邪同化，提出了“六气皆从火化”“六经传受皆为热证”，创造性地提出了火热论。

刘完素在说明“火热论”时，采用比物立象的说理方法。他在《素问玄机原病式》中云：“或疑疮疡皆属火热。而反腐烂出脓水者，何也？犹骨肉果菜，至于热极，则腐烂而溃为污水也。溃而腐烂者，水之化也。”用温度过高导致食物腐烂为污水以及盐可以防腐等生活常见现象，来说明火热与痒、痛、疮疡的关系。同时云：“所谓五行之理，过极则胜己者反来制之，故火热过极，则反兼于水化。又如盐能固物，令不腐烂者，咸寒水化，制其火热，使不过极，故得久固也。万物皆然。”说明五行过极，则胜己者反来制之；火热过极，反兼水化的道理。

《敖氏伤寒金镜录》则通过舌诊图这一直观视觉的实证方法，以红舌更加直观地将“火热”的病机展示出来，比刘完素比物立象更加直观。翻阅此书中敖氏绘制的前12幅舌图，其中8幅舌见红色，8幅中有7幅病因病机涉及热邪；还有2幅舌见淡红，病因病机也涉及热邪。尤其是有关红舌形成的机理，我们可以看出其与刘完素学说之间的渊源。如第2幅舌图至第11幅舌图均为红舌，其发生机理：第3幅舌图为“君火炽盛反兼水化”；第5幅舌图为“火侮脾土”；第7幅舌图为“余毒遗于心包络之间，与邪火郁结，二火亢极”；第9幅舌图为“热毒炽盛，火在上，水在下，不能相济”；第10幅舌图为“金受火制，不能平木”等，这些都与刘完素解释六气化火时采用的说理工具相同。在传统中医理论中，赤（红）对应心，心主火，舌为心之外候，所以在发病过程中舌色变红，是证明温热病病机是火热的最直观最直接证据，也是阐明刘完素“六气化火”病因病机说的有力证据。

（二）治法以清热攻下为主

刘完素临床上重视“火热为病”，在治疗中善用寒凉剂，针对病位的不同，分别从表证、表里同病、里证进行治疗。在表则以寒凉或甘寒之剂解表，表里同病则以宣通怫热郁结为主，单纯的里证郁结无表证者可以用下法。

有学者对《敖氏伤寒金镜录》中的方药进行分析，结果显示，应用最多的治法为清热攻下法（共22次），其次是解表攻下法（共7次）；可以说明《敖氏伤寒金镜录》是一部以阐述里热证为核心的著作，其治病大法与刘完素如出一辙。

（三）采纳完素习用方剂

《敖氏伤寒金镜录》共绘制36幅病理舌象，每幅舌象图之后均附有文字说明舌象机理及治疗方药。有学者统计此书记录的舌象是以外感病的里热证为主，收录方剂共24首，66方次。其中，解毒汤应用频度最大，次数为8次；其次是调胃承气汤、大承气汤、凉膈散，次数为7次；益元散应用5次；双解散、五苓散应用4次；防风通圣散、小柴胡汤应用3次；白虎汤、大柴胡汤应用2次；玄参升麻葛根汤、透顶清神汤、化斑汤、小承气汤、竹叶石膏汤、栀子豉汤、大黄泻心汤、十枣汤、大陷胸丸、抵当汤、茵陈蒿汤、茵陈五苓散、理中合四逆汤均应用1次。

通过《敖氏伤寒金镜录》应用方剂的频数统计，不难发现：其以清热剂为主，除承气类方剂以外，并不全是仲景《伤寒论》的方剂，其中应用较多的益元散、双解散、防风通圣散等均为刘完素所创制。

综上所述,刘完素的学术思想在《敖氏伤寒金镜录》的学术观点以及治法方药上得到了充分体现;舌诊是基于“火热论”而产生的关于温热病的诊断方法。笔者认为《敖氏伤寒金镜录》在诊断方法上为区别伤寒与温病提供直观的诊断手段,为温病学的形成和发展提供了技术支持。

(范忠星)

刘完素玄府学说与络病学说的异同

玄府一词始见于《素问·水热穴论》。“所谓玄府者,汗空也。”王冰注曰:“汗液色玄,从空而出,以汗聚于里,故谓之玄府。”刘完素广其意而用之,将人体一身组织腠理皆称之为玄府,认为只要玄府通畅,则营卫气血津液等营养物质在体内流行无阻,畅行于周身,脏腑、经络、四肢、九窍、皮肤、骨髓、毛发皆得以滋养而维持其正常生理功能,而维持这种正常生理现象的机制又被称之为玄府。刘完素主张“玄府闭塞”为百病之根,并创立“开通玄府法”,至今对中医临床治疗具有重要指导作用。

络脉之说首见于《灵枢·经脉》所云“经脉为里,支而横者为络,络之别者为孙”,即络脉从经脉主干支横别出,逐层细化,分布遍及全身的细小管道组织,包括十五别络、浮络、孙络、血络等。清代叶桂在《临证指南医案》中提出:“经主气,络主血”,“初为气结在经,久则血伤入络”。这就是著名的“久病入络”理论。络脉在循行上沿经布散,纵横交错,形成一个遍布全身表里、如环无端、流注不已的网状循环系统。一旦邪气犯络,客于络脉,则影响络中气血的运行和津液输布,导致络中气机不畅、血行瘀滞等病理变化。叶桂在《临证指南医案》中记载了多种行之有效的治络方法,后世归纳为辛润通络、辛温通络、辛香通络及虫蚁搜络等治法。概言之,络病的治疗始终贯穿一个“通”字。

叶桂“络病学说”与刘完素“玄府学说”名称不同,现从两个学说的内涵、分布、生理、病理及治疗等方面,比较分析两者共通之处、相异之点,具体分析如下。

(一)结构分布

在结构和分布上,玄府与络脉均是遍布全身内外上下的微观组织,具有普遍存在性特点。刘完素《素问玄机原病式》提出:“玄府者,无物不有,人之脏腑、皮毛、肌肉、筋膜、骨髓、爪牙,至于世之万物,尽皆有之,乃气出入升降之道路门户也。”玄府玄冥细微,幽远深奥,非肉眼所能窥见,普遍存在于五脏六腑、组织器官内,是一种至微至小的结构。《灵枢·经脉》曰:“经脉者,伏行分肉之间,深而不见……诸脉之浮而常见者，皆络脉也。”络脉是从经脉支横别出的分支，逐层细化，形成遍布全身的网络结构，是经络系统中和内在脏腑与外在肌腠直接相连的部分。

但在形态上，玄府较络脉更为微细。有学者认为，玄府应属于中医学经络系统中细小的孙络的进一步分化，是迄今为止中医学有关人体结构层次中最为细小的单位。

（二）生理异同

在生理上，玄府与络脉均是气血津液的运行通道，均贵在畅通无阻，方能维持人体的正常生命活动。刘完素在《素问玄机原病式》中论述了玄府的生理功能：“泄气液之孔窍也。”“人之眼耳口鼻舌身意，神识能为用者，皆由升降出入之通利也。”玄府是气机升降出入、津液运行的通道，正因为玄府通畅滑利，气血津液才能输布全身。络脉为经脉系统的分支，分布广泛，表里内外无处不及，是人体中联系表里内外、运输渗灌气血等的重要通道，以通为用，具有贯通营卫、渗灌气血、津血互化等作用。

但络脉的重点在于血，而玄府的主要生理功能定位于流通气液，并与神机的运转密切相关，同络脉有所区别。神为人体生命活动的总称。《灵枢·本神》云：“生之来谓之精，两精相搏谓之神。”《灵枢·平人绝谷》又云：“神者，水谷之精气也。”可见神的产生与人体精气关系密切，神必须依赖后天水谷精气的不断充养。精、气、血、津液等为人体脏腑功能活动的物质基础，又是神机运转的物质基础，同时还是神的表现形式。因此，玄府作为气液流通的基本途径，伴随气的升降出入、津液流通和气血渗灌，生命才能表现出有神。

（三）病理异同

在病理上，不论何种原因，一旦影响到玄府与络脉的通畅，即可导致病变。玄府与络病闭塞均是人体最基本的病理改变，其实质均在于不通。刘完素论述玄府“有所闭塞者，不能为用也。若目无所见，耳无所闻，鼻不闻香，舌不知味，筋痿骨痹，齿腐，毛发脱落，皮肤不仁，肠不能渗泄者，悉由热气怫郁，玄府闭塞而气液、血脉、营卫、精神不能升降出入故也”，指出玄府闭塞是导致多种疾病的基本病机。叶桂《临证指南医案》论述：“初为气结在经，久则血伤入络”，“病久痛久则入血络”，“经几年宿病，病必在络”。此外，因络脉本身管径细小狭窄、气血循行缓慢等特点，故在病理不通情况下易加重络脉的阻滞瘀滞，进一步导致气滞、血瘀、痰凝等病理。

玄府闭塞除了引起气机郁滞、血脉瘀阻外，尤其能造成津液的输布障碍，所谓水淤玄府，更能引起神机运转失常，导致种种神识不用病证的发生。

（四）治疗异同

在治疗上，二者均着眼于一个“通”字。刘完素的开通玄府以辛味药物为主，而叶桂的通络大法多用虫蚁和补虚药物。玄府贵在开通，“络以通为用”。关于玄府闭塞治疗，刘完素主张“以辛散结”，“令郁结开通，气液宣行”，方能药到而病除。该方法即“开通玄府法”，主要采用辛窜宣通之品，借其辛窜通利功能，有助于玄府恢复开合通利之效。具体治疗以麻黄、桂枝、乌头、钟乳、木香等辛香和辛温类药物为主。《临证指南医案》记载：“络以辛为泄。”叶桂用药每以辛味为主，因辛味药能行、能散、能通，具体药物为川楝子、延胡索、桃仁、降香、丁香、乳香、没药、姜黄、丹参等，方法包括辛温通络法、辛香通络法、辛润通络法等。

综上所述，玄府学说与络脉学说，虽名异但内涵上基本一致，其内容上有很多共通之处，同中有异，异中有同。研究二者的学术渊源关系，有利于拓宽临床思路。

（范忠星）

刘完素玄府学说的现代研究

玄府是古代医家在当时历史条件下对人体微观结构的认识，当今医家借用现代科学技术手段对其进行探讨，试图从现代细胞生物学说的角度探索其实质。研究发现，玄府与现代医学中离子通道、水通道蛋白、微循环、血脑屏障、细胞间隙等均有相通之处。

（一）离子通道说

生物膜离子通道由细胞产生的特殊蛋白组成，存在于细胞膜上，是无机离子跨膜被动转运的通路，各种对机体有益的水溶性物质通过离子通道进入体内，机体产生的各种水溶性代谢产物也通过离子通道排出体外，离子通道开合正常、道路通利对细胞的新陈代谢活动具有重要意义。玄府为广泛存在于机体中的气、血、精、津液、神机流通和转运的通路，玄府与离子通道在结构和功能上有诸多相似性。细胞是人体和其他生物的基本结构，而离子通道是神经、肌肉、腺体等组织细胞膜上的基本兴奋单元；离子通道实际上是一类跨膜糖蛋白，它们形成的亲水性孔道使离子得以跨膜转运，实现细胞内外的离子交换，产生和维持膜内外的浓度差；离子通道必须能够开放和关闭，才能实现其产生和传导信号的生理功能。因此，认为离子通道可能是玄府的重要实质。

（二）水通道蛋白说

水通道蛋白是生物膜上特异性转运水的整合蛋白，广泛存在于机体组织细胞中，特别是与液体的分泌和吸收有关的上皮细胞及内皮细胞，介导水的跨膜转运，参与水的分泌、吸收及细胞内外水平衡的调节，对维持机体内的水平衡起着决定性作用。有学者就玄府和水通道蛋白进行分析、比较，认为水通道蛋白是生物膜上特异性转运水的整合蛋白质，对维持体内水平衡起着决定性作用，其存在的普遍性、形态的微观性、功能的畅通性等与玄府的特性及其流通气液的功能有较多共性。尤其是玄府的流通气液功能与水通道蛋白介导水跨膜转运以调节细胞外液流动的功能，更表明玄府与水通道蛋白存在着内在关系，水通道蛋白可能是中医学“玄府”的重要实质之一。

（三）微循环说

微循环是血液循环系统的末梢部位，为微血管网络中微静脉和微动脉之间的血液循环，负责血液流通、血液分布和组织灌注，并直接参与组织细胞的营养代谢和气体交换等。叶桂在刘完素玄府学说基础上提出了“络病学说”。周学海在《形色外诊简摩·舌质舌苔辨》中云：“刘河间极论玄府之功用，谓眼耳鼻舌身意，皆借玄府以成其功用者也。上言舌体隐蓝，为浊血满布于细络，细络即玄府也。所谓浊血满布，是血液之流通于舌之玄府者，皆夹有污浊之气也。或寒气凝结，或痰涎阻滞于胃与包络之脉中，至血液上潮者，不能合乎常度，即污浊之气生矣。”明确指出了细络即玄府。学者王明杰也提出了玄府为孙络的进一步划分，观察发现瘀血证患者除舌下两脉曲张青黑外，舌腹面亦见舌质紫暗、细络瘀血，通过病理组织学观察证实其为微循环障碍，证实了细络与微循环的关系。

（四）血脑屏障说

血脑屏障是脑屏障的重要组成部分，是血液循环与神经系统联系的通路，对维持脑部内环境的稳定具有重要作用。血脑屏障由毛细血管内皮细胞、内皮细胞间的紧密连接体、完整基底膜、周细胞及神经胶质膜等构成，数以亿计，广泛存在于脑组织中，细微深藏，肉眼难以直观窥见；玄府作为机体结构层次上的最小单位，分布广泛、至微至小，肉眼难以窥见。故血脑屏障与玄府在形态结构上相吻合。血脑屏障作为血液循环与神经系统联系的道路，在其结构完整的基础上防止血液中的有害物质进入脑内的同时将神经系统的代谢产物排出脑外，从而保障神经系统信息调节与传递的正常功能；玄府主气液流通，气、血、津液等精微物质通过脑之玄府在脑内宣通运行，发挥其正常生理功能，而气血津液流通的同时为神的产生提供了物质基础，气血宣行而神自通利，眼、耳、鼻、身、神识等皆能为用，可见玄府与血脑屏障生理功能相似。

（五）细胞间隙说

学者常富业等提出“玄府 - 细胞间隙”假说，认为细胞间隙可能是玄府的结构基础，并从水液代谢方面论述玄府功能，认为玄府是流通气液之所，脏腑组织内众多玄府“运水行津”，宏观上体现为脏腑主水的功能。玄府开阖太过，血化为津过多，局部水湿留滞，形成水淫玄府的病理状态。开阖不及，玄府郁闭，其内血水积浊被裹，压迫周围组织，影响气液流通，使病变范围呈扩大蔓延之势。

以上现代医学结构均可认为是中医玄府的一部分，但玄府理论的内涵远广于离子通道、血脑屏障、微循环等。玄府是人体无处不在的微观结构，玄府理论在临床具有重大的理论意义和实用价值，有待于进一步探讨。

（范忠星）

由“北宣南局”谈刘完素对杂病治疗的贡献

自汉代四大经典问世，奠定了中医理论基础，晋唐时期对经典的研究主要体现在文字训释方面和版本整理方面，如南朝齐梁间全元起《素问训解》、隋唐时期杨上善《黄帝内经太素》、唐王冰《次注黄帝内经素问》，这些研究和临床在一定程度上存在脱节现象。再就是大型“方书”的编纂盛行，如隋文帝时期敕撰《四海类聚方》、唐代孙思邈《备急千金要方》和王焘《外台秘要》，而两宋时期，政府非常重视医学，编撰大型方书，其中《太平圣惠方》收方 16 834 首，《圣济总录》收方近 20 000 首。这些方书往往一病之下列有数方，人们据病选方，在中医理论上没有大的发展。

刘完素提出了“火热论”，主张用药寒凉，对当时滥用温热药的流弊起到了明显的纠正作用。同时其发挥《黄帝内经》学说，创新理论，结合自己临床经验，对诸多杂病的治疗提出了见解，对中医杂病学体系的完善起到了承前启后的作用。其杂病治疗经验主要体现在《黄帝素问宣明论方》和《素问病机气宜保命集》两书之中。

（一）继承经典，落实临床

刘完素结合自己的临床实践，开创了专题研究《黄帝内经》病机学说的先河，重点阐发《素问·热论》的具体内容，而自成一家。其对《黄帝内经》杂病证治的研究，集中体现在《黄帝素问宣明论方》这本书中。由于《黄帝内经》对于病证的描述过于简洁,且对病证只有论述而无治方,使后学者很难理解和掌握,从而削弱了其临床应用价值。刘完素则根据自己多年临床经验,将《黄帝内经》中的62个病证进行辨证分析,并附以处方,从而使《黄帝内经》杂病理论与临床实践有机结合,使《黄帝内经》的实用价值得到体现。针对按书试方的诊疗方式,刘完素在其著作中结合《黄帝内经》详细论述疾病的病因、病位、病机,同时兼及诸家方论,以做到"读之使人廓然有醒悟,恍然有所发明……随论出证,随证出方,先后加减,用药次第,悉皆蕴奥,精妙入神"。由于本书的开创性研究方法,颇为实用,在当时非常盛行,与官方所集之《太平惠民和剂局方》并称"北宣南局",后世效仿者如骆龙吉《内经拾遗方论》、陈无咎《明教方》。

(二)创新理论,丰富临床应用

1. 创立玄府气液学说 玄府一词始见于《素问·水热穴论》。"所谓玄府者,汗空也。"王冰注曰:"汗液色玄,从空而出,以汗聚于里,故谓之玄府。"刘完素广其意而用之,将人体一身组织腠理皆称之为玄府,认为只要玄府通畅,则营卫气血津液等营养物质在体内流行无阻,畅行于周身,脏腑、经络、四肢、九窍、皮肤、骨髓、毛发皆得以滋养而维持其正常生理功能。

对于玄府闭塞的治疗,刘完素注重开发郁结,维护或恢复人体气血津液宣通的正常状态。后世叶桂受刘完素"玄府说"的影响,提出了"络病说"。两者虽名称不同,但其内涵却有不少共同之处。结构上,络脉与玄府均是遍布全身内外上下的微观组织;生理上,络脉与玄府均是运行气血津液的通道,均贵在畅通无阻,以维持人体的正常的生理功能;病理上,一旦络脉与玄府不通畅,则会导致病变;治疗上,二者均着眼于一个"通"字。

2. 对中风病机的认识 刘完素倡导火热内盛为中风病机。关于中风病因,宋以前医家主张"正气亏虚,风邪入中"。刘完素指出中风发病多由内起,而非外中风邪,内伤之中,尤以五志过极为害最甚。叶桂对于中风的认识,不仅继承了刘完素的内风学说,并且在此基础上发明了"阳化内风"说,称中风为"身中阳气之变动",并详细阐述了肝风病机。

3. 对消渴病机的认识 刘完素继承《外台秘要》和《太平圣惠方》对消渴的论述,结合自身临床经验,首次使用"三焦"分证归纳消渴病证。对于消渴病机的认识创造性提出了"燥热怫郁"之说,认为燥热怫郁,壅遏腠理,致玄府闭密,气液运行道路不通,致使肠胃之内水液不能输布于外、荣养全身。刘完素的这一创见,不仅对消渴的临床表现作出了新的解释,更为后世学者开创了消渴治疗的新路,应用开通气血道路的新法治疗消渴。刘完素的三焦分证理法亦对后世产生了深刻影响。如元代罗天益泄热分三焦之法,清代吴瑭在温病辨治中所建立的三焦辨证体系,均受刘完素学说的影响。

刘完素对其他杂病亦有新的创见，如痢疾、妇科、儿科等。但影响较为深远的还是玄府说、中风论、三消论。

（三）善用温补，倡用善药，不囿寒凉

刘完素基于医界时弊，认为伤寒即热病，以火热立论，用药偏于寒凉，故有寒凉派之称。但在杂病的治疗中，绝不避忌温热。有学者统计《黄帝素问宣明论方》中的 348 首方剂，药味平和、寒热并用者约占 66%，偏于温热的占 21%，偏于寒凉的仅占 13%。其自制方剂，如治疗疟疾的方剂中，有自制方 6 个，竟然全是大温之剂。刘完素在论述疾病的治则时说："大凡治病必求所在，病在上者治其上，病在下者治其下，中外脏腑经络皆然。病气热则除其热，寒则退其寒，六气同法，泻实补虚，除邪养正，平则守常，医之道也。"可见刘完素用药没有偏执，而是坚持辨证论治，证宜乃用。如治疗喑痱证的地黄饮子，方中地黄、山茱萸、石斛、五味子、麦冬补肾之阴，巴戟天、肉苁蓉、附子、肉桂补肾之阳，石菖蒲、远志、茯苓、薄荷安神开窍，用于治疗"肾虚弱厥逆，语声不得出，足软不用"。

刘完素在《素问玄机原病式·热类》中强调："凡用大毒之药，必是善药不能取效，不得已而用之可也。幸有善药，虽不能取效，但有益而无损者，何必用大毒之药，而谩劳巇险也。《经》曰：宁小与其大，宁善与其毒。此之谓也。"文中所谓"但有益而无损者"的"善药"，乃指平和之药，大概相当于《神农本草经》中的上品。

综上所述，可以看出刘完素力主纠正当时医界因循守旧、不重辨证的时弊，做到了理论指导临床实践，临床实践反哺理论，为后世治疗杂病重新开启辨证施治之路打开了新的局面。临床中不独以善用寒凉闻名于世，亦善用温补之品，强调因病制宜，辨证施治。

（范忠星）

浅谈刘完素对温热药的应用

刘完素创立"火热论"，大倡"六气皆从火化"，用药主张寒凉，为人所共知，历代研究者不乏其人。然而，刘完素并非片面的大肆倡导寒凉用药。他强调辨证施治，随证处方，正如他在《素问玄机原病式·火类》中提到的治病法则："大凡治病必求所在，病在上者治其上，病在下者治其下，中外脏腑经络皆然。病气热则除其热，寒则退其寒，六气同法，泻实补虚，除邪养正，平则守常，医之道也。"

综观《黄帝素问宣明论方》所载方剂，可以看出刘完素擅用温补之药。《黄帝素问宣明论方》有方 350 余首，其中寒凉之剂有 39 方，温热之剂有 44 方，其

余之方均为寒热并用或药性和平之剂。书中所载诸方共用448味药,使用频率较高的有甘草、生姜、大黄、当归、桂枝、茯苓、人参、白术、川芎,除大黄为寒凉药物及茯苓属甘淡平之外,其余均为温性药,且多数具有补益之功效。

下面介绍刘完素在《黄帝素问宣明论方》中常用的几味温补药。

(一)肉桂

《神农本草经》载:"味辛,温。主百病,养精神,和颜色,为诸药先聘通使。久服轻身不老,面生光华,媚好常如童子。"肉桂自古以来,称谓混乱。刘完素在《黄帝素问宣明论方》的处方中有桂、官桂、肉桂、辣桂等多种名称,但从其应用上可以看出并无差别,应当均为肉桂。《黄帝素问宣明论方》中有63方应用此药,所治病证寒热虚实皆有,对肉桂的运用可谓广泛。

1. 温中散寒 卷十二"补养门"之白术调中汤,主治"中寒痞闷,急痛,寒湿相搏,吐泻腹痛",由白术、茯苓、红皮、泽泻、砂仁、藿香、官桂、干姜、甘草组成,其中官桂、干姜配伍温中散寒,一则助脾胃运化,一则祛寒止痛,可谓一举两得。

2. 温通助阳 卷二"诸证门"之防风汤,主治"风寒湿三气合而为痹,风气胜者为行痹",由防风、甘草、杏仁、麻黄、秦艽、葛根、黄芩、桂、当归、赤茯苓组成,其中桂与当归温通活血,配伍诸药,共奏祛风通脉除痹之功。

3. 反佐寒凉 卷六"伤寒门"之桂苓甘露饮,主治"伤寒中暑,冒风饮食,中外一切所伤,传受湿热",由茯苓、甘草、白术、泽泻、桂、石膏、滑石、寒水石、猪苓组成,其中配伍肉桂,一则可防止方中寒凉太过,一则可助气化而利水,用一药而收双效。

(二)附子

《神农本草经》载:"味辛,温。主风寒咳逆,邪气,温中,金疮,破癥坚积聚,血瘕,寒湿,踒躄,拘挛,膝痛,不能行步。"刘完素在临床实践中,对附子的运用积累了丰富的经验。《黄帝素问宣明论方》中有21方应用附子。

1. 温通散寒 卷十三"诸痛门"之神砂一粒丹,主治"一切厥心痛,小肠、膀胱痛,不可止者",由附子、香附、橘红组成。刘完素认为:"卒然痛死者,寒气客于五脏,厥逆上壅,阴气竭,阳气未入,故卒然痛死,气复反则生矣。"方中附子温通散寒,配伍香附、橘红理气活血,配伍作用以使"气复反"。

2. 益火补阳 卷十二"补养门"之内固丹,主治"诸补养肾气,调和脾脏,寿高者常服,筋骨劲健,浑如壮士",由肉苁蓉、茴香、破故纸(补骨脂)、胡芦巴、巴戟天、黑附子、川楝子、胡桃仁组成。方中附子益命门之火,助肉苁蓉、胡芦巴、破故纸补肾助阳。

（三）白术

《神农本草经》载："味苦，温。主风寒湿痹死肌，痉，疸，止汗，除热，消食，作煎饵。久服轻身延年，不饥。"在《黄帝素问宣明论方》中，刘完素有 58 方应用白术，涉及内外妇儿各科疾病。

1. 补益脾胃 卷十一"妇人门"之白术汤，主治"妊娠血液虚衰，痿弱，运动，气滞痹麻，荣卫不能宣通"，由白术、人参、茯苓、甘草、当归、芍药、黄芩、缩砂、干葛、藿香、木香、石膏、寒水石组成。方中白术补脾益胃，以资后天生化之源。

2. 运脾除湿 卷八"水湿门"之葶苈木香散，主治"湿热内外甚，水肿腹胀，小便赤涩，大便滑泄"，由葶苈、茯苓、猪苓、白术、木香、泽泻、木通、甘草、辣桂、滑石组成。方中白术运脾除湿，与诸药共奏利水除湿之功。

（范忠星）

刘完素如何论治燥邪为病

刘完素生于宋金战乱年代，疾病多发，当时医者广泛使用《太平惠民和剂局方》。刘完素在北方生活，北人多为阳刚之体，而《太平惠民和剂局方》用药辛温偏燥，用于热病则无异于火上浇油。刘完素在多年的临床中发现了燥与火热的关系，在反复钻研《黄帝内经》后，根据燥病特性与时令特点创造性提出了"诸涩枯涸，干劲皴揭，皆属于燥"，对"病机十九条"进行了补充和发展，开创了"六气为病"的病因病机理论，系统解释了燥的病机、证型、治疗，是历史上第一位专篇论燥的医家。

（一）燥病的病因

刘完素认为内外因均可致燥，外邪致燥既可由燥邪单独导致，又有六气相兼致病，"六气不必一气独为病"。刘完素较为重视内燥为病，且内燥多由他邪转换而来。《素问玄机原病式·六气为病·热类》说："风热火同，阳也；寒湿燥同，阴也。又燥湿小异也，金燥虽属秋阴，而其性异于寒湿，而反同风热火也。故火热胜，金衰而风生，则风能胜湿，热能耗液而反燥，阳实阴虚，则风热胜于水湿为燥也。"可见风、火、热皆可致燥。

1. 燥邪单独为病 燥邪由口鼻而入，先伤肺卫，临床表现为口燥、肺燥、胃燥、鼻咽干燥、体表干燥。亦可见手足痿软，下肢无力，不能自主活动的手足痿弱证。病机为津液亏虚、血液枯调。《素问病机气宜保命集·病机论》云："涩枯者，水液气衰少，血不荣于皮肉，气不通利，故皮肤皴揭而涩也，及甚则麻痹不仁。”

2. 风胜湿成燥 古人通过对自然界观察取相比类，提出风能胜湿。风性开泄能燥湿，导致津液耗伤，筋脉失养。刘完素指出：“皴揭为风者，由风能胜湿而为燥也。”当风邪侵袭人体，很有可能转化为燥邪。另外，刘完素认为中风筋脉弛缓是因为风邪耗伤水液，燥盛伤津所致。“病势甚而成筋缓者，燥之甚也，故诸风甚者，皆兼于燥。”

3. 热耗液成燥 《周易》言：“燥万物者，莫熯乎火。”《素问玄机原病式》曰：“金本燥，能令燥者火也。”刘完素还提出“风热耗损水液，气行壅滞，不得滑泽通利，则皮肤燥裂，肢体麻木不仁”，火热耗伤津液导致内燥产生。在《黄帝素问宣明论方》中有“大便干涩，乃大肠受热，化成燥涩，经云诸涩枯涸”，“又如瘫痪中风，皆因火热耗伤血液”，表现热能耗液，导致多种津伤内燥疾病。

4. 寒邪亦可致燥 刘完素认为“秋凉极而万物反燥”，“寒能收敛，腠理闭密，无汗而燥”，寒邪侵袭人体，使气机收敛，毛窍腠理闭塞，汗液不能滋润皮肤而成干燥。还有寒凉收敛，气机郁滞，津液不得散布，卫阳被郁不得宣泄化为内热，热能伤津，多成偏枯。“由寒主闭藏，而阳气不能散越，则拂热内作故也。”此外，中寒吐泻，津液大量流失，亦可成燥。

5. 玄府闭塞致燥 刘完素认为玄府是人体气液运行的门户和通道，玄府通畅，津液才可输布全身使人体发挥正常的生理功能。当玄府闭塞，津液不能宣通敷布，就会产生燥邪。“玄府闭塞，不能浸润，金受火郁，不能发声，经云肺主声。”

6. 亢害致燥 《黄帝内经》云：“亢则害，承乃制，制则生化，外列盛衰，害则败乱，生化大病。”由于五运之气的偏亢过度，往往出现“胜己之化”的假象，因此在疾病发生发展过程中，就会出现本质与现象不一致的情况。风气过甚而反燥，症见筋脉拘急，即“风极反兼金化制之”的现象。刘完素将其归结为“诸风甚者，皆兼于燥”，“风木为病，反见燥金之化，由亢则害，承乃至也。况风能胜湿而为燥也，亦十月风病势甚而成筋缓者，燥之甚也”。

（二）燥证的治疗

《素问·至真要大论》指出“燥者濡之”“燥者润之”“燥化于天，热反胜之，治以辛寒，佐以苦甘”。刘完素在此基础上提出“宜开通道路，养阴退阳，凉药调之”的治疗原则，在临床中结合相兼证型特点进行治疗。

1. 疏风散热，开郁治燥 风热致燥的发生机理因风热之邪不仅伤津耗液，还使气机怫郁，气郁则津液不得化生，亦不能敷布，所谓“郁，怫郁也，结滞壅塞而气不通畅，所谓热甚则腠理闭密而郁结也”。刘完素提出：“或风热胜湿为燥因而为病麻，则宜以退风散热、活血养液、润燥通气之凉药调之，则麻自愈也。治诸涩证悉如此法。”对于风热胜湿、津液明显耗伤者，润燥固为主治之法，然“通气、活血、散热”也颇为重要。

2. 温阳通气，行血润燥 寒燥是由寒邪收引或因中寒吐泻、亡液而成燥，津液运行壅滞，津液不布则组织失于濡润，“寒性凝敛而使水液不布而加重燥证”。刘完素说：“俗方多用乌附者，令气行之暴甚……因之冲开道路，以得通利。”此治法宜于“亡液为燥，或麻无热证”，以此间虽燥，但并非火热之甚，以热药之气使得运行通利，则津液自布，而燥涩自退。

刘完素创立的燥气病机对后世医家产生了很大影响。张从正在治疗燥病时，继承了刘完素火热伤津致燥理论，寒凉攻下的同时佐以润燥攻下之品。喻昌在“亢害承制”思想下完善了秋燥理论，创立了清燥救肺汤。刘完素玄府闭塞致燥的理论也为现代治疗干燥综合征等病证提供了思路。

（于　淼）

防风通圣散探源与新用

防风通圣散出自金代刘完素《黄帝素问宣明论方》（以下简称《宣明论方》）“风论”篇，为刘完素名方，属表里双解剂，可疏风解表、泄热通便，主治风热壅盛、表里俱实证，至今仍在临床上广泛应用。现从古代记载、组方特点和现代应用三方面对本方进行介绍。

（一）文献记载

防风通圣散为《宣明论方》“风论”篇第一方。原书云：“防风、川芎、当归、芍药、大黄、薄荷叶、麻黄、连翘、芒硝各半两，石膏、黄芩、桔梗各一两，滑石三两，甘草二两，荆芥、白术、栀子各一分。上为末，每服二钱，水一大盏，生姜三片，煎至六分，温服。涎嗽，加半夏半两，制。”虽并未指出本方的具体主治功效，但通过对“风论”篇论述及所附诸方的分析可以得出：

“风论”篇的前半部分重在论述风邪致病的特点和风邪致病的分类及症状，其中阐释了风邪“阳热多”“善行数变，开则洒然寒，闭则热而闷”的致病特点，列叙了四季伤风、五脏伤风之别，从风热为病入手列叙了主要症状 17 个、“或”然症状 27 条、“兼”具症状 4 条、“并”具症状 2 条，体现了刘完素对风邪致病的症状、病机的深入认识，以及以火热郁闭为主要特点的病机理论。

“风论”篇后半部分为 29 个方剂，其中前 4 个为“通圣散”系列，未言明主治功效，后 25 个则有主治功效，总体均为治“风邪”所致诸病。

从以上两点对原文的认识可基本确定，防风通圣散作为“风论”篇第一方，且后又有“曹同知通圣散”“崔宣武通圣散”“刘庭瑞通圣散”一系列加减变化方，应为刘完素治疗“风邪”所致诸病的熟用方和经典方之一。

日本汉方医家矢数道明在《汉方后世要方解说》中评价本方：“此方……用于发汗治太阳，攻下治阳明，清热和解治少阳、三焦表里俱实者。本方……对于食毒、水毒、风毒等一切自家中毒物郁滞盛实者，通过皮肤、泌尿器有排出解毒作用。”从六经辨证提出本方对太阳、阳明、少阳三经同时治疗的特点，并提出本方对“一切自家中毒物郁滞盛实者”的治疗作用，拓展了本方的应用范围，其中“郁滞”二字与刘完素原文所说“风热怫郁”“闭则热而闷”之机理有相通之处，表明本方所主病机即为风热壅盛、气血怫郁的表里俱实之证。

此外，明代董宿、方贤的《奇效良方》中记载本方“治一切风热等证”，明代薛己《疠疡机要》记载本方主治“风热炽盛，大便秘结，发热烦躁，表里俱实者”，可见后世医家对于本方的应用，虽然各自有些剂量和药味的细微变化，但所主病机基本仍为风热壅盛、气血怫郁的表里俱实之证。

（二）组方分析和应用

防风通圣散组成为防风、川芎、当归、芍药、大黄、薄荷、麻黄、连翘、芒硝、石膏、黄芩、桔梗、滑石、甘草、荆芥、白术、栀子，共17味药，煎煮时加生姜3片，其中滑石用量最大（为三两），荆芥、白术、栀子用量最小（为一分）。

此方为一代名医刘完素的名方，后世评述甚多。明代吴崑《医方考》中对此方配伍详加分析：“防风、麻黄解表药也，风热之在皮肤者，得之由汗而泄；荆芥、薄荷清上药也，风热之在巅顶者，得之由鼻而泄；大黄、芒硝通利药也，风热之在肠胃者，得之由后而泄；滑石、栀子水道药也，风热之在决读者，得之由溺而泄。风淫于膈，肺胃受邪，石膏、桔梗清肺胃也，而连翘、黄芩又所以祛诸经之游火；风之为患，肝木主之，川芎、归、芍和肝血也，而甘草、白术又所以和胃气而健脾……是方也，用防风、麻黄泄热于皮毛；用石膏、黄芩、连翘、桔梗泄热于肺胃；用荆芥、薄荷、川芎泄热于七窍；用大黄、芒硝、滑石、栀子泄热于二阴；所以各道分消其势也。乃当归、白芍者，用之于和血；而白术、甘草者，用之以调中尔。”

清初医家汪昂《医方集解》云：“此足太阳、阳明表里血气药也。防风、荆芥、薄荷、麻黄轻浮升散，解表散寒，使风热从汗出而散之于上。大黄、芒硝破结通幽；栀子、滑石降火利水，使风热从便出而泄之于下。风淫于内，肺胃受邪，桔梗、石膏清肺泻胃；风之为患，肝木受之，川芎、归、芍和血补肝；黄芩清中上之火；连翘散气聚血凝；甘草缓峻而和中（重用甘草、滑石，亦犹六一利水泻火之意）；白术健脾而燥湿。上下分消，表里交治，由于散泻之中，犹寓温养之意，所以汗不伤表，下不伤里也。”

何廉臣认为此方适应证广，对此方推崇备至：“此方发表攻里，清上导下，气血兼顾,面面周到。河间制此,善治四时春温夏热,秋燥冬寒。”并对药物加减详加阐述:“凡邪在三阳,表里不解者,以两许为剂,加鲜葱白两茎,淡豆豉三钱,煎服之,候汗下兼行,表里即解。形气强者,两半为剂;形气弱者,五钱为剂。若初服因汗少不解,则为表实,倍加麻黄以汗之;因便硬不解,则为里实,倍加硝黄以下之;连进二服,必令汗出下利而解,其法甚捷,莫不应手取效,从无寒中痞结之变。顾松园于本方去麻黄、川芎、当归、白术、生姜等五味,加原麦冬五分,名加减防风通圣散,云表里三焦,分消其势,治伏火初起之良方也。外科以此方治里有实热疥疮满身者,余每加鲜生地、白菊花、银花各一两,绿豆一合煎汤代水煎药,饮之殊效。”

清代医家王泰林所著《退思集类方歌注》评价本方为“表里、气血、三焦通治之剂……汗不伤表,下不伤里,名曰通圣,极言其用之效耳”,明言本方表里、气血、三焦通治,且又有分消表里之邪而不伤正的特点。

综合各家论述可以得出,方中麻黄、荆芥、防风、薄荷、连翘发汗散邪,使在表之邪从汗而解;黄芩、石膏、栀子清泄里热,配桔梗可宣通胸膈之热;滑石、甘草为六一散之意,清利湿热,引热自小便出;大黄、芒硝再合甘草为调胃承气汤之意,泄热通腑,使结热从大便出;当归、川芎、白芍、白术养血和中,煎加生姜和胃助运。诸药配伍,汗、清、利、下、补并用,使发汗不伤表,清下不伤里,分消表里上下之邪热,而奏疏风解表、泄热通便之功。

(三)现代应用发挥

防风通圣散具有表里通治、祛邪不伤正的药效特点,在临床上应用广泛。从伤寒六经的关系来看,凡外有太阳表证,内有阳明实热壅结之证,使用本方均能获效,如肺炎、急性扁桃体炎等证属外感风热、表里俱实之病。从刘完素用本方治疗风热壅盛、气血怫郁的病机来看,凡有怫郁热盛、气血郁滞病机的疾病均可应用,现从皮肤病、肠胃病、肥胖症及关窍部位疾病四方面对本方的临床应用进行简介。

1. 治疗皮肤病 《宣明论方》“风论”篇原文中便有“风热疥疮及久不愈者;或头生屑,遍身黑黧,紫白斑驳;或面鼻生紫赤,风刺瘾疹”的记载,现代临床常用于治疗痤疮、扁平疣、荨麻疹、酒渣鼻、湿疹、神经性皮炎、过敏性紫癜等证属肺胃热盛、肺经风热或湿热蕴于肠胃者。诚如刘完素所云:“风气俱入,行于诸脉分肉之间,与气相干,其道不利,致使肌肉愤䐜而有疡也。”而肺主皮毛,脾主肌肉,且足阳明胃经循行过头面,肺胃热盛或湿热蕴于肠胃,则肌肤皮毛之热亦盛。刘完素云:“腠理开则洒然寒,闭则热而闷。”腠理热盛而开,则易外感风邪,化为风热,卫气为风邪所郁,则风热内郁,化为诸多皮肤疮疡之病。因此,本方亦可治疗疮疡肿毒、肠风痔漏、瘀血便血、跌仆损伤等。

2. 治疗肥胖症 早在20世纪20年代，就有医家用本方治疗肥胖症。近年来，日本对本方治疗肥胖症做了大量研究，表明本方对妇女肥胖确有疗效，并经过研究认为本方能够发汗通便，加速新陈代谢产物排泄及脂肪排出。现代研究表明，本方减肥的作用机制之一是通过活化棕色脂肪组织而引起体重减轻。此外，本方对于女性多囊卵巢综合征所导致的进行性肥胖，以及月经不调、皮肤粗糙等症状也有治疗效果。

3. 治疗肠胃病 《宣明论方》“风论”篇有以本方治“肠胃燥郁，水液不能宣行于外，反以停湿而泄……或因而热结，大小便涩滞不通”的记载。翟润民报道曾用防风通圣散易汤加减治疗一肠痈，服药1剂，大便日行3次，热退痛减；服7剂，血常规、体温恢复正常而痊愈。

4. 治疗官窍部位疾病 刘完素认为玄府郁闭是导致官窍不利的原因。此方能表里双解，疏通玄府。《宣明论方》载用本方治疗官窍不利类疾病：“耳鸣鼻塞，口苦舌干，咽嗌不利……便溺淋闭……或一切暴喑而不语，语不出声。”鲍道平和翟润民报道，曾用防风通圣散加减治疗暴风客热（急性卡他性结膜炎）、花翳白陷（角膜溃疡）、聚星障（点状角膜炎）等多种眼病，屡收效验。这与刘完素所云“卫气行处，风与卫气相搏，俱行肉分，故气道涩而不利”之理相通。本方亦可治疗证属风热犯肺的鼻炎、副鼻窦炎、咽炎、聤耳（急性化脓性中耳炎）等官窍疾病。

本方疗效卓著，祛邪不伤正，治疗范围广泛，在临证中尚可用来治疗顽固性头痛、高血压伴头痛、脑膜炎后遗前额痛、三叉神经痛、动脉硬化、脑出血等疾病。然本方药性略为峻猛，应在中医理论指导下辨证使用，证属风热外感、气血怫郁而兼见正气虚损者则不可用，寒证或有虚证而无实邪者亦不可用，孕妇当慎用。本方在服用时应注意戒烟、酒及辛辣、油腻和鱼虾海鲜类食物，同时不宜在服药期间同时服用滋补类药物。

此外，当前本方已有汤剂、颗粒剂、丸剂多种剂型，其中以汤剂的药效最为纯正，疗效最佳，然不便煎煮、服用；颗粒剂则是从原药材中提取有效成分制成，作用迅速、服用方便；丸剂则药效持久，但吸收较慢，服药量相对较大。以上3种剂型也应根据临床的不同需要而恰当选择。

（张慧康）

倒换散文献考证与临床今用

倒换散最早记载于刘完素《黄帝素问宣明论方》（以下简称《宣明论方》），又名“荆黄汤”。本方组成简单，仅由大黄、荆芥穗两味药组成，原书主治新久癃闭、小腹急痛、肛门肿痛，后世主要应用于大小便不通，方简效宏，为临床常用药对。兹从文献记载、后世认识及现代研究应用三方面对本方进行探讨。

（一）刘完素对倒换散的认识

倒换散为《宣明论方》卷七“杂外门论”中第27方，原文云：“治无问久新癃闭不通，小腹急痛，肛门肿痛。大黄（小便不通减半）、荆芥穗（大便不通减半）各等份。上件药味，各另为末，每服一二钱。温水调下，临时加减。”此段文字虽无病机、治法的论述，但从“杂外门论”篇首“热甚则痛”“人之疮肿，因内热外虚所生”“腠理闭密，阳气郁结，不能散越，怫热内作”等内容可以窥见，刘完素对“杂外门论”中诸方所主之病，多从怫郁热盛而解，故本方所主癃闭不通、小腹急痛、肛门肿痛，亦均可由怫郁热盛所致。夫阳气郁结于下焦大肠、膀胱之内，故见癃闭不通、大便不下；郁而化热，故见小腹急痛、肛门肿痛。有此怫郁热盛的病机，则治法自然应当清热宣通。方中大黄泻下攻积、清热泻火，荆芥穗祛风解表、开宣肺气，二药相合，一可清畅肠胃中热以通大便，二可开宣肺气、提壶揭盖以通小便，使得气机通畅、火热消散，如此癃闭、小腹急痛、肛门肿痛等症状则自然消散无余。

（二）后世医家对倒换散的认识及应用

因本方配伍灵活巧妙，《素问病机气宜保命集》中便将此方再加人参、甘草而成“荆黄汤”，用以治疗“诸呕吞酸，暴注下迫，皆属于火，脉洪而浮”之病证。此后又有元代孙允贤所著《医方大成》中以倒换散治疗咽喉肿痛、痈肿疮疖。可见，随着临床的不断发挥应用，倒换散的主治功效已经有了一定的拓展。

关于本方的方解研究，明代吴崑在《医方考》中云：“用荆芥之轻清者，以升其阳；用大黄之重浊者，以降其阴；清阳既出上窍，浊阴自归下窍，而小便随泄矣。方名倒换者，小便不通，倍用荆芥；大便不通，倍用大黄，颠倒而用，故曰倒换。”对本方的功效和方名进行了较为详尽的解读，更加明确了本方发表通里的药效特点，这与清代陈念祖《医学三字经》中“上窍通，下窍泄，外窍开，水源凿”之理亦是异曲同工。

与此同时，明代《古今医鉴》中记载本方为“大黄、杏仁（大便不通，大黄一两，杏仁三钱；小便不通，大黄三钱，杏仁一两）”，以杏仁替换原方中的荆芥，亦主治大小便不通。《本草纲目》云“杏仁能散能降”，《药性赋》云杏仁“可升可降……利胸中气逆而喘促，润大肠气闭而难便”，可见杏仁亦有利胸肺气机之效，在上之气机宣通，则在下之郁闭亦可随而通畅，这与原方配伍荆芥之理是基本一致的。

关于方中大黄，近代名医张锡纯经长期临床观察认为“大黄之色服后入小便,其利小便可知",李时珍《本草纲目》亦载大黄可主"小便淋沥"。现代药理学研究也证实,大黄生药中所含的大黄酸、大黄素均有利尿作用,可见倒换散中并非只有荆芥可利小便,通腑泄热之大黄对小便淋沥不通亦有显效,这也为后世淋证、癃闭等疾病的治疗提供了新的用药思路。

此外,倒换散的拓展应用亦见于明代同时期朝鲜医家的著作之中,如许浚《东医宝鉴》中记载用此方加防风治疗风热眩晕,《医方类聚》中用此方加防风、川芎治疗头目眩晕,均是佐以引药上行之品,以治疗头面部的热性疾病。

(三)现代对倒换散的应用拓展

现代以来,倒换散主要用于治疗各种原因导致的尿潴留、蛋白尿等疾病。如温敏勇曾治疗一位因高处跌落而致脊髓损伤的患者,腰以下截瘫并发尿潴留,因几次导尿后出现血尿,内科会诊亦无良法,后请中医会诊,以倒换散治疗而获恢复;梁亮等则曾以滋肾丸合倒换散治疗下焦湿热阻滞、膀胱失于气化的老年慢性肾衰竭患者,经半月治疗而病情好转、指标恢复正常;另有陈忠伟等以倒换散治疗大量的急性尿潴留、肾病蛋白尿患者而获殊效。在方药拓展应用方面,亦有临床医师以苏叶代替荆芥,其配伍应用与大黄伍荆芥义理相同,亦获良效。

由此可见,本方药性偏于苦寒,尤宜于怫郁热盛之证,其主治病位以下焦为主,是治疗大小便不通的临床效方,也有医家以此方加减治疗咽喉肿痛等官窍不利的病证。本方偏于治标,临床所见之病多属虚实夹杂,故治疗时当灵活运用,以倒换散治其标,同时兼顾其他病因、病机,与治本之方合用,达到标本同治的治疗效果。

(张慧康)

清震汤与雷头风

清震汤出自《素问病机气宜保命集》(以下简称《保命集》)一书,又名升麻汤,原书主治雷头风,由升麻、苍术、荷叶 3 味药组成。本方有升清化浊、清热解毒的功效,加减用于头面部疾病。由于《保命集》中对本方的记述简略,且"雷头风"较少作为当今临床诊断病名,造成此方应用并不广泛。兹对雷头风和清震汤的文献记载、后世应用和方剂配伍特点等内容梳理如下。

(一)刘完素对清震汤的记载

本方载于《素问病机气宜保命集》"大头论"的附论之中,原文云:"夫治雷头风者，诸药不效，为与证不相对也。夫雷头风者，震卦主之，震仰盂，故予制药内加荷叶，谓象其震之形，其色又青，乃述类象形也。当煎《局方》中升麻汤。升麻汤：升麻一两，苍术一两，荷叶一个（全者）。上为细末，每服五钱，水一盏，煎至七分，温服，食后。或烧全荷叶一个，研细，调煎药服，亦妙。”作者以“震”卦之象对雷头风的疾病之象和方中荷叶的用意进行了解读，并详细说明了为细末煎服和烧灰研细调煎药服的服用方法，而对雷头风的确切病机却并未言明。《太平惠民和剂局方》中亦未见升麻汤之名，清震汤的组方意义也有待探讨。

（二）雷头风的文献梳理

宋元间人编辑的《秘传眼科龙木论》中便有辑自唐代医书的相关论述：“此眼初患之时，头面多受冷热，毒风冲上，头旋犹如热病相似，俗称雷头风。或呕吐、或恶心，年多冲入眼内，致令失明，或从一眼先患，瞳人或大或小不定，后乃相损，眼前昏黑，不辨三光，初觉有患，宜服泻肝汤、磁石丸立效。”从记载来看，雷头风的主要症状是剧烈头晕兼有明显的眼部症状。

而《保命集》中将雷头风附于“大头论”后，则可见大头瘟应与雷头风病证相似，故而作者对二者的区别有了一定的认识后，将二者同列一篇，以言治法之别。罗天益《卫生宝鉴》中则记载了清震汤所主雷头风的症状描述，其文曰“头面疙瘩肿痛，憎寒发热，四肢拘急，状如伤寒”。张子和《儒门事亲》中亦有对雷头风的论述：“大凡人病雷头癞子，俗呼之谬名也。头痛昏眩，皆因浴发而得之，即为首风……此因邪风在于胸中热甚，化而为痰，风之所致……若是雷头者，上部多有赤肿结核，或面热无汗。”此与刘完素、罗天益二人所述较为相似，虽亦未提及脑鸣等症，但指出病因为头感于外风，病机为风于胸中郁而化痰、风痰为患，指出痰为病理因素，并释头面疙瘩之成因。元代王珪《泰定养生主论》亦云：“痰之为病，成偏头风，成雷头风。”

综合前后文献对雷头风的记载可见，早期文献中所载“雷头风”与《保命集》中“雷头风”并非同种病，前者以眼部表现为主，后者为头面肿痛、状如伤寒的急性病症，二者临证、治疗应区别对待。至于《保命集》一书将“雷头风”附于“大头论”后，亦是以二病病位、病症相似，但病机不同，“雷头风”之病机应为头部外感风邪，内夹痰郁，风痰阻于头面，因外感风邪故见状如伤寒，又因风痰阻滞化热，故见头晕面热、肿痛结核等症，所谓“风”者，以言外感风邪、发病迅速，“头”者，以言病位在头，“雷”者，以言痛之剧烈。而震卦为雷，卦象☳为一阳爻在下，两阴爻在上，正象阳气为阴霾所覆，不能出之之状，其中阴爻象痰而阳爻象热，治法自然当升阳气、散阴霾，因而作者云“震”卦主之，并以荷叶“仰盂”之象、青色属木阐释治法之理，是意在升发木之阳气而散风痰阻滞、清畅郁热。

（三）组方用药分析

受《保命集》以卦象阐释“雷头风”病机特点的启发，从本方用药来看，虽组方仅有升麻、苍术、荷叶 3 味药，但却十分契合病机，其中升麻升清降浊、清热解毒，苍术燥湿健脾、散风除湿，荷叶升胃中清气、引药上行并清热祛风，三药并用，达于头面，既有祛风透表之力，又可祛湿降浊，因以升阳气、散阴霾、清郁热而获效。

从单味药的药性功效来看，苍术味辛苦，性温，无毒，早在《名医别录》中便记载其有“主大风在身面，风眩头痛，目泪出，消痰水，逐皮间风水结肿”的功效，《药类法象》亦云“若除上湿发汗，功最大”，可见苍术一药尤擅祛除身体上部的风湿病痛，一如《景岳全书》所云“解诸郁结，逐山岚寒疫，散风眩头痛，消痰癖积块、水肿胀满”，用于治疗雷头风者，则既可祛湿散风，又可升阳散郁，正对雷头风风痰阻滞化热的病机，应为本方君药；升麻味辛、微甘，微寒无毒，《名医别录》载其“主解百毒……头痛寒热、风肿诸毒，喉痛口疮”，《本草纲目》云“升麻、柴胡，引生发之气上行”，可见升麻之性善升，用于雷头风，则可升阳散邪，令外风得散、郁滞得畅，一如《本草备要》所云“清宣升阳，解毒”，应为本方臣药；荷叶味苦，性平，《本草求真》云“然生水土之下，污秽之中，挺然独立，实有长养升发之气。故昔人谓其色青，主属木，其形仰，主上行，其中空，主上发，其象震，主入胆，为东方胆木必用之药”，一语言明荷叶升发清阳之特性，而王孟英《随息居饮食谱》亦云“凡上焦邪盛，治宜清降者，切不可用”，可见荷叶升发清阳之功，乃在于升清透散，宜用于“在上者，因而越之”之病，以助苍术、升麻升散风邪、宣通郁滞、清热解毒，应为本方佐助之药。

综合三药特性可见，本方虽简，但每一药无不针对病机，因而不仅可治疗雷头风，且但凡病机属于风痰湿邪阻滞而化热、病位在身体上部者，均可斟酌配伍治疗。

（四）近现代应用及展望

近现代以来，清震汤为诸多医家所应用，其主治范围亦逐渐拓展，基于主治风痰湿阻滞于身体上部的病机，又以本方升清、祛湿的特点，应用于湿困久泻的疾病，借本方升清阳、祛湿邪之力而获效。如民国名医范文甫曾以本方治疗山东督军张宗昌的久泻之病，并留下了“用药如用兵，将在谋而不在勇，兵贵精而不在多，乌合之众，虽多何用！治病亦然，贵在辨证明，用药精耳”的经典评论。范文甫传人孙幼立亦常以此方治疗清阳下陷、浊阴上逆的飧泄，国医大师颜德馨常以本方加减用于治疗眩晕。现代临床以本方治疗痤疮、酒渣鼻、头痛、咳嗽、鼻窦炎、脑外伤、腮腺炎等多种头面部疾病，均获得较好疗效。

综合来看，清震汤配伍精当，苍术、升麻、荷叶均有升阳、散邪之功效特点，且药性多偏凉，因而在临床上可治疗包括血管性头痛、颞动脉炎、脑鸣耳鸣、眩晕、湿困久泻、鼻炎鼻窦炎、头面皮肤疮疡等病机属清阳不升、浊阴上逆的多种疾病。只要病机特点相符，既主病位在头面之病，亦可主病位在中下焦之病；临证灵活，随症加减，既可原方应用，也可与其他方剂加减合方运用。

（张慧康）

刘完素妇科思想探究

刘完素在妇科疾病研究方面提出了很多独到的见解，强调“火热”为重要致病因素，重视妇女不同年龄阶段的体质特点，对后世中医妇科学的发展产生了一定的影响。

（一）分析女性生理，明确三期分论

《素问病机气宜保命集·妇人胎产论》指出：“妇人童幼天癸未行之间，皆属少阴；天癸既行，皆从厥阴论之；天癸已绝，乃属太阴经也。”刘完素认为，女性不同的年龄阶段，各种生理条件有所不同，并决定了体质方面的不同，因此在诊疗时应分别针对肾、肝、脾三脏有所侧重。妇科名家陈筱宝将这一观点进行发挥：对青春期疾病的治疗关键在肾，兼顾肝脾；中年时期以调肝为主，兼顾脾肾；老年则在绝经期后，气有余而血不足，治疗关键在脾，兼顾肝肾。

（二）提倡火热致病，反对滥用温补

刘完素认识到火热是导致人体疾病产生的一个重要因素，提出了“六气皆从火化”的观点，用药上主张寒凉，其目的在于补偏救弊。其对妇科疾病的病因病机的论述，也充分反映了“主火论”的学术特色。

1. 月经病 《黄帝素问宣明论方·妇人门》：“以妇人月水一月一来如期，谓之月信。其不来，则风热伤于经血，故血在内不通。”《素问病机气宜保命集·妇人胎产论》：“如女子不月，先泻心火，血自下也。……《经》曰：月事不来者，胞脉闭也。胞脉者属于心，而络于胞中。今气上迫肺，心气不得下通，故月事不来也。先服降心火之剂。”刘完素认为，女子闭经由风热所致，治疗上主张泻心火，用药依四物汤加芩连为主。

2. 带下病 刘完素所处的时代，大多医家认为白带的病机在于寒湿，用药上主张辛温。然而，刘完素根据临床经验所得，认为带下病当为任脉湿热所

致。他在《素问玄机原病式》中说:“举世皆言白带下为寒者,误矣。所谓带下病者,任脉之病也……赤白与下痢义同,而无寒者也。”在《素问病机气宜保命集》中具体阐述赤白带下病机:“赤者,热入小肠;白者,热入大肠。原其本也,皆湿热结于任脉,故津液涌溢,是为赤白带下。”对于带下的治疗,反对见白带皆谓之寒,悉用辛热治之。“且见俗医治白带下者,但依近世方论而用辛热之药,病之微者,虽或误中,能令郁结开通,气液宣行,流湿润燥,热散气和而愈。其或势甚郁结不能开通者,旧病转加,热证新起,以至于死,终无所悟。”主张以辛苦寒药,“依法治之,使微者、甚者,皆得郁结开通,湿去燥除,热散气和而愈”,具体方药则“先用十枣汤下之,后服苦楝丸、以大玄胡汤散调下之”。

3. 产后病 在论述产后病时,刘完素认为产后易亡血伤津,加之疼痛紧张而致神狂气乱,兼阴气损虚,邪热太甚,而为诸热证。因此应辨证候之阴阳虚实,切不可以为产后诸虚百损便为虚冷而无热也,误以热药温补。正如他在《伤寒直格方》中所言:“俗未知产后亡液损血,疼痛怖惧.以致神狂气乱,则阴气损虚,邪热太甚,而为诸热证。由不读《素问》,不知造化,故不识证候阴阳,反妄以为产后诸虚百损,便为虚冷而无热也,误以热药温补;或见烦渴者不令饮水,本虽善心为害多矣,岂治病之道?”可见,刘完素在妇科病的病因病机方面,是十分重视“火热论”的。

然而刘完素强调重视“火热”病机,并不是一味偏执于寒凉,而是针砭庸医的“不识证候阴阳,不明标本,滥用热药”之举。“但以临时审其脏腑六气虚实,明其标本,如法治之”,正体现了辨证审因论治的精神。刘完素的火热病机学说,补充了中医妇科病因病机学说的内容,纠正了从隋唐持续到宋金的滥用温补之时弊。

对于胎产病,刘完素主张从厥阴论治,并提出治疗三禁:“从厥阴经者,是祖生化之源也。厥阴与少阳相为表里,故治法无犯胃气及上二焦。为三禁,不可汗,不可下,不可利小便。发汗者,同伤寒下早之证;利大便,则脉数而已动于脾;利小便,则内亡津液,中枯燥。制药之法,能不犯三禁,则荣卫自和,荣卫和而寒热止矣。”临证时“先将此法为之初治,次后详而论之。见证消息,同坏证伤寒为之缓治”,如发渴用白虎,气弱用黄芪,血刺痛用当归,腹中痛用芍药,以上例证,不犯三禁,皆产后之久病也。但对于产后暴病,刘完素认为“禁犯不可拘也”。如产后热入血室者可用桃仁承气、抵当汤之类;胃坚燥者,可用大承气。同时批评一些医家治疗产后病“多用乌金四物,是不知四时之寒热,不明血气之虚与实,盲然一概用药,如此而愈加增剧,是医人误之耳”。

(范忠星)

刘完素对四物汤的化裁

四物汤是临床上常用的补血方，也是妇科调经的基本方，由当归、川芎、芍药、生地黄 4 味药组成。此方出自晚唐蔺道人著的《仙授理伤续断秘方》，用于外伤瘀血作痛。后被载于宋代《太平惠民和剂局方》，且该书首先记载将四物汤用于妇产科疾病。《医方类聚》引《得效方》用本方开始出现增损法，即春加当归、夏加芍药、秋加川芎、冬加地黄各一两半。刘完素则在《素问病机气宜保命集》中对四物汤进行了多种化裁。

（一）方义解读

刘完素根据多年的临床应用对四物汤中药物的主治归经有了独特的理解。其在书中作了如下分析：熟地黄补血，如脐下痛，非熟地黄不能除，此通肾经之药也；川芎治风，泄肝木，如血虚头痛，非川芎不能除，此通肝经之药也；芍药和血理脾，治腹痛，非芍药不能除，此通脾经药也；当归和血，如血刺痛，非当归不能除，此通心经之药也。

（二）灵活化裁

1. 增损四物汤 《素问病机气宜保命集·妇人胎产论》指出："产后世人多用乌金四物，是不知四时之寒热，不明血气之虚与实……四物汤常病服饵，四时各有增损。"刘完素认为，妇人四季及常见病均可用四物汤化裁调治。刘完素根据《得效方》中四物汤的增损法，将四物汤进一步化裁：春倍川芎，夏倍芍药，秋倍地黄，冬倍当归。他认为如此服用则顺四时之气，然"有对证不愈者"还需辅助他药：春防风四物加防风、倍川芎；夏黄芩四物加黄芩、倍芍药；秋天门冬四物加天门冬、倍地黄；冬桂枝四物加桂、倍当归。

2. 诸六合汤方 刘完素还根据主证与兼证的不同，创立了诸六合汤方：如血虚而腹痛，微汗而恶风，四物加芪、桂，谓之腹痛六合；如风虚眩晕，加秦艽、羌活，谓之风六合；如气虚弱，起则无力，匡然而倒，加厚朴、陈皮，谓之气六合；如发热而烦，不能安卧者，加黄连、栀子，谓之热六合；如虚寒脉微，气难布息，不渴，清便自调，加干姜、附子，谓之寒六合；如中湿，身沉重无力，身凉微汗，加白术、茯苓，谓之湿六合。此妇人常病，及产后病通用之药也。

刘完素应用四物汤时重视时令变化，做到因时制宜，又重视辨证论治，做到随证治之，从而扩大了四物汤在妇科的应用范围。

（范忠星）

刘完素《三消论》中的“肾本寒,虚则热”

刘完素重视五运六气和亢害承制理论的研究,对火热病证详加阐发,提出脏腑六气病机、玄府气液理论等独到的学术见解。因其临证以降心火、益肾水为第一要旨,也被称为“寒凉派”,为温病学的形成奠定了基础。现就其《三消论》中“肾本寒,虚则热”的结论分析如下:

(一)《三消论》中“肾本寒,虚则热”的含义

在《三消论》中,刘完素认为消渴是由于心肾关系失调而导致的上下俱热证,得出“肾本寒,虚则热”的结论,反对以温药治疗消渴。他在书中云:“若渴而饮水不绝,腿消瘦而小便有脂液者,名曰肾消。如此三消者,其燥热一也,但有微甚耳。”认为消渴病无论病因或饮食、或情志过极、或大病后,皆因燥热之阳气太甚使然。

认为消渴病机:“夫肾水属阴而本寒,虚则为热;心火属阳而本热,虚则为寒。若肾水阴虚,则心火阳实,是谓阳实阴虚,而上下俱热明矣。”由此得出“肾本寒,虚则热”的结论。在治疗上,刘完素认为:“热物属阳,能养火而耗水,今肾水既不胜心火,则上下俱热,奈何以热药养肾水?欲令胜心火,岂不谬哉?”在反对以温药治疗消渴的同时,他又根据自身的临床经验,提出了“寒养肾”的主张。他说:“故酸入肝而养筋膜,苦入心而养血脉,甘入脾而养肌肉,辛入肺而养皮毛,咸入肾而养骨髓,五气亦然。故清养肺,热养心,温养肝,湿养脾,寒养肾也。”

由此可见,刘完素认为的“肾本寒,虚则热”,乃肾阴虚导致消渴,需要滋阴降火以治之,即“寒养肾”。

(二)“肾本寒,虚则热”中的“虚”,应为既包括阴虚,也包括阳虚

笔者认为,“肾本寒,虚则热”中的“虚”,不但指阴虚,且包括阳虚,而阳虚亦可致热,亦可消渴。

温肾治消渴,首创于张仲景,后世医家加以发挥与推崇。《金匮要略》云:“男子消渴,小便反多,以饮一斗,小便一斗,肾气丸主之。”后世多解释为肾气虚弱,阳气衰微,上不能蒸腾津液于肺而敷布周身,下不能气化布达于膀胱致开阖失司,故饮一斗,小便亦一斗。笔者认为,肾阳虚衰,阴寒内盛,格阳于外亦可出现虚阳浮越所致之消渴,其本质为下元虚冷故小便多。《景岳全书》中对此描述更加细致:“假热者,水极似火也。……凡真热本发热,而假热亦发热,其证则亦为面赤烦躁,亦为大便不通,小便赤涩,或为气促,咽喉肿痛,或为

发热,脉见紧数等证。昧者见之,便以为热,妄投寒凉,下咽必毙。不知身虽有热,而里寒格阳,或虚阳不敛者,多有此证。”治法:“凡见此内颓内困等证,而但知攻邪,则无有不死。急当以四逆、八味、理阴煎、回阳饮之类,倍加附子填补真阳,以引火归原,但使元气渐复,则热必退藏,而病自愈。”《景岳全书》言:“凡虚火证,即假热证也。如虚火之病源有二,虚火之外证有四,何也?盖一曰阴虚者能发热,此以真阴亏损,水不制火也;二曰阳虚者亦能发热,此以元阳败竭,火不归源也。此病源之二也。至若外证之四,则一曰阳戴于上,而见于头面咽喉之间者,此其上虽热而下则寒,所谓无根之火也;二曰阳浮于外,而发于皮肤肌肉之间者,此其外虽热而内则寒,所谓格阳之火也;三曰阳陷于下,而见于便溺二阴之间者,此其下虽热而中则寒,所谓失位之火也;四曰阳亢乘阴,而见于精血髓液之间者,此其金水败而铅汞干,所谓阴虚之火也,此外证之四也。然证虽有四,而本惟二,或在阴虚,或在阳虚,而尽之矣。第阴虚之火唯一,曰金水败者,是也。阳虚之火有三,曰上中下者,是也。凡治此者,若以阴虚火盛,则治当壮水。壮水之法,只宜甘凉,不宜辛热。若以阳虚发热,则治宜益火。益火之法,只宜温热,大忌清凉。第温热之效速,每于一二剂间,便可奏功。”

综上所述,阳虚也可导致伴有消渴症状的发热,“肾本寒,虚则热”中的“虚”,应该包括阳虚。

(三)引火归原治愈“虚则热”验案

笔者曾接诊一名伴有消渴及小便不利的长期顽固发热患者,经西医多方治疗无效,在反复思虑后辨为阳虚发热,以引火归原法治愈,兹简介如下:

和某,男,退休干部,62 岁。初诊日期:2013 年 6 月 24 日。

主诉:发热半年余。

现病史:患者缘于 2 个月前无明显诱因出现发热、寒战(体温最高达 39℃),以午后及凌晨为著,伴尿频、尿急,于 2013 年 2 月 17 日住我院肾内科治疗,查血沉 77.00mm/h,骨穿刺示脾功能亢进,尿常规结果未见异常。因患者长时间应用抗生素治疗无效,综合考虑为非感染性发热可能性大,故暂停抗生素治疗,院内观察月余未能明确发热原因,对症治疗后出院。

出院后患者仍发热,体温波动在 38℃左右,以午后及凌晨明显,间断服用“萘普生”,发热进行性加重,体温高达 39~40℃,伴乏力、行走困难。于 2013 年 5 月 10 日因晕厥由急诊再次住院,入我院血液内科,结合血气分析及影像学表现,考虑肺部感染及Ⅰ型呼吸衰竭,予对症支持治疗,疗效不明显,又考虑免疫风湿性疾病可能性大,建议转上一级医院继续诊治。出院诊断:①发热原因待查:免疫风湿性疾病可能性大;②肺炎合并Ⅰ型呼吸衰竭,心功能不全;③混合性贫血、骨髓增生性疾病?出院后转北京某医院继续诊治,仍未明确发热病因,住院期间中医会诊曾先后应用清热利湿法、养阴清热法等，均未见明显成效。

刻诊：患者面色青黄，身疲乏力，坐轮椅来诊，发热以日晡为甚，体温波动在38~39.5℃，至后半夜热渐退。伴心悸、气短、口干、纳差、小便频数。舌淡红、苔薄黄，脉细数、沉取无力。

辨证：气虚发热。治法：甘温除热。方宗：补中益气汤加味。

黄芪15g，炒白术10g，陈皮10g，升麻10g，柴胡10g，党参15g，当归10g，桂枝15g，白芍10g，炙甘草6g。

水煎服，每日1剂，分3次服。考虑患者长期发热，已应用大量解热镇痛药，阴阳俱不足，故在补中益气汤基础上加用桂枝、炙甘草辛甘化阳，白芍、炙甘草酸甘化阴，阴阳并补。

二诊：2013年6月27日。服药后证候无变化，脉舌同初诊。应用补中益气汤加味无效，脉细数沉取无力，遂加大黄芪用量。并思仲景云："少阴病，始得之，反发热，脉沉者，麻黄附子细辛汤主之。"故加用麻黄附子细辛汤。

继予上方加炙麻黄5g、炮附子6g、细辛3g，黄芪改为40g。7剂，水煎服，每日1剂，分3次服。

三诊：2013年7月4日。服药后发热仍无变化，夜间小便7~8次，几不能安眠，口干苦，脉仍细数、沉取无力，舌淡红苔薄白。

辨证：肾阳不足，气虚发热。治法：温阳除热。方宗：补中益气汤去升麻、柴胡合肾气丸化裁。

黄芪15g，炒白术10g，陈皮10g，当归10g，党参15g，熟地黄10g，炮附子6g，炙甘草6g，山萸肉6g，山药30g，茯苓30g，牡丹皮10g，泽泻10g，肉桂10g。水煎服，7剂，每日1剂，分3次服。

应用甘温除热主方补中益气汤加味已14剂，未见丝毫成效。考虑患者夜间小便7~8次，为肾阳不足之征，故加用肾气丸温补真阳、引火归原，并将补中益气汤去柴胡、升麻防其升散致虚阳暴越。

四诊：2013年7月9日。服药后体温逐渐下降，3剂后热退。脉沉细无力，舌淡红苔薄白。

辨证：阳气不足。治法：补中益气。方宗补中益气汤。

黄芪15g，炒白术10g，陈皮10g，升麻10g，柴胡10g，党参15g，当归10g，炙甘草6g。水煎服，每日1剂，分2次服。

应用补中益气汤合肾气丸患者热退，自以为乃甘温除热之作用，故用补中益气汤补气健脾以复其元。

五诊：2013年7月15日。服药后3天体温又逐渐上升，达38℃，夜尿6~7次，脉沉细无力，舌淡红苔薄白。

辨证：阴盛格阳。治法：引火归原。方宗肾气丸。

熟地黄 10g，山茱萸 6g，山药 30g，茯苓 30g，牡丹皮 10g，泽泻 10g，肉桂 10g，炮附子 10g。水煎服，每日 1 剂，分 2 次服。

应用补中益气汤 3 天后体温逐渐上升，始知此热退乃肾气丸之功，本案患者应辨为阴盛格阳，故以肾气丸引火归原以治之。

六诊：2013 年 7 月 19 日。服药 2 天后体温降至正常，夜尿 3~4 次，已不觉口干，初诊之症状均减轻，脉沉细无力，舌淡红苔薄白。

继宗上方加味服用 30 剂，精神好转，体力渐增，已能离开轮椅，独自步行上 3 层楼，发热未作。2013 年 12 月初随访，情况良好，病未再发。

火热论乃河间学术思想的核心，其形成也是一个综合的结果。首先，从大的时代背景上看，南北对峙，战乱频仍，人民生活颠沛流离，热性病大量流行；加之《太平惠民和剂局方》广泛流行，一般医生忽视辨证论治，滥用香燥，造成流弊。刘完素的创新意识和敢于突破的科学精神对中医学影响极大，以外感表证为例，从仲景辛温解表治疗表证，到刘完素才第一次变为治用辛凉，由治法的改变创发了火热论。这一创举打破了中医学近 1 000 年的墨守成规的保守风气，中医学从此有金元四家学术争鸣和温补学派、温病学派等新学派的崛起。其次，从刘完素自身来讲，他的学术思想秉承《黄帝内经》，重视运气学说，而《黄帝内经》病机十九条，各病机均一，唯火热病机居其九，这对深究经旨的刘完素不能不说是一个启示。同时，道家养生学说的理论亦奠定了他主火论的思想基础，火为万恶之源，水则善利万物，水善而火恶。相对于刘完素学术思想的重要贡献而言，存在些许不足之处是瑕不掩瑜的，我们在学习的过程中，也应该批判地继承，这样才能更好地继承前人的宝贵经验。

（霍炳杰，本文内容曾发表于《中国中医基础医学杂志》2015 年 12 期）

刘完素的分期养生思想

刘完素精通养生之道，在充分研究《黄帝内经》后将人体与自然界相结合，提出人体中也存在五运六气兴衰变化，秉承"《内经》谓法于阴阳，和于术数"（《素问病机气宜保命集·摄生论》）而提出"把握万象，仰观日月，呼吸元气，运气流精，脱骨换形，执天机而行六气，分地纪而运五行"（《素问病机气宜保命集·原道》）的观点。刘完素认为，人应当积极主动地进行养生保健，延长寿命："主性命者在乎人，去性命者亦在乎人，养性命者亦在乎人。"

刘完素还十分重视神气相合。《素问病机气宜保命集·原道》指出："神者生之制也，形以气充，气耗形病，神依气立，气纳神存……以神为车，以气为马，神气相合，可以长生。"提出了"静以养之"的养神方法："夫一身之间，心居而守正，肾下而立始，精神之居此宫，不可太劳，亦不可竭。故精太劳则竭，其属在肾，可以专涩之也；神太用则劳，其脏在心，静以养之，唯精专然后可以内守。”还在《素问病机气宜保命集》中提出了“调气、守气、交气”的养气方法：调气通过“吹嘘呼吸，吐故纳新，熊径鸟伸，导引按跷”；“平气定息，握固凝想，神宫内视”以守气；交气则需“法则天地，顺理阴阳，交媾坎离，济用水火”。

刘完素在《素问病机气宜保命集·[附]素问元气五行稽考》中根据人体不同阶段的特点，结合四时、五脏、六淫、七情等因素提出“养、治、保、延”的摄生思想，在生活起居、饮食、情志等方面作了详细的论述。

（一）少年宜养

“六岁至十六岁者，和气如春，日渐滋长气。”青少年处于生长发育阶段，脏腑形气未充，易被外感因素、饮食所伤，“血气未成，不胜寒暑，和之违也……父母爱之，食饮过伤”。应适当节制饮食，不可偏食，若长期偏食酸苦甘辛咸中某味，会损伤五脏六腑。用药当以匡扶正气的养性之药为主——“节饮食，适寒暑，宜防微杜渐，行巡尉之法，用养性之药，以全其真”。

刘完素认为养育孩子不可溺爱，应当适度感受外界气候变化，增强抵抗六淫的能力。他深赞《备急千金要方》的主张：“凡天和日暖无风之时，令母将儿子于日中嬉戏，数见风日，则血凝气刚，肌肉硬密，堪耐风寒，不致疾病。若常藏在帏帐之中，重衣温暖，譬犹阴地之草木，不见风日，软脆不堪风寒也。”

（二）壮年宜防

“二十岁至五十岁，和气如夏，精神鼎盛。”此阶段人体气血充盛，脏腑功能水平最高，但是在内思虑较多，在外起居失常，“内有思想之患，外有爱慕之劳，血气方刚，不畏寒暑……劳伤筋骨，冒犯八邪……以酒为浆，醉以入房”，这些因素都可以导致人体早衰。应当着重于预防外邪的冒犯、生活劳逸适度不损伤正气，用药只须祛邪以减其毒，做到“辨八邪八劳，宜行守令之法，宜治病之药，当减其毒，以全其真”。

（三）老年宜保

“五十岁至七十岁者，和气如秋，精耗血衰，血气凝泣……形体衰弱，思虑亦多。”此阶段人体脏腑组织功能开始衰退，精、神、血气也已经衰竭，此时应以保养精、神为主，调养精气以抵御外邪。慎用攻伐之药，宜用“保命之药”顾护脾胃，以固本培元。“其治之之道，顺精养神，调腑和脏，行内恤外护，宜保命之药，以全其身。”老年阶段要注意护卫精气，做到顺四时起居，饮食有节，以达到阴平阳秘的状态。“夫养真气之法，食饮有节，起居有常，不妄作劳，无令损害，阴阳平和，自有益矣。”

（四）耄年宜延

“七十岁至百岁，和气如冬，五脏空洞，犹蜕之蝉，精神浮荡，筋骨沮弛。”刘完素认为耄耋之人先天已衰，神气涣散，筋骨松弛，对外界刺激的抵抗力较差。此阶段应着重延其天年，此时食欲逐渐减退，在饮食方面要量少而精，口味清淡。居住在安静的地方，日常可通过气功、导引等方法来平衡阴阳，调和周身气血。用药宜采用延年益寿的补益药，补精气、养元气达到延年益寿的目的。“其治之之道，餐精华，处奥庭，燮理阴阳，周流和气，宜延年之药，以全其真。”

刘完素“养、治、保、延”的养生思想立足于自然，本于大道，使脏腑阴阳协调，保持良好的生理心理状态，以终其天年，“智者顺四时，不逆阴阳之道，而不失五味损益之理，故形与神俱久矣，乃尽其天年而去”。刘完素通过研究各年龄段的精血神气盛衰状态和内外致病因素的特点，详尽阐述了各时期的养生思想与具体方法。总结为少年宜养，节饮食和寒暑；壮年宜防，逐邪适劳，预防早衰；老年宜保延，保养精气神，药食调养和动静调气多法兼用。

（于　淼）

二、张　元　素

易水学派传人述略

易水学派肇始于金元时期，是探讨脏腑证候病机与治疗的一大学派。开山祖师张元素家居易水（今河北易县），故名。

张元素，字洁古，金代易州人，生卒年不详，略晚于同时期医家刘完素，为金元时期易水学派开山祖师。《医学启源·序》载：“先生张元素，字洁古，易水人也。八岁试童经，廿七经义登科，犯章庙讳出落，于是怠仕进，遂潜心于医学。”后因治愈刘完素伤寒之证，名声大噪。他把运气学说贯穿于脏腑辨证、遣药制方等理论研究之中，倡导“运气不齐，古今异轨，古方新病，不相能也”，形成了较为系统的脏腑辨证体系。在遣药制方上，他运用《黄帝内经》的理论，阐发药物的气味厚薄、升降浮沉，及制方大法，并发明了药的归经引经学说，对中药方剂学的发展作出重要贡献。

张元素一生著作颇多，但多已流失，现存主要著作有《医学启源》《脏腑标本寒热虚实用药式》，且保存得比较完好，系张元素学术思想的代表作。另有《珍珠囊》《洁古家珍》提要收录于元代杜思敬《济生拔粹》中。《医学启源》卷之上所载是张元素脏腑病机理论的主体，并附上诸病主治的用药心法；卷之中论述五运六气主病、病解及六气方治；卷之下讨论制方用药。《珍珠囊》是指导临床用药的专著，内容简略，记述了 100 多味药物的特性及随证用药的方法。《脏腑标本寒热虚实用药式》分列五脏六腑，每一脏腑分标本、虚实、寒热，配以治法及用药示范，构成独特的用药体系。

（一）金元时期易水学派传人

金元时期传张元素之学者主要有李杲与王好古，李杲之学传于罗天益。

1. 脾胃学说的创始人——李杲 李杲，字明之，金元真定（河北真定）人，晚号东垣老人。生于 1180 年，卒于 1251 年。出身于书香门第，自幼天赋聪颖，因其母王氏患病，遍延诸医，却死而不知何因，遂发奋学医，后拜于张元素门下，尽得其传。在脏腑辨证说的影响下，独重脾胃理论的研究。强调脾胃为元气之本，气机升降的枢纽，提出“内伤脾胃，百病由生”的观点，并创立“脾胃论”。同时，在病因方面，则重视内伤，强调饮食不节、劳役过度、情志所伤是造成脾胃虚损的原因。脾胃虚损而致元气不足、气火失调、升降失常，产生种种病变。在治疗中善于运用补中、升阳、益气、益胃等法，自成“补土”一派。主要著作有《内外伤辨惑论》《脾胃论》《兰室秘藏》《医学发明》等，前两部更具代表性。

2. 弘扬李杲之学——罗天益 罗天益，字谦甫，元代真定藁城（今河北藁城）人。约生活于 1220—1290 年，幼承父训，攻读诗书，及长弃儒习医。时值李杲晚年欲传道于后世而艰其人，友人周德父认为天益“性行敦朴，尝恨所业未精，有志于学”，经推荐拜于李杲门下。自此习医 10 余年，尽得其传。受李杲嘱托，将李杲书稿整理成册，如《兰室秘藏》《医学发明》《东垣试效方》等均系经罗天益整理而成，对李杲学说的流传和弘扬贡献巨大。

罗天益在李杲论饮食劳倦伤损脾胃的基础上，进而将饮食所伤分为食伤与饮伤，将劳倦所伤别为虚中有寒与虚中有热，同时制方选药，形成了较为完整的辨证论治体系，极具实用价值。罗天益从实践中总结出三焦热证、三焦寒证及三焦壅滞之证，注重调理气机，分别辅以相应治法，形成了较为完备的三焦论治疾病体系，为后世研究三焦理论打下了一定基础。罗天益对李杲学说的继承和发展体现在其著作《卫生宝鉴》中，此书被称作“李氏十书之羽翼也”（《卫生宝鉴·补刻后序》）。

3. 阴证论——王好古 王好古，字进之，号海藏，晚号海藏老人。元代赵州（今河北赵县）人，关于其生平，后有专篇论述。王好古自幼聪敏，长而通经史，以进士官本州教授兼提举医学。在张、李两家学术思想的影响下，强调内因在病变中的决定作用，认为任何疾病的发生，无论是内伤外感，关键在于人体本气之虚。他重视对《伤寒论》三阴病的研究，而创“内伤三阴例”，从脾肾肝三阳之气入手以补其虚，张、李之学至此一变而为“阴证论”，突破了此前治《伤寒论》的局限，为后世研究阴证之嚆矢。主要著作有《此事难知》《阴证略例》《医垒元戎》《汤液本草》《海藏癍论萃英》等，其中《阴证略例》最能反映其学术思想。

（二）明清私淑易水学说诸家

明清遥承张元素、李杲之学者，大有人在，其中私淑者有薛己、张介宾、李中梓诸家，李中梓之学一传沈颋（字朗仲），再传马俶（字元仪），三传尤怡（字在泾）。赵献可又私淑薛己，传献可之学者有高斗魁、董废翁、吕留良等。张璐对薛己和张介宾二家之学均有所承受。

1. 治病求本，务滋化源——薛己 薛己，字新甫，号立斋，明代江苏吴县（今苏州市）人。生于 1486 年，卒于 1558 年。其父薛铠，精医术，官至太医院医士，以儿科见长。薛己“性颖异，过目辄成诵，尤殚精方书，于医术无不通。正德时，选为御医，擢南京院判。嘉靖间进院使”（《苏州府志》）。中年辞官还乡，专心著述，兼及医事。其初为疡医，后以内科驰名，他如妇科、儿科、骨伤、口齿无所不及。著述甚丰，撰著有《内科摘要》《外科发挥》《外科枢要》《外科心法》《外科经验方》《疠疡机要》《女科摄要》《保婴粹要》《保婴金镜录》《正体类要》《口齿类要》等，涉及临床各科。

薛己禀承家学而又博采众长，私淑易水学派，对易水学派所开创的从内因立论及脏腑辨证方法等内容悉心继承。重视肾中水火以及脾肾的关系，主张“治病求本，务滋化源”。无论外感内伤，在治疗时都强调滋其化源即补脾土，在方药选择上，补脾统以李杲补中益气汤，或出入于四君、六君之间；补肾命则用六味地黄丸、八味地黄丸；若脾肾同病又以土虚为主者，其谓“补肾不如补脾”，补土不应当补其母，即补火以生土，求责于肾命水火，反映了他重脾胃兼顾肾命的学术特点。

2. 重视命门，崇尚温补——赵献可 赵献可，字养葵，自号医巫闾子，浙江鄞县（今浙江宁波）人，生活于明万历至崇祯年间。“好学淹贯，尤善于《易》而精于医”（《鄞县志》），阐发薛己之旨，致力于肾命水火的探讨。他认为命门在脏腑中处于极其重要的地位，对人身先后天均有主宰作用，以肾命概括脾胃，临床治疗亦特别重视先天水火，提出“火不可水灭，药不可寒攻”，善用六味地黄丸补水以配火，以八味地黄丸于水中补火。至于后天不足，则宗李杲之法而重脾胃，并“分别阴阳水火而调之”，尤为强调欲补太阴脾土，先补肾中少阳相火，力倡“补脾不如补肾”。现存主要著作有《医贯》《邯郸遗稿》，其中《医贯》

最能体现其学术思想。

清代宗赵献可之学者，有高斗魁、吕留良、董废翁等。

高斗魁（1623—1670），字旦中，号鼓峰，清康熙朝浙江鄞县人。高斗魁少时喜好书法，兼好医药方书。因举兵抗清败归，遂由儒而精医。高斗魁论病偏重内因，重视脏腑功能失调，尤其着眼于真阴真阳的偏盛偏衰，治疗上着重调整水火之偏，补上升阳和疏肝理郁，并有一定的创见。发挥张介宾、薛己、赵献可诸说，后之医家宗之者颇多。因其论理偏颇，治病以五脏生克关系，各主以5方，凭25方概治五脏诸病。著有《四明心法》（又名《医家心法》）、《四明医案》等。

吕留良（1629—1683），初名光伦，字用晦，又字庄生，号晚村，又称东庄。崇德（今浙江桐乡）人。少攻举子业，为邑诸生，明亡，散财结友，图谋复兴。反清事败，曾剪发为僧。以儒者知医，与名医高斗魁交往，治病重温补，曾评注《医贯》，撰有《东庄医案》。

董废翁，里贯不详，略后于高斗魁、吕留良，以薛赵之法治感证（即所谓伤寒），著有《西塘感证》3卷，对后世温热病治疗实有启发。

清代医家杨乘六将高斗魁《四明心法》《四明医案》、吕留良《东庄医案》、董废翁《西塘感证》辑为《医宗己任编》，并由王汝谦补注，成书于1725年。“己任”取范仲淹不为良相，则为良医，以天下为己任之意。

3. 阳非有余，真阴不足——张介宾 张介宾，字会卿，号景岳，又号通一子。约生活于1562—1639年。自幼志在军事，壮岁从戎，然数年无所成就，后返归故乡，专心研究医学，成为明代极负盛名的医家。张介宾所处时代，河间、丹溪学说盛行，张介宾起初崇信二人。然时医不善学者，常滥用寒凉攻伐，张介宾深感于此，深入研究诸多著名医家的学术观点，“能融会乎百家，贯通乎诸子”，对刘完素的“火热论”及朱震亨的“阳常有余”进行了尖锐的批判。转而折服于张元素、李杲，倡言“阳非有余真阴不足”，实补丹溪学说之未备。他同时对王冰水火有无之说最有研究，在李杲论脾胃为元气之本的基础上，进一步以脾、胃、肾、命共论元气。张介宾认为，人之始生，本乎精血之源，人之既生，由乎水谷之养，非精血无以立形体之基，非水谷无以成形体之壮；精血之司在命门，水谷之司在脾胃；是以水谷之海，本赖先天为之主，而精血之海，又必赖后天为之资。上述观点不仅对李杲“脾胃论”有所补充，也为李中梓明确提出先天之本在肾、后天之本在脾打下了一定的基础。

对薛己、张介宾笃信者莫过于清初张璐。张璐，字路玉，晚号石顽老人，长洲（今江苏苏州）人。张璐治医学，伤寒宗方有执、喻昌，杂病取法朱震亨、薛己、张介宾、王肯堂诸家，尤注重脾胃肾命，善用甘温调补，以扶生发之气。易水一派温补之法，至此臻于极盛。

4. 肾为先天之本、脾为后天之本——李中梓 李中梓，字士材，号念莪，又号荩凡居士，华亭（今上海市）人。生于1588年，卒于1655年。出身官宦之家，青年时曾应科举，因多病且子死于庸医，转而习医。李中梓在李杲、薛己、张介宾诸家的影响下，脾肾并重，强调肾为先天之本、脾为后天之本，肾有水火之分，脾有阴阳之别。其治虚劳重在脾肾，补脾常用补中益气汤、四君子汤、六君子汤、归脾汤等，补肾常用六味地黄丸、八味地黄丸、大补阴丸、左归丸饮、右归丸饮等。他论阴阳互生的关系，更重阳气的主导作用。治疗上主张补气在补血之先，养阳在滋阴之上。李中梓治学博采诸家，平正不颇，择善而从，并多有创见。主要著作有《内经知要》《医宗必读》《伤寒括要》《颐生微论》《诊家正眼》《病机沙篆》《本草通玄》《雷公炮炙药性解》《里中医案》等，后人将《诊家正眼》《病机沙篆》《本草通玄》合编为《士材三书》，流行较广。

李中梓培养了大批人才，有学者统计有40余人，《中国医学源流论》称其传人中著名的有“一传于沈朗仲，再传为马元仪，三传为尤在泾”，门人董宏度、郭佩兰、侄李延昰都有医名。

沈颋，字朗仲，以医擅名且品行高雅。民国《吴县志》记：“颋究心岐黄术，得东垣派，为吴名医。”师承李中梓，尝辑《病机汇论》18卷，分60门，首脉，次因、次症、次治，列举前贤诸论，皆宗于李中梓。

马俶（约1634—1714），字元仪，号卧龙老人，江苏吴郡（今江苏苏州）人，清康熙年间江南医家。师从沈颋，兼事李中梓，私淑喻昌，参阅《张氏医通》，并造就尤怡、汪光爵等大医。马俶晚年增订先师沈颋手定原本《病机汇论》，勘校得失、添补按语，《中国医学源流论》称“实士材一派最完全之书也”。

尤怡，字在泾，又字在京，号拙吾，别号饲鹤山人，长洲（今江苏吴县）人。少时家境贫穷，聪明好学，曾在寺院卖字为生，以后跟从苏州负有盛名的马俶学医，深得赏识，并协助参订沈颋《病机汇论》。晚年诊治技术益精，治病多验，与叶桂（字天士）、徐大椿（字灵胎）、王文德（字晋三）先后齐名，且和徐大椿来往较为密切。

易水学派以探讨脏腑病机为核心，尤重视脾肾精气虚损的补益，对明代温补学派的形成产生了重要影响。该学派以张元素、李杲、薛己、赵献可、张介宾、李中梓六大家最为著名，对后世影响较大。

（张婵娟）

为什么说张元素完善了脏腑辨证？

脏腑辨证，是根据脏腑的生理功能、病理表现，对疾病证候进行归纳，借以推究病机，判断病变的部位、性质、正邪盛衰情况的一种辨证方法。脏腑辨证以藏象学说为指导，从生理到病理，知常可达变，广泛用于临床各科，是中医辨证理论的核心部分。脏腑辨证理论是在长期的医学实践中不断充实和完善起来的，理论基础源于《黄帝内经》，历经《伤寒杂病论》《中藏经》《备急千金要方》《小儿药证直诀》等著作的补充，及至张元素建立理法方药完备的脏腑辨证体系，使之基本完善，对当时乃至后世医家产生深远影响。

（一）脏腑辨证理论初步构建

《黄帝内经》是我国现存医学文献中最早的一部典籍，比较全面地论述了中医学的思维方法、理论原则和学术思想。其中，藏象学说是脏腑辨证的理论基础。藏象是以五脏六腑为核心，研究其的生理功能、病理变化及其相互关系的学说，暗含了"司外揣内"的诊治方法。《黄帝内经》是脏腑辨证的起源，所载脏腑病因、病机、病证、诊治等内容十分丰富。病因方面，《灵枢·邪气脏腑病形》论导致五脏疾病的原因各有特点，如心肝多伤于情志，肺多伤于内外寒邪，脾多伤于饮食不节，肾多伤于劳倦等，为脏腑病证的原因分析提供依据。病机方面，《素问·至真要大论》病机十九条中归纳五脏病机 5 条，"诸风掉眩，皆属于肝""诸寒收引，皆属于肾""诸气膹郁，皆属于肺""诸湿肿满，皆属于脾""诸痛痒疮，皆属于心"，建立了脏腑病机纲领。病证方面，一些疾病根据不同临床表现，按照五脏六腑来分型，如《素问·咳论》将咳嗽分为心咳、肝咳、脾咳、肺咳、肾咳、胃咳、胆咳、大肠咳、小肠咳、膀胱咳、三焦咳。诊法方面，根据五行、五色、五官、五脏脉等内容判定脏腑的病变，如《灵枢·五色》提出首先要根据脏腑之分部来判断各脏腑的情况，其次根据色泽变化判断病情，并提出"黄赤为风，青黑为痛，白为寒"五色主病的一般规律。治疗方面，《黄帝内经》提出药物五味与五脏关系，通过五味补泻五脏达到治疗疾病的目的。如《灵枢·五味》云："五味各走其所喜，谷味酸先走肝，谷味苦先走心，谷味甘先走脾，谷味辛先走肺，谷味咸先走肾。"《素问·脏气法时论》云："肝欲散，急食辛以散之，用辛补之，酸泄之"；"心欲软，急食咸以软之，用咸补之，甘泻之"；"脾欲缓，急食甘以缓之，用苦泻之，甘补之"；"肺欲收，急食酸以收之，用酸补之，辛泻之"；"肾欲坚，急食苦以坚之，用苦补之，咸泻之"。《黄帝内经》为脏腑辨证学说奠定了理论基础，但内容散在，未形成体系。

至东汉张仲景《伤寒杂病论》一书，平脉辨证，依证立方，奠定了辨证论治的基础。《伤寒杂病论》后经整理分为《伤寒论》《金匮要略》二书。《金匮要略》36 卷 25 篇，除第一篇为全书的总论，第二十三、第二十四、第二十五篇分别论述杂疗、食疗、饮食禁忌、急救外，其余各篇均是以病分类论述的，每一篇均冠以病脉证治，共载 40 余种病，以论病为先、辨证为后，以病确立治则、方药。如水气病分为风水、皮水、正水、石水、黄汗、五脏水等，治疗上明确提出发汗、利小便、逐水三大治法，附以防己黄芪汤、越婢加术汤等方剂。《金匮要略》虽已将病证纳入辨证论治体系，是脏腑辨证论治的开端，但仍未构建出脏腑辨证的完整体系，辨证方法以方证辨证为主。

《中藏经》托名为东汉华佗所撰，据考为华佗的门人或其后人辑录而成，约成书于六朝时期。全书所论以脏腑脉证为中心，首创脏腑辨证“八纲”（虚、实、寒、热、生、死、逆、顺），奠定了脏腑辨证的理论基础。如第二十一论总论诊察五脏六腑虚实寒热生死逆顺需诊察形、证、脉、气，并述明“虚则补之，实则泻之，寒则温之，热则凉之”的治疗原则。第二十二至第三十二论，分别论述五脏六腑生理、虚实寒热生死逆顺脉证。《中藏经》第一次全面系统整理了脏腑辨证之法，标志脏腑辨证理论体系初步形成，但未能指出相应的治则和方药。

隋唐时期孙思邈撰写《备急千金要方》，该书被誉为中国最早的临床百科全书。全书 30 卷，主要包括医学总论、妇人、少小婴孺、伤寒、解毒、养性、平脉、针灸等，计 232 门，一共载方 5 300 余首，有纲有目，分门别类，内容广博，具有许多独到、精辟的论述。其中第十一至第二十卷分论肝脏、胆腑、心脏、小肠腑、脾脏、胃腑、肺腑、大肠腑、肾脏、膀胱腑，详细描述了脏腑的生理、脉证，并以寒热虚实为纲辨脏腑病证，下附方药、导引、食养及针灸等治法。孙思邈对脏腑辨证向脏腑证治转变起到重大推动作用，标志着以寒热虚实为纲的脏腑辨证论治体系初步形成。

《小儿药证直诀》是北宋著名儿科医家钱乙的弟子阎季忠将钱乙临证经验加以总结、整理而成。全书共 3 卷，上卷论证治，中卷述病案，下卷载病方。钱乙继承前人脏腑辨证的理论，结合小儿生理病理特点，强调五脏辨证，以“心主惊”“肝主风”“脾主困”“肺主喘”“肾主虚”为总纲，分列五脏寒热虚实的主要证候，并且创制了脏腑补泻之方，如泻肺热的泻白散、泻脾热的泻黄散、补肾的地黄丸等。钱乙侧重于小儿病证，略于论述六腑病证，故作为脏腑辨证体系也不够完备。

（二）张元素完善了脏腑辨证理论

张元素广泛学习采纳《黄帝内经》《金匮要略》《中藏经》《备急千金要方》《小儿药证直诀》等诸家学术思想，论诸家所不及，补诸家所不备。关于脏腑辨证理论的发挥，最主要的贡献在于提出了较为系统的脏腑辨证理论，包括各脏腑的生理、病理、病证、演变和预后、常用方剂等内容，尤其是有配套的遣药制方理论，至此理法方药完善。

以脾胃例，生理功能为“脾者，土也，谏议之官，主意与智，消磨五谷，寄在胸中，养于四旁，旺于四季，正主长夏，与胃为表里，足太阴阳明，是其经也”。理论源于《黄帝内经》。

在脉法方面，列“太过”“不及”“平”“病”“死”“急”“缓”“大”“小”“滑”“涩”等脉象，如“脾脉来而和柔者，如鸡践地，曰平；来实而满，稍数，如鸡举足，曰病；又如鸟之啄，如鸟之距，如屋之漏，曰死”，并列相应的临床证候表现，对临床诊脉和病情判断起到十分重要的作用。

在辨证方面，张元素以脏腑为纲，汲取《中藏经》之说，将脏腑证候归纳为寒、热、虚、实四证，在此基础上进一步将脏腑病证分为本病与标病。以脾为例，《医学启源》将脾病分为脾虚、脾实、脾土热、脾土寒 4 类，如“实则舌强直，不嗜食，呕逆，四肢缓”“虚则多澼喜吞，注痢不已”“脾土热，则面黄目赤，季胁痛满”“寒则吐涎沫而不食，四肢痛，滑泄不已，手足厥，甚则战栗如疟也”。又《脏腑标本药式》指出脾“本病诸湿肿胀痞满，噫气大小便闭，黄疸痰饮，吐泻霍乱，心腹痛，饮食不化；标病，身体胕肿，重困嗜卧，四肢不举，舌本强痛，足大趾不用，九窍不通，诸痉项强”。本病标病之下又分虚实寒热，并有是动、所生病的区别。

在治法用药方面，《黄帝内经》《中藏经》没有关于方药的内容，而《备急千金要方》虽有方剂论述，但仅限于一证一方，没有治则治法药物的具体阐释。张元素以《素问·脏气法时论》五脏苦欲补泻理论为指导，结合自身的临床经验，在脏腑分证基础上，补充五脏用药理论，使之有法可依，有方可选，有药可用。如“脾虚则以甘草、大枣之类补之，实则以枳壳泻之，如无他证，虚则以钱氏益黄散，实则以泻黄散。心乃脾之母，以炒盐补之；肺乃脾之子，以桑白皮泻之。”张元素升降浮沉、归经和引经报使等药物学理论均对脏腑辨证理论在临床用药和治疗方面起到补充和完善作用。张元素列举当归拈痛汤和天麻半夏汤，言“下之二方，非为治病而设，此乃教人比证立方之道，容易通晓也”。此为后世医家研习制方理论，明确脏腑病机、症状与方、药关系提供了很好的范式。

（三）脏腑辨证对后世的影响

张元素构建的脏腑辨证体系，得到其弟子和私淑者的传承和弘扬，在具体疾病证治上多有发挥，为临床提供了宝贵经验。如张元素在辨证咳嗽方面突出脏腑，根据临床不同症状，将咳嗽分为咳、嗽、咳嗽 3 类——“咳谓无痰而有声，肺气伤而不清也；嗽谓无声而有痰，脾湿动而为痰也；若咳嗽有声而有痰者，因伤肺气动于脾湿也，故咳而兼嗽也”。并详细论述了咳嗽与肺、脾关系，强调了肺脾二脏在咳嗽病机中的重要意义，“肺为贮痰之器”“脾为生痰之源”之观点或导源于此。

辨证是中医的灵魂，也是中医治病的基础。金元以前，临床辨证多宗仲景之“六经辨证”，张元素勇于创新，从理法方药四方面完善了脏腑辨证理论体系，使之更易理解，定位更为明确，对内伤杂病的诊治起到重要作用，弥补了六经辨证之不足。弟子王好古是易水学派研究仲景之学的集大成者，在脏腑辨证理论基础上创立以六经统御伤寒、杂病的辨证体系，实现脏腑辨证与六经辨证的一体化。李杲详分外感内伤，在继承脏腑辨证的基础上，重视脾胃在疾病发生中的作用，形成了以补脾为主的辨证思想。明代李时珍亦强调张元素关于脏腑辨证理论的发挥，是对仲景六经辨证很好的继承和补充。明代以薛己、赵献可、张介宾、李中梓等为代表的温补学派继承易水学派脏腑辨证体系，脾肾兼顾，先天后天并重。他如孟河医派、新安学派等均受其影响。自张元素构建脏腑辨证理法方药体系，历经后世发展，明清以降，渐成主流辨证方法。

综上所述，脏腑辨证虽然肇始于《黄帝内经》，由来已久，但《黄帝内经》内容散在，尚未成系统理论。张仲景开辨证论治之先河，但《伤寒论》是六经辨证体系，《金匮要略》虽在开篇有脏腑辨证的相关论述，也有部分内容是以脏腑辨证论杂病，但整体看来主要还是方证辨证。《中藏经》把脏腑病证分证归纳，从生理、病理到预后转归，使之系统化，但有论无方，失之于略。《备急千金要方》以脏腑为纲，诸病为目，有方有论，但失之于泛。《小儿药证直诀》论五脏辨证小儿疾病，立五脏补泻方，但未涉及六腑，重在小儿。上述诸论各有不足，但为张元素阐发脏腑辨证理论奠定了坚实的基础。张元素不仅从脏腑的生理论及病理，尤其是所创遣药制方说，为脏腑辨证提供相应的药物理论和制方大法，归经和引经理论使方药使用更加精准，遣方选药更加严谨，脏腑辨证体系至此理法方药完备，弥补了六经辨证之不足，成为临床颇为实用的辨证体系，所以说张元素完善了脏腑辨证理论。

（张婵娟）

如何理解张元素“自为家法”？

张元素是金元时期易水学派的开山之祖。他深入研究《黄帝内经》，师法仲景，在前人的基础上，结合自己经验，系统阐述了“脏腑辨证说”和“遣药制方论”，继承创新，承前启后。《医学启源·张吉甫序》言：“洁古治病，不用古方，但云：古方新病，甚不相宜，反以害人。每自从病处方，刻期见效，药下如攫，当时目之曰神医。”《金史·张元素传》载：“元素治病不用古方，其说曰：‘运气不齐，古今异轨，古方新病，不相能也。’自为家法云。”以上传、序所言常为人引用，给人留下张元素排斥古方、自为家法的印象，可实际情况并非如此，正如著名中医文献学家李经纬所言“千万不可单凭序跋、小传，或二三手资料下结论”。

（一）张元素学术思想源于经典，博采诸家，并非“自为家法”

对于张元素的学术思想，任应秋认为可得而言者有二：“脏腑辨证说”和“遣药制方论”。脏腑辨证说滥觞于《黄帝内经》，其中《灵枢》的《邪气脏腑病形》

《经脉》《经筋》《本脏》,《素问》的《阴阳应象大论》《玉机真脏论》《脏气法时论》等篇均有论述,但内容散在,未成系统;《中藏经》整合为“论五脏六腑虚实寒热生死逆顺脉证之法”11篇,但有论无方,而失之略;孙思邈《备急千金要方》类列脏腑虚实病证数十篇,方论皆具,而失之泛;钱乙《小儿药证直诀》以寒热虚实分析五脏病变,惜未涉及六腑。上述诸家所论各有不足,但为张元素构建脏腑辨证理论体系奠定了基础。他总结出更为系统的脏腑辨证体系,具体包括各脏腑的生理、病理、病证、演变和预后、常用方药等内容。

张元素遣药制方说是基于《黄帝内经》的理论提出的。《素问·阴阳应象大论》云:“味厚者为阴,薄为阴之阳,气厚者为阳,薄为阳之阴。味厚则泄,薄则通;气薄则发泄,厚则发热……气味辛甘发散为阳,酸苦涌泄为阴。”根据《黄帝内经》有关阴阳、气味学说及《神农本草经》中气味的记载,提出药物升降学说;受《黄帝内经》中治疗和服药“适其至所”的理论、经络学说及《伤寒论》中六经辨证学说启发,同时结合脏腑辨证理论以及药物的临床功效,形成了分经论治、药物归经及引经报使学说;参考五运六气学说,结合六气内淫的病机和治疗,拟定治方大法。

张元素的学术思想是在精研《黄帝内经》、承袭仲景、博采诸家的基础上形成的,并非“自为家法”。任应秋说:“元素从病机的探讨,一直到制方遣药的自成家法,无不本于《素问》《灵枢》之所言,而自能化裁于其中者。”“诸家对元素的影响,则以《华氏中藏经》、王冰《素问释文》、钱乙《小儿药证直诀》、刘完素《素问玄机原病式》为最。”

(二)张元素补《伤寒论》《神农本草经》之不足,创立新说,也堪称“自为家法”

从历史发展角度看,张元素脏腑辨证说和遣药制方论是对《伤寒论》和《神农本草经》的补充,构建了新的辨证体系,提出了新的药学理论,也堪称“自为家法”。

1. “脏腑辨证说”补充了《伤寒论》的“六经辨证”和“方证辨证” 汉代四大经典出现,《黄帝内经》和《难经》属医经类医著,阐述天人相应的整体观、脏腑生理病理机制,以及治疗大法,奠定了中医的理论基础;《神农本草经》是本草类著作,阐述了365味药的性味和适应证;《伤寒杂病论》则确立了融理法方药于一体的辨证论治原则,使中医学的基础理论与临证实践紧密结合起来。

《伤寒论》和《金匮要略》共载方269首,基本概括了临床各科的常用方剂,寓含了较严谨的组方原则,被称作方书之祖。其所创“六经辨证”和“方证辨证”,以脉症言病机,据脉症定方剂,不言证之病理与方之药理。虽然《伤寒论》的六经也有经络脏腑的含义,《金匮要略》中也有一些脏腑辨证的思路,但终未形成以脏腑为纲、以寒热虚实为目的辨治体系。脏腑辨证至张元素渐趋完善，每一脏腑先从其性质、功用、部位及特征等论其生理，结合脉象论其本病、标病、寒热虚实、是动诸病、所生诸病，进而阐述其演变、预后和治则、方药。《医学启源·制方法》云："识其病之标本脏腑，寒热虚实，微甚缓急，而用其药之气味，随其证而制方也……"这与《伤寒论》六经辨证、方证辨证思路不同。岳美中总结《伤寒论》的特点是"列条文而不谈病理"，而张元素脏腑辨证说则由生理言及病理，知其常达其变，虚实对讲，寒热比论。从这点上看，脏腑辨证实际上羽翼了《伤寒论》，并影响后世医家，李杲及明清温补学派医家均承脏腑辨证体系，前者重视脾胃，后者脾肾并重。

2. "遣药制方论"补充了《神农本草经》和《伤寒论》药学理论之不足 张元素的"遣药制方论"，是与脏腑辨证相应的另一贡献，虽是基于《黄帝内经》药物气味理论、五运六气理论和《伤寒论》用药经验，但其"药类法象"的药物分类法、辨析药物的归经理论、引方达病的引经理论均为首创，提示了药物属性和功效的关系，提高了临床用药的精准度，使疗效大为提高。其制方之法更是教人依理制方、据病裁方，而不是照搬古方。岳美中指出《伤寒论》"出方剂而不言药理"，张元素不仅言药物之理，且言制方之理，创新了药学理论，与脏腑辨证说一样补《伤寒论》之不足，发展了《神农本草经》，这或许就是后人评价中所说的"自为家法"。

所以，张元素脏腑辨证说和遣药制方论，相对于当时通行的《伤寒论》《太平惠民和剂局方》诸书是辨证论治体系和药学理论的创新。张元素的创新得到李时珍的评价——"大扬医理，《灵》《素》而下，一人而已"，并将其《脏腑标本寒热虚实用药式》全文收入《本草纲目》，大量引用其药物学理论。

（三）张元素"自为家法"，并非"不用古方"，而是善用古方

1. 张元素博采众方 首先张元素对仲景方很崇尚。李杲在《内外伤辨惑论》中说："易水张先生云：仲景药为万世法，号群方之祖，治杂病若神，宗《内经》法，学仲景心，可为师矣。"张元素对于钱乙方选用亦多。任应秋指出："元素一向是以'不用古方，自为家法'自许的，但于钱乙的地黄丸、泻青丸、安神丸、泻心汤、导赤散、益黄散、泻黄散、泻白散、阿胶散等，竟列为五脏补泻的标准方，则元素于钱乙的临证治法，可谓取法独多。"

有学者对《医学启源》所录方剂作分析："书中共录用 81 首方作为证治的标准方剂（除去重出），其中《伤寒》《金匮》方 19 首……钱乙方 14 首……《和剂局方》9 首……《千金方》1 首……以上古方约占全部方剂的 53%，余下 38 方中，用刘河间《宣明论方》12 首，自已化裁拟定的新方不过 26 首。以此观之，张氏应用最多的古方为仲景方和钱乙方。"以《医学启源·六气方治》的"治燥

十方”为例，首列仲景脾约丸，并收《太平惠民和剂局方》之七宣丸、七圣丸，《魏氏家藏方》之橘杏丸，《类证活人书》之神功丸，《素问病机气宜保命集》之厚朴汤，润肠丸和当归润肠丸系自拟方，麻仁丸、犀角丸出处不明，足见他博采众方的情况。张元素所用方中古方过半，不能得出“洁古治病，不用古方”的结论。

2. 张元素善用古方 张元素不仅博采众方，且善用古方，主张明其本义是使用古方的关键，“后人之用古方者，触类而长之，则知其本，而不致差误矣”。如对桂枝汤和小建中汤详加分析，总结为“一则治其表虚，一则治其里虚，是各言其主用也”；对于仲景治“脾约”之麻子仁丸，首先解释了“脾约”的含义，接着依《黄帝内经》之理分析了病机，然后以《黄帝内经》之理说明“甘以缓脾”“润可去枯”的治则，且以君臣佐使分析方中药物。张元素还强调使用古方时当灵活化裁：“前人方法，即当时对证之药也。后人用之，当体指下脉气，从而加减，否则不效。余非鄙乎前人而自用也，盖五行相制相兼，生化制承之体，一时之间，变乱无常，验脉处方，亦前人之法也。厥后通乎理者，当以余言为然。”可见张元素所谓“运气不齐，古今异轨，古方新病，不相能也”是针对当时套用“古方”的时弊而言。

医史上，中医理论有两次大的发展：一是汉代四大经典构建了理论体系，开辨证论治之先河。一是金元时期医学争鸣，河间学派以火热论病机，寒凉用药，羽翼伤寒之辛温解表；张元素完善“脏腑辨证说”，补充仲景之“六经辨证”“方证辨证”，成为后世最为通用的辨证方法，其“遣药制方论”更是推动了药学理论的发展。

综上所述，张元素思想从继承角度而言，学有渊源，并非另立新法；而从创新角度而言，张元素构建了新的辨证论治体系，创新了药学理论，大扬医理，也堪称“自为家法”。

（周计春、范忠星，本文内容曾发表于《中华中医药杂志》2019 年 10 期）

“养正积自除”不当作为张元素的学术特色

对于河间和易水两大学派，有人习惯将其对立起来，这是受后世评价的影响。《四库全书总目提要·医家类》小序曰：“医之门户分于金元。观元好问《伤寒会要序》，知河间之学与易水之学争。”刘完素被冠以“寒凉派”标签，张元素则成了扶正为主的代表。金人许衡《济生拔粹》序中概括云：“近世医术，洁古之书，是医中之王道。”

对于张元素的学术思想，任应秋《中医各家学说》认为可得而言者有二：“脏腑辨证说”和“遣药制方论”，后来教材又列出“重视扶养脾胃”倡导“养正积自除”的思想。通过研读张元素原著可知，据“脏腑标本寒热虚实”辨证用药是其学术思想的主流，不偏不倚，而“养正除积”不当作为其学术特色。

（一）“脏腑辨证说”是张元素思想主流，无攻补偏尚

张元素依据《黄帝内经》理论，在《中藏经》《备急千金要方》《小儿药证直诀》等辨证论治经验的基础上，自成其从脏腑寒热虚实以言病机辨证的学说，较之以前诸家所辑，实有所提高。每脏每腑均先述其生理，其次均列其不同病理，并附相关方药。当补则补，当泻则泻。《医学启源·制方法》云：“识其病之标本脏腑，寒热虚实，微甚缓急，而用其药之气味，随其证而制方也……”

对于脾、胃同样相其虚实而施以对应治法：土实泻之，土虚补之，本湿除之，标湿渗之，胃实泻之，胃虚补之，本热寒之，标热解之等。土实泻之，包括泻子、涌吐、泻下；土虚补之，包括补母、补气、补血。本湿除之，包括燥中宫、洁净府。标湿渗之，主要开鬼门。胃实泻之，包括泻湿热、消饮食。胃虚补之，包括补胃气以化湿热、散寒湿。本热寒之，主要是降火。标热解之，主要是解肌，等。虽有“脾者，土也……消磨五谷，寄于胸中，养于四旁”“胃者，人之根本，胃气壮，则五脏六腑皆壮也”等论述脾胃功能的话，但临证攻补兼施，“脾虚则甘草、大枣之类补之，实则以枳壳泻之。如无他证，虚则以钱氏益黄散，实则泻黄散”。

仍以《医学启源》“治燥十方”为例作一分析：10 方中有 8 方用到大黄，其中 3 方并用槟榔，1 方并用牵牛，有 8 方配伍润下药，7 方配伍行气药，5 方配伍升阳药，4 方配伍养血药，5 方配伍补气药（其中人参 2 方、甘草 2 方、白术 1 方），2 方配伍温里药，2 方配伍清热药，1 方配伍活血药。在辨治中指出：“胃实秘，物也；胃虚秘，气也。”“有虚秘，有实秘。有胃实而秘者，能饮食，小便赤，当以麻仁丸、七宣丸之类主之；胃虚而秘，不能饮食，小便清利，厚朴汤宜之。”可见张元素在燥证的治疗中强调的是辨证论治，实用攻，虚用补。“量脏腑虚实加减”，从用药上完全看不出“养正除积”的用药倾向。治疗中不效继服，“如大便不通，倍服，利为度”，或先攻后补，“觉病势退，服五补丸”，具体用药据症调理。

在治疗中既警示医生慎用峻利药，如“易水张先生，尝戒不可用峻利食药……峻利药必有惰性，病去之后，脾胃安得不损乎？脾胃既损，真气、元气败坏，促人之寿”（《内外伤辨惑论·辨内伤饮食用药所宜所禁》），同时又鼓励大胆使用汗吐下之法，指出当用则用，不能姑息，否则遗患无穷，如“可下而不下，使人心腹胀满，烦乱鼓胀；可汗而不汗，则使人毛孔闭塞，闷绝而终；可吐而不吐，则使人结胸上喘，水食不入而死”（《医学启源·三才治法》），既讲扶正之重要，也讲用攻不及时的后果，虚实相对，攻补并重。

张元素脏腑辨证说，据脏腑之标本、虚实、寒热而选方、用药，没有攻补偏尚，其学生和私淑者在脏腑辨证的基础上各有发挥，如李杲独重脾土，温补学

派则将命门的地位提升到诸脏之上。

（二）“养正积自除”不是张元素治“积”常法

“养正积自除”一语不见于《医学启源》，出自罗天益《卫生宝鉴·腹中积聚》。罗天益首先阐述积病治疗之常法，即“或以所恶者攻之，以所喜者诱之，则易愈。如硇砂、阿魏治肉积，神曲、麦蘖治酒积，水蛭、虻虫治血积，木香、槟榔治气积，牵牛、甘遂治水积，雄黄、腻粉治涎积，礞石、巴豆治食积，各从其类也。若用群队之药分其势，则难取效，须是认得分明是何积聚，兼见何证，然后增减酌量用药。不尔反有所损，要在临时通变也”。

接着记述了“真定王君用”虚中夹实的“病积”案：“真定王君用，年一十九岁，病积，脐左连胁如覆杯，腹胀如鼓，多青络脉，喘不能卧，时值暑雨，加之自利完谷，日晡潮热，夜有盗汗。以危急来求，予往视之。脉得浮数，按之有力。谓病家曰，凡治积非有毒之剂攻之则不可，今脉虚弱如此，岂敢以常法治之。遂投分渗益胃之剂，数服而清便自调，杂以升降阴阳，进食和气，而腹大减，胃气稍平，间以削之，不月余良愈。”

之后作如下按语：“洁古老人有云：养正积自除，犹之满坐皆君子，纵有一小人，自无容地而出。今令真气实、胃气强，积自消矣。洁古之言，岂欺我哉！《内经》云：大积大聚，衰其大半而止，满实中有积气，大毒之剂尚不可过，况虚中有积者乎？此亦治积之一端也，邪正虚实，宜精审焉。”

可见，张元素治积同样坚持辨证论治，既是积，常法则当以“所恶”“所喜”选用“有毒之剂”攻之，但兼顾正气，王君用虚不耐攻，自以扶正为主，分渗益胃之剂取效。但从按语可以看出，“养正”不是除积之常法，不当作为张元素的学术思想，否则与客观实际不符。

（周计春、范忠星，本文内容曾发表于《中医文献杂志》2018年4期）

刘完素“六气病机说”及张元素对它的继承和发展

金元时期，在今河北省境内相距不远的地域相继出现了刘完素、张元素2位著名医学家，他们的弟子和私淑者分别形成了河间学派和易水学派，使2位开山学者的学术思想和经验得到了较好的传承。

《四库全书总目提要·医家类》小序曰：“医之门户分于金元。观元好问《伤寒会要序》，知河间之学与易水之学争。”有学者指出：“因《伤寒会要》亡佚，故此论断，少有怀疑。然观《遗山文集》中之《伤寒会要引》（即《伤寒会要序》），似乎看不出河间之学与易水之学的争论。……四库馆臣推崇元好问，在此借其声名，实有故弄玄虚之嫌。”

其实“争鸣”就是竞相发表新见解，未必有针锋相对的批驳。笔者阅读刘完素和张元素的著作，不仅没有发现两家的论争，反而看到某些学术观点的统一和融合。兹就刘完素的“六气病机说”及张元素对这一学说的继承和发展予以简述，以期对于理解中医辨证论治体系的发展提供参考。

（一）刘完素的“六气病机说”

刘完素《素问玄机原病式》2万余言，系阐发《素问·至真要大论》中的“病机十九条”而成。书中在“病机十九条”的基础上，增加了“诸涩枯涸，干劲皴揭，皆属于燥”，并结合《黄帝内经》其他篇章所论病证和王冰的相关注解，归纳为“五运主病”和“六气为病”，对各种病证产生的机理进行了详细论述，集中体现了刘完素的病机理论，颇似一部症状鉴别诊断学专著。高等医药院校教材《中医各家学说》将“五运六气病机学说”作为刘完素的首要学术观点予以讲述，并指出“脏腑病机、六气病机与运气学说结合在一起，使错综复杂的诸般病证统归于十一类”。然而，细读刘完素原著，则觉教材的这种概括，并未真正突出刘完素病机学说的要旨，因为：刘完素是以“五运主病”取代了《素问·至真要大论》中的5条脏腑病机，强调的只是脏腑的六气属性；虽然表面上将诸般病证统归于11类，但实际上只划分为风、热、湿、火、燥、寒6类；论述“六气为病”的转化规律时，主要是运用了五行生克胜复理论，并未死板地结合运气学说。所以，与其将刘完素的病机理论称为“五运六气病机学说”，倒不如称为“六气病机说”更为妥帖。

1. 以“五运主病”取代五脏病机 《素问·至真要大论》的5条脏腑病机是：“诸风掉眩，皆属于肝；诸寒收引，皆属于肾；诸气膹郁，皆属于肺；诸湿肿满，皆属于脾；……诸痛痒疮，皆属于心。”《素问玄机原病式》的《五运主病》则是：“诸风掉眩，皆属肝木；诸痛痒疮疡，皆属心火，诸湿肿满，皆属脾土，诸气膹郁病痿，皆属肺金；诸寒收引，皆属肾水。”

将《素问·至真要大论》与《素问玄机原病式·五运主病》相比较，可知除将“属于”改为“属”、将“诸痛痒疮”改为“诸痛痒疮疡”、将“诸气膹郁”改为“诸气膹郁病痿”之外，最关键的改动是在“肝”“心”“脾”“肺”“肾”之后，分别加上了“木”“火”“土”“金”“水”。

如此修正之后，《五运主病》在详解病机时则基本不再以五脏为依据。例如解释“诸风掉眩，皆属肝木”云：“风主动故也。所谓风气甚而头目眩晕者，由风木旺，必是金衰不能制木，而木复生火，风火皆属阳，多为兼化，阳主乎动，两动相搏，则为之旋转。故火本动也，焰得风则自然旋转。”解释“诸痛痒疮疡，皆属心火”云：“人近火气者，微热则痒，热甚则痛，附近则灼而为疮，皆火之用也。”解释“诸湿肿满，皆属脾土”云：“地之体也，土。热极盛则痞塞肿满，物湿亦然，故长夏属土，则庶物隆盛也。”解释“诸寒收引，皆属肾水”云：“收敛引急，寒之用也。故冬寒则拘缩矣。”只有解释“诸气膹郁，皆属肺金”之“膹郁”时涉及了肺脏的位置，而解释“病痿”，则又回归于燥金：“肺居上部，病则其气膹满奔迫，不能上升；至于手足痿弱，不能收持，由肺金本燥，燥之为病，血液衰少，不能荣养百骸故也。”

很明显，《素问玄机原病式·五运主病》与《素问·至真要大论》的五脏病机虽然表面上只是一字之差，但实际上已经以五行所对应的六气取代了五脏。这种巧妙的修正，对于阐述统一的“六气病机说”具有重要意义。

2. 强调脏腑的六气属性 刘完素虽然以五行所对应的六气取代了五脏，但并没有忽视脏腑经络的病位意义。他在《新刊图解素问要旨论》卷七中专门提出“十二经本病”，列举了各经络脏腑病的常见表现，如“足厥阴肝病，则腰痛不可俯仰，丈夫㿗疝，夫人小腹肿……”“足少阳胆病，则喜呕，与、呕有苦，善太息，心胁痛……”等等，明确表述了常见病证的经络脏腑定位。

然而，与脏腑的病位意义相比较，刘完素更加重视脏腑的六气属性。他在“天人相应”思想指导下，认为人体内部也同自然界一样，存在着六气的兴衰变化。他说：“寒、暑、燥、湿、风、火之六气，应于十二经络脏腑也。”《素问玄机原病式·六气为病》在“风类”“热类”“湿类”“火类”“寒类”每类疾病的概述之后，分别标注了脏腑与六气的对应关系：“厥阴风木乃肝胆之气也”“手少阴君火之热乃真心小肠之气也”“足太阴湿土乃脾胃之气也”“少阳相火之热乃心包络三焦之气也”“阳明燥金乃肺与大肠之气也”“足太阳寒水乃肾与膀胱之气也”。

刘完素还对五脏“本气”进行了标定：肺气清，肝气温，心气热，脾气湿，肾气寒。他在《三消论》中指出：“肺本清，虚则温；心本热，虚则寒；肝本温，虚则清；脾本湿，虚则燥；肾本寒，虚则热。”他以这种认识为依据，针对金元时期滥用温热药物补肾以治虚寒的风气提出了批评：“叔世不分五运六气之虚实，而一概言热为实而寒为虚，彼但知心火阳热一气之虚实，而非脏腑六气之虚实也。”

刘完素论病机而言脏腑，主要是强调脏腑六气，为阐发“六气病机说”服务。他在《素问玄机原病式》书末强调指出：“病气为本，受病经络脏腑为标也。”显然在认识疾病时将病变部位放在了次要地位。

3. 以“六气”归类疾病 从《素问玄机原病式》的篇章结构来看，《五运主病》和《六气为病》是并列的 2 个部分，但就实际内容而言，二者并非等量齐观。《五运主病》不过 800 余字，而《六气为病》却长达 2 万余言，显然该书论述的重点是“六气为病”。

木、火、土、金、水“五运”属于更高层次的哲学范畴，“六气”则与脏腑一样属于比较具体的科学概念。离开具体的科学概念，哲学思想不可能对科学工作直接发挥指导作用，只有将“五运”与风、热、湿、火、燥、寒“六气”相联系，才可能有效地解释病因病机和疾病分类问题。所以《五运主病》根据“五运”与“六气”之间的特定配属关系，主要用风、火、湿、热、寒、燥对病机进行了解释。

《六气为病》将疾病分为“风类”“热类”“湿类”“火类”“燥类”“寒类”6类，而《五运主病》也同样用风、热、湿、火、燥、寒解释病机，这就决定了《五运主病》与《六气为病》在疾病分类方面的统一性。如“诸风掉眩，皆属肝木”与“风类”之间、“诸痛痒疮疡，皆属心火”与“火类”“热类”之间、“诸湿肿满，皆属脾土”与“湿类”之间、“诸气膹郁，皆属肺金”与“燥类”之间，都存在着重复或相通之处。由此可以断定，《素问玄机原病式》不是将疾病分成了11类，而是分成了6类。

《素问玄机原病式》之所以在《六气为病》之前首列《五运主病》，一是因为“五运”是阐明“六气为病”相互转化不可缺少的理论工具；再则或许是特意保留“病机十九条”的原本框架，以表示对于经典著作应有的尊崇。

4. 以五行生克胜复解释疾病转化 人体疾病的存在，总是一个动态的演变过程。刘完素探讨“六气为病”转化规律的主要理论依据，并不是“五运六气学说”，而是五行生克胜复理论。刘完素对“五运六气学说”深有研究，但他摒弃了大运统岁、客气加临之类某年专主某气、发某病的推算方法，而是独取小运和主气，只重视一年四季的气候变化及其对疾病性质的影响，并且强调了六气与时序关系的相对性，不拘泥于六气主时的固定格局。他根据五行学说，结合自然现象或病理现象，论述了火热与风、湿、燥、寒兼化的多种形式，认为风、寒、燥、湿均可生化火热，而火热又可化风、成燥、生湿。为了用六气圆满解释不符合五行生克理论的某些复杂病理现象，他对《黄帝内经》的亢害承制理论进行了发挥，提出了“亢极反兼胜己之化”的新命题，指出“木极似金，金极似水，水极似土，土极似木。故经曰‘亢则害，承乃制’，谓已亢过极，则反似胜己之化也”。

在刘完素看来，虽然阴阳五行学说反映了事物的一般规律，但事物的实际变化，可以表现为多种特殊形式，正所谓“阴阳相搏，刚柔相摩，五行相错，六气相荡，变而为病，则无穷矣”。这就提示人们“六气为病”的转化，有常有变，临床诊疗疾病，必须具体情况具体分析，不可固守于某种特定的理论框架而脱离了实际。

（二）张元素对“六气病机说”的继承和发展

张元素虽然以自己独特的学术贡献开创了一个新的学派，但他十分珍视刘完素的学术思想和临床经验，不仅完整继承了刘完素的“六气病机说”，而且通过对遣药制方理论和脏腑辨证学说的阐发，将“六气病机说”发展成为能够直接指导临床诊疗的辨证纲领。

1. 完整继承“六气病机说” 《金史·张元素传》称张元素初学医时“无所知名，夜梦有人用大斧长凿，凿心开窍，纳书数卷于其中，自是洞彻其术”，至于纳何书数卷于心窍之中，则并未言明。兰泉老人张吉甫《医学启源·序》对此加以演绎：“其夜梦人柯斧长凿，凿心开窍，纳书数卷于其中，见其题曰《〈内经〉主治备要》，骇然惊悟，觉心痛，只为凶事也，不敢语人。自是心目洞彻，便为传道轩岐，指挥秦越也。”

《〈内经〉主治备要》载于《医学启源》“卷之中”，共约 7 500 字，基本摘自刘完素《素问玄机原病式》。这可能是张吉甫演绎“凿心纳书”传说的唯一依据。有人如此演绎，也可从一个侧面说明刘完素“六气病机说”对张元素所产生的影响。

《〈内经〉主治备要》分为 4 部分：《(一)五气主病》《(二)六气为病》，完全抄录《素问玄机原病式》原文；《(三)五运病解》《(四)六气病解》，则省略了《素问玄机原病式》中“《经》曰”之类的引文和比较烦琐的论证过程，直接对各种病证的机理加以解释，偶见的文字改动、语序调整或语义引申，读来都觉得更加准确恰当，言简意赅。

如《素问玄机原病式》解释“诸痛痒疮疡”云：“人近火气者，微热则痒，热甚则痛，附近则火热为疮，皆火之用也。……或疑疮疡皆属火热，而凡腐烂出浓水者，何也？犹骨肉果菜，至于热极，则腐烂而溃为污水也。溃而腐烂者，水之兼化也。所谓五行之理，过极则胜己者反来制之，故火热过极，反兼于水化。”《医学启源·〈内经〉主治备要》则精简为：“痛痒而为疮，火之用也。五常之道，过极则胜己者反来制之，故火热过极，则反兼于水化。……热极则是木来生火也，甚则皮肉肌肤之间，不得宣通，故生疮疡或痛痒也。”虽然省略了近 270 字，但对疮疡痛痒的病机却表述得非常清晰。

刘完素“六气病机说”的思想要点是：用六气归类疾病，标定脏腑本气性质，用五行生克胜复理论说明六气之间的相互转化，创论“亢极则反兼胜己之化”，强调火热易与风、湿、燥、寒相兼同化等。《医学启源·〈内经〉主治备要》完全继承了刘完素“六气病机说”的思想要点，可以视为《素问玄机原病式》的简洁本。

2. 以“六气”归类方剂和药物 中医理论具有很强的系统性，相关命题只有理、法、方、药环环相扣，才能真正发挥临床指导作用。刘完素的“六气病机说”虽已具备丰富的思想内涵，但《素问玄机原病式》很少论及与“六气为病”一一对应的治疗方药，这就限制了它的临床实用价值。

《医学启源》“卷之中”，在《〈内经〉主治备要》之后即论述《六气方治》，按照六气的顺序列举了常用方剂 61 首，包括“风”类：防风通圣散、灵砂丹等 11 首；“暑热”类：白虎汤、牛黄通膈汤等 10 首；“湿土”类：葶苈木香汤、白术木香汤等 9 首；“火”类：凉膈散、黄连解毒汤等 11 首；“燥”类：脾约丸、润肠丸等 10

首;“寒”类:大已寒丸、四逆汤等11首。这种与“六气为病”相互对应的方剂归类方法,增强了“六气病机说”对临床诊疗的指导意义。

《医学启源》“卷之下”的主要内容是《用药备旨》,其中《(十七)药类法象》,将100余味常用药物分为“风升生”“热浮长”“湿化成”“燥降收”“寒沉藏”5类,各明其气味阴阳厚薄,并结合《主治秘要》引文说明其主治功用。如论“风升生”类云“味之薄者,阴中之阳,味薄则通,酸、苦、咸、平是也”,且此类之下,列有防风、羌活、升麻、柴胡等祛风药物20种。《(十九)五行制方生克法》则以《黄帝内经》理论为指导,针对风、暑、湿、燥、寒,分别论述了制方法则,如“风制法:肝、木、酸、春生之道也,失常则病矣。风淫于内,治以辛凉,佐以苦寒,以甘缓之,以辛散之”。

可见,张元素不仅完全继承了刘完素“六气病机说”的思想要点,而且针对“六气为病”进行了深入的方药研究,以六气归类方剂和药物,按六气论述制方原则,将“六气病机说”发展成为一种可以直接指导临床诊疗的辨证纲领。

3. 以脏腑辨证与六气辨证互补 “六气辨证”与局限于初始致病因素的六淫辨证不同,它淡化了风、热、湿、火、燥、寒的病因属性,而主要视之为随时可以发生变化的病机病性特点,不仅适用于急性外感热病,也适用于多种内伤杂病。

“六气辨证”也与脏腑辨证不同,它对于病变部位在临床诊断中的意义没有给予充分重视,因而有时表现出明显的缺陷。但是,中医脏腑的解剖位置和生理边界的模糊性以及病理传变途径的多样性,常使疾病的定位诊断遇到困难。而每当病位难以确定之时,“六气辨证”反而显示出一定的优势:只要辨清病证的六气属性,即可根据六气与方药的对应关系进行相应的治疗。

张元素的“脏腑辨证说”一直为学界所称道。他在继承《黄帝内经》《伤寒论》《金匮要略》杂病辨证思想和《中藏经》《备急千金要方》《小儿药证直诀》脏腑寒热虚实思想的基础上,结合自己数十年的临床经验,对脏腑辨证思想进行了比较系统的总结,对脏腑正常生理、虚实寒热脉证、种种演变预后、补泻温清方药等,一一进行了阐述,并撰《脏腑标本寒热虚实用药式》,实现了辨证和治疗的高度统一,形成了五脏六腑十一经辨证治疗体系,使脏腑辨证学说发展到了一个新的高度。

而既往论者在对张元素“脏腑辨证说”予以褒扬之时,却忽视了张元素也同时继承和发展了刘完素的“六气病机说”,以致未能完整呈现他的辨证论治思想。脏腑辨证和六气辨证各具特点和优势,在临床工作中具有互补性。张元素在继承刘完素“六气病机说”的同时,着力阐发脏腑辨证学说,实际上体现了脏腑辨证和六气辨证的互补,也可以视为对“六气病机说”的一种发展。

(王振瑞,本文内容曾发表于《中华医史杂志》2015年5期)

张元素对刘完素是争还是承?

刘完素约生于北宋大观四年(1110),张元素约生于1129年,略晚于刘完素。刘完素医名显赫早于张元素,在《金史·张元素传》中记载了张元素给刘诊病后名声大噪。在金元时期我国医学界学术争鸣中,各抒己见,使中医理论得到快速发展,其中引发争鸣最著名的就是河间学派鼻祖刘完素和易水学派鼻祖张元素。两人的学术观点是相争还是相承呢?

(一) 多数人的印象是寒温之争

《四库全书总目提要》谓:"儒之门户分于宋,医之门户分于金元。观元好问《伤寒会要序》知河间之学与易水之学争;观戴良《朱震亨传》知丹溪之学与宣和局方之学争也。"金元人鲁斋许文正公(许衡)云:"近世医术,洁古之书,是医中之王道。"吕复《诸医论》云:"张易水医如濂溪之图太极,分阴分阳,而包括理气,其要以古方新病自为家法,或者失察,欲指图为极,则近乎画蛇添足矣。刘河间医如橐驼种树,所在全活,但假冰雪以为春,利於松柏而不利於蒲柳。"

这些论述易使人误解刘张是辩论的正方反方,一喜用凉,用药峻猛;一善用温补,医之王道。著名中医专家李经纬曾著文阐述,学各家切忌光靠序跋传记及后世评论下结论,其实金元的学术争鸣,是争相创新,争相发表学术见解,共同反对医界时弊,解决医学难题,相互借鉴、启发和发挥,并非相互批驳。

(二) 序跋之说不可靠

元好问是金元时期著名文学家,曾和李杲共同寓居山东6年。他为李杲《伤寒会要》所作序文中并没有关于刘张相争的论述,倒是明初史学家王祎在其《青岩丛录》中有关于医之门户分于金元的论述——"及近时天下之言医者,非刘、李之学弗道也。刘、李之法,虽攻补不同,会而通之,随证而用之,不在其人乎?"《四库全书总目提要》子部三十四"杂家类存目",便著录有《青岩丛录》。四库馆臣必然知晓"及近时天下之言医者,非刘、李之学弗道也"这段议论。然王祎(1322—1373)生活于元末明初,晚于元好问130年,且声名不若元好问之显。疑是四库馆臣欲借好古之名,方有"观元好问《伤寒会要序》,知河间之学与易水之学争"之论。因此或可曰"观王祎《青岩丛录》知河间之学与易水之学争"。

有学者指出:"因《伤寒会要》亡佚,故此论断,少有怀疑。然观《遗山文集》中之《伤寒会要引》(即《伤寒会要序》),似乎看不出河间之学与易水之学的争论。……四库馆臣推崇元好问,在此借其声名,实有故弄玄虚之嫌。”但不管是出自史学家王祎,还是出自文学家元好问,均是序跋评说,欲晓其情,当以原著为准。

(三)张元素对刘完素继承并有所发挥

刘完素和张元素所处时代,医界忽视经典,墨守仲景成规,《局方》盛行,以不变之方应万变之病。二人善于思考,精研经典寻找有效方法。刘完素针对滥用辛温的时弊,精研《黄帝内经》,进一步推衍火热病机,提出了辛凉解表、清热攻里、养阴退阳的治疗原则和方法;张元素感慨“运气不齐,古今异轨,古方今病,不相能也”,在继承《黄帝内经》理论、仲景学说的基础上致力于研究脏腑证候的病机与治疗,并发展了遣药制方理论,促进了脏腑辨证学说研究的发展,弥补六经之不足。两人针对时弊,各抒己见,对中医理论各有不同创见,绝非一寒凉一温补的学术之“争”,不仅“鸣而不争”,相反张元素对刘完素的研究成果加以继承并有所发挥。

如张元素继承刘完素提出的六气病机说,并将五运六气的理论应用到遣药制方。其《医学启源》中卷“《内经》主治备要”中的“五运主病”“六气为病”“五运病解”“六气病解”,几乎全部是刘完素《素问玄机原病式》之文,而且提纲挈领,眉目更为清楚;又如“六气方治”中的列方叙证,亦大半取材于刘完素《黄帝素问宣明论方》;再如《脏腑虚实标本用药式》中的命门相火说,并与三焦为表里,亦是类同于《素问玄机原病式》所论而又加以发挥的。

刘完素和张元素是金元时期学术争鸣的两大领袖,针对时弊,精研经典,阐述发挥。刘完素针对墨守仲景辛温的时弊,阐发火热论病机,开辟了论治外感热性病的新途径;张元素针对套用成方的时弊,研究脏腑辨证体系和遣药制方理论。刘完素在《黄帝素问宣明论方》中的用药不乏温补,张元素脏腑辨证寒热温凉,证宜乃用,绝不能以一攻一补、一寒一温来简单理解两大学派。张元素对刘完素的研究成果在继承的基础上并有所发挥,后世的传人更是兼采并收,临床中不断创新。

(周计春)

刘完素和张元素对运气学说运用的异同

运气学说是中医理论体系的重要组成部分,五运六气理论是以阴阳、五行、六气、干支等为纲目,融合古代天文历法、气象物候、藏象病候等知识形成的。五运六气的系统理论出自唐代王冰在次注《素问》时所补入的“七篇大论”,

后世医家对运气学说颇为重视,并将其广泛地应用于临床。金元医家刘完素与张元素对运气学说颇有发挥。

(一)刘完素对运气学说的发挥

刘完素虽然推崇“运气学说”,但其重点在于“类推运气造化之理”,所论五运六气既非“运气学说”中之大运、客气,也非小运、主气,而是紧紧抓住自然过程的基本规律,认为运气有常有变,应该把它和临床实践紧密结合,随证施治。刘完素对运气学说研究的特点,是以“比物立象”的方法为主,即把自然界五运六气的一些变化发展规律,用来类比人体,说明人的生理病理。刘完素解释人之伤于寒而内为热者,犹天气寒则地凝而闭塞,气难通泄,故怫郁地中暖,其他各种证候皆可触类旁通。

刘完素运用“取象比类”法,把《素问》病机所列诸病分别归于五运六气中,名为“原病式”,并把病机中的五脏诸病归纳为五运主病。如:诸风掉眩,皆属肝木;诸痛痒疮疡,皆属心火;诸湿肿满,皆属脾土;诸气膹郁病痿,皆属肺金;诸寒收引,皆属肾水。而《素问》病机十九条之中,原有风、热、湿、火、寒邪为病,刘完素加以归纳、补充并增列了“诸涩枯涸,干劲皴揭,皆属于燥”一条,以成六气为病一类,使之与运气学说之六气相合,这样脏腑病机、六气与运气学说结合,使错综复杂的诸多病证统归于11类,可谓纲举目张。其他诸病分别归为风、寒、热、湿、火,并增列“诸涩枯涸,干劲皴揭,皆属于燥”,而成“六气为病”一类。

刘完素广泛运用和发展了“亢害承制”这一辩证的观点,阐明其含义,并推广到病机范畴,从而揭示了疾病本与标之间的内在联系。刘完素认为六气间的相互承制关系,是维持五运六气活动的必要条件:“春令,风木旺而多风,风大则反凉,是反兼金化,制其木也;大凉之下,天气反温,乃火化承于金也;夏火热极而体反出液,是反兼水化制其火也。”推广到病机就是:“亢则害,承乃制,故病湿极则为痉,反兼风化制之也;病风过极则反燥,筋脉劲急,反兼金化制之也;病燥过极则烦渴,反兼火化制之也;病热过极而反出五液,或为战栗,恶寒反兼水化制之也……然如兼化者乃天机造化抑高之道,虽在恍惚之间而有自然之理。”由此我们知道这种“反兼胜已之化”是自然界的固有规律,并且正是这种规律的存在,才能使六气维持正常,气候也就不致太过或不及,万物才能生化不息。

(二)张元素对运气学说的发挥

易水学派的创始人张元素对运气学说也十分重视,提出“运气不齐,古今异轨,古方新病,不相能也”。张元素的著作《医学启源》中既有“天地六位藏象图”，将天地六气与人体脏腑相参相应；“六气为病”“六气病解”专篇对六气病机进行阐发；“六气主治要法”提出六气病证及其治疗大法；“六气方治”分列治疗处方；“药类法象”则是以六气为纲论析药物。在“六气”学说研究中，可谓最全面、最系统、理法方药一线贯穿的论著，对临床具有重要指导作用。

1. 阐发六气病机 《医学启源》“六气为病”“六气病解”内容与刘完素《素问玄机原病式》几乎相同，可见张元素在论述六气病机方面深受刘完素学术的影响。

2. 阐发脉象机理 “小满巳上，三之气，小满至大暑，少阳相火之位，阳气发万物俱盛，故云太阳旺。其脉洪大而长，天气并万物人脉盛……大暑未上，四之气，大暑至秋分，太阴湿土之位，阳气发散之后，阴已用事，故曰太阴旺，此三阴三阳，与天气标本阴阳异矣。脉缓大而长，燥金旺，紧细短涩，以万物干燥，明可见矣……秋分酉上，五之气，秋分至小雪，阳明燥金之位，阳衰阴盛，故曰金气旺，其脉细而微……小雪亥上，终之气，小雪至大寒，太阳寒水之位，阴极而尽，天气所收，故曰厥阴旺。厥者，极也，其脉沉短而微。万物收藏在内，寒气闭塞肤腠，气液不能越，故脉微也。”

3. 阐发主要治法 张元素在阐发六气发病的同时，阐明了对于六气发病的主治要法：自大寒至春分，厥阴风木之位，多发风邪致病，治法在上者宜吐，在下者宜下；春分至小满，少阴君火之位，多发风湿风热，宜汗，不宜热药，下之必死；小满至大暑，少阳相火之位多热病，宜下清上凉及温养，不宜用热药下之；大暑至秋分，太阴湿土之位，多发暑气，不宜作热病治，宜渗泄；秋分至小雪，阳明燥金之位，多发喘咳，宜表里兼治；小雪至大寒，太阳寒水之位，多发风寒水湿积聚，宜破积发汗。

4. 归纳药物属性 张元素依据药物气味厚薄阴阳升降的作用，将常用药品进行分类，并称之为“药类法象”，意即药物分类取法于天地五运之象。归纳：属风升生类药物 20 味，为味之薄者，阴中之阳，如防风、羌活、升麻、柴胡、葛根、威灵仙、细辛、独活、白芷等；属热浮长类药物 20 味，为气之厚者，阳中之阳，如附子、干姜、乌头、生姜、高良姜、肉桂、桂枝等；属湿化成类药物 21 味，为气之平者而兼寒热温凉，如黄芪、人参、甘草、当归、熟地黄、半夏、白术、苍术、橘皮、青皮等；属燥降收类药物 21 味，为气之薄者，阳中之阴，如茯苓、泽泻、猪苓、滑石、瞿麦、车前子等；属寒沉藏类药物 23 味，为味之厚者，阴中之阴，如大黄、黄柏、黄芩、黄连、石膏、龙胆、生地黄、知母等。

5. 归纳制定方剂 张元素在详尽阐释药性之后，又补充制方大法，使其对药物的研究更加全面。风病治疗处方 12 首，如防风通圣散、灵砂丹、不换金丹、花蛇续命汤、祛风丸、至宝丹等；暑热治疗处方 10 首，如白虎汤、桂苓甘露饮、益元散、竹叶石膏汤等；湿土治疗处方 9 首，如葶苈木香散、白术木香散、大橘皮汤、桂苓白术丸、六一散、五苓散等;火病治疗处方 10 首,如凉膈散、黄连解毒汤、三一承气汤等;燥病治疗处方 10 首,如脾约丸、润燥丸、当归润燥丸、橘杏丸、麻仁丸等;寒水治疗处方 11 首,如大已寒丸、四逆汤、附子理中丸等。

与刘完素研究五运六气有很大的不同,张元素并不以“亢害承制”为研究运气的中心,而是以运气的盛衰变化现象来探索发病规律、分析病理反应、创立了升降出入的药性理论以及五行生克的制方大法,真正将运气学说落实到临床实处。

(范忠星)

从“金代四家”到“金元四大家”——张元素名落“金元四大家”原因新解

张元素作为易水学派之开山,在总结前人学术成就的基础上,结合自己临证经验,系统提出了脏腑辨证说及遣药制方论,对其传承者李杲的脾胃内伤论及王好古的阴证论的形成产生了重要影响。后世宗其学术者颇多,薛己、赵献可、张介宾、李中梓、周慎斋、高鼓峰等皆遥承其学术思想而别有创新。张元素对医学理论的贡献巨大,影响深远,毋庸置疑。然而,关于张元素生平事迹记载较少,尤其是后世将金元时期影响较大的刘完素、张从正、李杲和朱震亨并称“金元四大家”,张元素未列其中,其中原因有待剖析。

(一) 从“金代四家”到“金元四大家”

金元时期医学界展开了一场学术争鸣,打破医界套用仲景学说和默守《局方》的保守局面。刘完素和张元素引领学术争鸣,张从正私淑刘完素,李杲师从张元素,继承发挥,实践创新,争相阐述新的思想和经验。最早倡导“四子”之说的为元代医家葛应雷,谓:“刘守真、张子和辈,值金人强盛,民悍气刚,故多用宣泄之法。及其衰也,兵革之余,饥馑相仍,民劳志困,故张洁古、李明之辈,多加补益之功。”他将刘完素、张从正、张元素、李杲两对师徒并列,认为此“四子”医术特色鲜明,与社会环境有着密切关系。明初著名文学家和史学家王祎在《青岩丛录》中说:“金氏之有中原也,张洁古、刘守真、张子和、李明之四人著作,医道于是乎中兴。”至此,金代医学已完全开创了一个新局面,历史上称之为“北方医学”,著名医家丁光迪称其为“金代四家”。刘、张、张、李四家作为开创金代医学新局面的杰出人物与一代名医,各以自己的特色独当一面。金代四家实际是两派,各有独到,不善学者,亦有流弊。对此王好古评论曰:“近世论医,有主河间刘氏者,有主易州张氏者。盖张氏用药,依准四时阴阳升降而增损之，正《内经》四气调神之义，医而不知此，是妄行也；刘氏用药，务在推陈致新，不使少有怫郁，正造化新新不停之义，医而不知此，是无术也。然而主张氏者，或未尽张氏之妙，则瞑眩之药，终莫敢投，至失机后时而不救者多矣！主刘氏者，未悉刘氏之蕴，则劫效目前，阴损正气，遗祸于后日者多矣！能用二家之长，而无二家之弊，则法其庶几乎！”（《此事难知·许先生论关中梁宽甫证》）

在金元早期，当时南宋与金相对峙，地域分割，使医学流传受到一定束缚，但已形成一种新格局，即《太平惠民和剂局方》行于南（南宋所辖地区），《黄帝素问宣明论方》行于北（金所辖地区），张元素、李杲之学盛行于中州（河南、山东、安徽一带）。

随着历史的发展，元的统一，为医学的传播提供了条件，也使医学大传于南方。刘完素之学一传荆山浮屠，“师来江南，始传太无罗知悌于杭”；朱震亨辗转拜于罗知悌门下。罗知悌性格褊狭，但“学精于医”，不仅“得金刘完素之再传，而旁通张从正、李杲二家之说”，得朱震亨为徒，“即授以刘、张、李诸书，为之敷扬三家之旨，而一断于经”。朱震亨尽得其传，声闻顿著。这里清楚显示，河间学派和易水学派的学术交汇点在罗知悌，而朱震亨则是集大成者。然而罗知悌在传授朱震亨时，主以刘、李、张三家之旨，这里的“张”指的是张从正，而张元素失位于此。朱震亨集金元医学之大成，又将医学传至南方，甚至海外。元好问《伤寒会要序》云：“张氏一再传，其后无闻。李氏弟子多在中州，独刘氏传之荆山浮屠师，师至江南，传之宋中人罗知悌，而南方之医皆宗之矣。及近时天下之言医者，非刘、李之学弗道也。刘、李之法，虽攻补不同，会而通之，随证而用之，不在其人乎？”所以，在医学由北向南传播过程中，李杲之学代替了张元素之学。

与王祎同修《元史》的宋濂熟知朱震亨，且仰其德，慕其艺，在为朱震亨《格致余论》题辞时说：“金之以善医名凡三家，曰刘守真氏，曰张子和氏，曰李明之氏。虽其人年之有先后，术之有攻补，至于惟阴阳五行、升降生成之理，则皆以《黄帝内经》为宗，而莫之有异也。”又说：朱震亨《格致余论》“有功于生民者甚大，宜与三家所著并传于世”。“金元四大家”之称则肇始于此。其中，减掉张元素，是因为李杲尽得其传，并已成为易水一派；增加朱震亨，是因为朱震亨在继承刘、张、李之学中又有新的发展。

明代医家张介宾、李中梓等也提倡“四子”之说，但内容有了较大变动，以张仲景伤寒、刘守真热病、李东垣内伤、朱丹溪杂病称为“四子”。明清医家受到宋濂观点的影响和误导，忽视了张元素脏腑辨证和遣药制方理论的重要价值。明代医家王纶《明医杂著》、李中梓《医宗必读》都对刘完素、李杲、朱震亨大加赞扬，未提及张元素。孙一奎在《医旨绪余》中把刘完素、李杲、朱震亨、张从正相提并论，也未提及张元素。到了清代，张璐沿袭宋濂之说，在其著作《诊宗三昧》中将刘完素、张从正、李杲、朱震亨上升为四大家。陆懋修在张璐基础上更加明确具体，首倡金元四大家之说，他说："刘张李朱，金元四大家也。张谓戴人。"自此刘完素、张从正、李杲、朱震亨誉为"金元四大家"。

（二）张元素名落"金元四大家"的原因分析

关于张元素名落"金元四大家"之列，不少学者著文探讨，有责之其生平文献不多，著作佚失严重。《金史·张元素传》简述其学医经历："张元素，字洁古，易州人。八岁试童子举，二十七试经义进士，犯庙讳下第。乃去学医，无所知名，夜梦有人用大斧长凿凿心开窍，纳书数卷于其中，自是洞彻其术。"后因治愈刘完素伤寒之证名声大噪。张元素成名较晚，且其传人仅有李杲和王好古二人。张元素一生虽然著述较多，但多已散佚，亦影响其学术思想的传播。如《医学启源》是张元素为教其门人而撰写的一部医学入门书籍。《脏腑标本寒热虚实用药式》无专辑，先后被收载入李时珍的《本草纲目》、赵术堂的《医学指归》及周学海的《周氏医学丛书》中。这两本著作的内容保存相对完好，主要侧重脏腑辨证理论。遣药制方理论方面的著作《珍珠囊》《洁古家珍》等，在元代就已损毁残缺，今仅见于元代杜思敬所辑《济生拔粹》中。《医方》《产育保生方》《洁古本草》《药注难经》等著作，未见行世。

也有学者从道德修养层面对张元素名落"金元四大家"进行剖析。李杲携千金拜师，其竟纳而不拒，初醉心于仕途、游乐，后曾于涿州任国子学正，其间有贿赂、腐败之举，与时人重道德修养，尚君子之道传统文化背道而驰。虽然张元素与其他四家医学贡献不分伯仲，甚至学术成就略高一筹，然从传统文化道德价值的评判标准观之，于医籍记载中可见世人更为推崇其他四者，尤经宋濂的四家之说梳理，终落"金元四大家"之列。

笔者认为，张元素名落"金元四大家"的主要原因是张元素医学贡献中理论性强，具体可操作者少。张元素完善了脏腑辨证说，但对具体证治论述较少；阐述了制方法，但著录具体方剂少，临证不易操作。而李杲尽得张元素之学，从脾论治百病，道理浅显明了，具体证治论述较多，尤其是组方百余首，临床颇为实用。加之著作保存较好，得到医者追捧，影响超过其师，后世私淑者众，成为易水学派的代表人物。

也正是由于这个原因，兼采河间易水两家之长的罗知悌在授徒中以刘完素、张从正、李杲三家为主，以李杲取代张元素。金元医学中心由北向南转移过程中，张元素渐被忽略。但纵观张元素一生的成就，摒其于金元四大家之外，实属可惜。李杲虽得张元素之传，但偏重于脾胃内伤病机的阐发，而对其脏腑辨证、遣药制方与中药理论并未进行全面深入研究，因此以李杲来代替张元素及其学术成就，显然是不够全面。若将传统金元四大家中朱震亨易为张元素，亦不合适，朱震亨在继承刘完素、张从正、李杲之学中又有新的发展，其学对后世影响甚大，易之难以全面突出金元时代中医学发展的新成就，因此有学者提出应以“金元五大家”并称为宜。

（张婵娟　周计春）

当归拈痛汤用处广

（一）当归拈痛汤出处

当归拈痛汤是一首清热利湿剂，主治湿热相搏，外受风邪，证见遍身肢节疼痛，或肩背沉重，或脚气肿痛，脚膝生疮等。因疗效显著，备受历代医家重视，被收录于多部医书典籍之中。当归拈痛汤为张元素所创，是其湿制法的代表方。后世有人误认为是李杲所创，如清代汪昂所著《医方集解》，吴仪洛所撰《成方切用》均谓此方是东垣方。前者还引《玉机微义》云：“此方东垣为治脚气湿热之剂，后人用诸疮甚验。”

当归拈痛汤出自《医学启源·五行制方生克法》。张元素立此方本意乃“教人比证立方之道”，使门人“容易通晓”，而“非为治病而设”。当归拈痛汤组成为“羌活半两，防风三钱（二味为君），升麻一钱，葛根二钱，白术一钱，苍术三钱，当归身三钱，人参二钱，甘草五钱，苦参（酒浸）二钱，黄芩一钱（炒），知母三钱（酒洗），茵陈五钱（酒炒），猪苓三钱，泽泻三钱”，主治“湿热为病，肢节烦痛，肩背沉重，胸膈不利，遍身疼，下注于胫，肿痛不可忍”。

张元素之徒李杲在《兰室秘藏》载有一方名“拈痛汤”，主治“湿热为病，肩背沉重，肢节疼痛，胸膈不利”，在《医学发明》载有一方名“当归拈痛汤”，治“湿热为病，肢节烦疼，肩背沉重，胸膈不利，及遍身疼痛，下痊于足胫，肿痛不可忍”。药物组成均为羌活半两，人参二钱，苦参二钱，升麻二钱，葛根二钱，苍术二钱，炙甘草半两，黄芩（酒洗）半两，茵陈半两，防风三钱，当归身三钱，知母三钱，黄芩（炒）三钱，泽泻三钱，猪苓三钱，白术一钱半。较之张元素方，主治范围、药物组成一致，只药量稍作变化，白术由一钱变为一钱五分，苍术由三钱变为二钱，黄芩由一钱变为酒黄芩五钱、炒黄芩三钱，升麻由一钱变为二钱。李杲之“拈痛汤”“当归拈痛汤”实为其师张元素所制。

（二）当归拈痛汤应用广

李杲用当归拈痛汤治疗脚气证属湿热者，并云“脚气之疾，实水湿之所为也”。罗天益《卫生宝鉴》录有一则“北方脚气治验”:“中书粘合公,年四旬有余”,一日脚气忽作,遍身微肿,痛不近手,足胫尤甚。罗天益三棱针数刺其肿上,紫黑之血出半升许,肿痛立减,服当归拈痛汤两剂而愈。方中“羌活苦辛,透关节而胜湿。防风甘辛,温,散经络中留湿,故以为主。水性润下,升麻、葛根苦辛平,味之薄者阴中之阳,引而上行以苦发之也。白术苦甘温,和中胜湿,苍术体轻浮,气力雄壮,能去皮肤腠理间湿,故以为臣。夫血壅而不流则痛,当归身辛温以散之,使血气各有所归。人参甘草甘温,补脾胃,养正气,使苦剂不能伤胃。仲景云:湿热相合,肢节烦疼。苦参、黄芩、知母、茵陈苦寒,乃苦以泄之者也。凡酒制炒以为因用,治湿不利小便,非其治也。猪苓甘温平,泽泻咸平,淡以渗之,又能导其留饮,故以为佐。气味相合,上下分消其湿,使壅滞之气得宣通也。”

陈实功《外科正宗》载用当归拈痛汤治疗附骨疽之风湿相乘之证,症见“初起寒热交作,次传腿肿作痛,其形光亮微红,发热肿痛,按之如泥不便起者”。陈实功认为附骨疽乃体虚之人阴寒入骨之病,或因夏秋露卧,寒湿内袭;或因房欲之后,盖复单薄,寒气乘虚入里。初起多寒热交作,稍似风邪,日久阴变为阳,寒化为热,热甚而腐肉为脓,此疽已成也。陈实功将当归拈痛汤主治详化为“湿热下注,腿脚生疮,赤肿作痛;或腰脚酸痛,或四肢遍身重痛,或下部顽麻作痒,或成血风”。并作方歌:“当归拈痛汤二术,羌活防芩泽泻苓;升麻茵陈甘草节,人参知母要调匀。”

刘纯《杂病治例》中载有当归拈痛汤治疗疮疡:“诸疮初起者……脉数滑浮大者,宜东垣消毒散。沉细者,十补散。滑数疮在下,宜当归拈痛汤。”盖脉滑为湿,数为热,湿邪重浊,易于下注,故疮在下。羌活、防风、升麻、葛根、苍术,皆辛散之剂,可泄越壅塞之气;苦参、黄芩、茵陈、知母,皆苦寒之品,可解湿热之苦;泽泻、猪苓、白术,可导利下焦之湿;当归、人参、甘草,养血于败坏之余,益气于泄越之后。

庄履严《妇科百辨》用当归拈痛汤加减治疗妇人遍身麻木:“麻者,气虚也;木者,血死也。治麻以乌药顺气汤加清痰活血药,治木以当归拈痛汤加苏木、清痰药。”当归拈痛汤上下分消其湿,使壅滞得通,清痰则结散,苏木破瘀则血行,血行则木消。

《张氏医通》盛赞此方为“此湿热疼肿之胜方”,载当归拈痛汤所主病证10余例。包括外感湿热之“肩背沉重疼痛,上热胸膈不利,及遍身疼痛者”;“脉软大而数”之两膝胫至脚痛极;“湿热相搏,肩背沉重而痛”;双膝“夏月湿热沉重而痛”;湿热之腿痛;“脚气初发,一身尽疼,或肢节肿,便溺阻隔”证属湿热者;湿热痹证;湿热历节疼痛;湿热下注之产后浮肿等。

当今临床,当归拈痛汤的应用范围进一步扩展,有医家以此方治疗湿热型消渴痹病,相当于西医糖尿病周围神经病变。该病变是糖尿病神经病变中最常见的一种,先出现肢端感觉异常,可伴痛觉过敏、疼痛后期可有运动神经受累,出现肌力减弱甚至肌萎缩和瘫痪。湿热所致消渴,湿浊阻滞经脉,气血运行不畅,久则肢体麻木。以当归拈痛汤分消湿热,气血得以宣通,麻木之症得消。

有报道以此方治疗热壅血瘀乳痈,相当于西医急性乳腺炎,好发于初产妇,多因久食厚腻之品,乳汁瘀积,情志不畅,感受外邪,内有郁热等因素所致,以乳房部结块肿胀疼痛为特征。治应通其经脉之瘀阻,清其血脉之湿热之毒。当归拈痛汤具有燥湿清热、上下分消、宣通经脉壅滞之功效,故加减化裁用之效捷。

还有通过改变当归拈痛汤中药物用量,重新定义君臣佐使者。认为以当归活血通络止痛为君药;人参、甘草补气健脾,白术、苍术健脾利湿,羌活、防风利关节散风湿,共同为臣;升麻、葛根升阳祛风,黄芩、知母苦寒泄热,茵陈、猪苓、泽泻祛湿泄热,共为佐药。诸药合用,共奏通络止痛、调和气血、疏风清热利湿之效。

张元素立方之意是“教人比证立方之道”。当归拈痛汤治疗内科、外科、妇科抑或皮肤科之病证,总不离湿热之病机,疼痛之症状。一方治多病,吾辈当师其法而不泥其方。

(张婵娟)

从冲和汤到加减冲和汤到补中益气汤

加减冲和汤首见于张元素《医学启源》一书,主治风邪中府之病,宣外阳、补脾胃、实表里、养营卫。该方由冲和汤化裁而来,充分体现了“补通相得,化行并举,用药专精”的特点。李杲作为张元素传人,在加减冲和汤的基础上,化裁创制了补中益气汤。兹从“加减冲和汤”历史衍变和方义内涵,探究其制方思想,从而探讨李杲对张元素学术思想的继承和发扬。

(一)加减冲和汤的来源和组方意义

加减冲和汤首见于《医学启源》,组方为柴胡五分,升麻三分,黄芪五分,半夏二分,黄芩、陈皮、人参、芍药、甘草各二分半,当归、黄柏(酒浸)各三分。主治中府之病,可宣外阳、补脾胃、泻风木、实表里、养荣卫。

张元素并未在书中提及原方冲和汤的由来及组成。据考,该方当为宋代魏岘《魏氏家藏方》所载冲和汤,由甘草(炙)二钱半、黄芩一钱半、柴胡(去梗)半两、人参半两、半夏(汤泡七次)半两组成,主治暑疟、寒热多痰。而这个冲和汤其实就是《伤寒论》的小柴胡汤减去了生姜、大枣。方名中“冲和”一词大概源于《道德经·第四十二章》“万物负阴而抱阳，冲气以为和”。冲，空虚，平静。冲和即平和，指阴阳合和的均衡状态。冲和汤的命名应是对该方和解表里、和解少阳、和解寒热功效的形容。

张元素仅在方名前加上“加减”二字，但这个“加减”变化很大，与原方相差很多，已经远离了小柴胡汤“和解”的主题了。需要我们从方药分析上探讨其作用，理解张元素所说的“风邪中府之病”的治疗大法。

从组方来看，张元素在冲和汤的基础上增加黄芪，来配伍人参补益中焦的作用，同时重用升麻、柴胡来升发阳气、调畅气机。人参、黄芪善补脾肺之气，脾为气血生化之源，肺主一身之气，脾肺气旺，则一身之气皆旺，且人参补气兼能养阴，守而不走，黄芪善走肌表，补气兼能扶阳，走而不守，二药并用，阴阳兼顾，彻里彻外。升麻以引阳明清气上行为主，柴胡以升少阳清气上行为要，升麻行气于右，柴胡行气于左，两药参合而用，一左一右，升提之力倍增。《名医方论》云：“补中之剂，得发表之品而中自安；益气之剂，赖清气之品而气益倍。”人参、黄芪、升麻、柴胡四药共为君药，共兼升散、培补之功。半夏辛温而燥，功擅燥湿化痰、和胃降逆，陈皮辛苦而温，长于理气健脾、燥湿化痰。二者相伍，半夏得陈皮之助则气顺痰消，化痰湿之力增强；陈皮得半夏之辅，则痰除而气自下，理气和胃之功更著。二者相使相助，共奏健脾和胃、理气化痰之功。白芍酸而微寒，补血敛阴；当归辛甘而温，补血行血。当归辛香性开，走而不守；白芍酸收性合，守而不走。二药合用，辛不过散，酸不过敛，一开一合，动静相宜，使其补血而不滞血，行血而不耗血，养血补血之功最良。黄芩清热燥湿，凉血止血，善走中上焦；黄柏清热燥湿，泻火解毒，善行下焦。二药配伍，分消三焦湿热，除湿以固土，助他药补益脾胃之效，再加甘草从中调和。

刘完素于《素问要旨论》中提到“亢则害，承乃制，制则生化”。五脏六腑，皆因制约而得以化生。五行中木克土者，实际为木对土之调节、控制、平衡作用。土得木制，方能生化。即肝之疏泄对脾胃元气所具有的输布、条达作用。《素问·宝命全形论》言：“土得木而达……万物尽然。”故五行之制化、生化是为合理控制，而非功能之破坏。郭霭春认为“十一脏取决于胆”实为土之元气取决于胆之升发，则方可得用，故脾胃之中气，以肝气疏通为要，而非自我条达。故一身气之冲和，重在“肝脾”关系是否协调、能否形成合理控制。脾胃为一身气血之源，肝主疏泄，通过疏肝健脾使中气得以调和、布散，正应“冲和”之义。

（二）加减冲和汤对李杲思想的影响

李杲作为张元素的入室弟子，不但继承了张元素的学术思想精髓，更在张元素加减冲和汤的基础上加减化裁，制出补中益气汤。补中益气汤出自《脾胃论》，组成有黄芪一钱、人参三分、升麻三分、柴胡三分、白芍三分、当归二分、甘草五分。在“加减冲和汤”的基础上,倍黄芪,而消减升麻、柴胡之力,舍去黄芩、黄柏二药。

李杲《内外伤辨惑论》卷中提出:“盖温能除大热,大忌苦寒之药泻胃土耳。”所以制方时,舍去加减冲和汤中的黄芩、黄柏二药,以防苦寒伤胃。主张“脾胃虚弱,多阳气不能生长,是春夏之令不行,五脏之气不生”,并强调“肝、心、肺、肾,有余不足,惟益脾胃之药为切”。因此脏腑五行以“脾胃专旺”为上法,肝虽有疏泄、升发、条达之功,但调理气机恒为辅助。在健补脾胃的基础上,佐以升、柴以“疏土”,防治脾胃虚衰,阳气不能升发。此观点显然与其先师相左,张元素认为“药力之发挥,须有所传化,当首通气机,若气机不调,药力不专,则精微不行”,观加减冲和汤升麻、柴胡八分,黄芪、人参七分半,可见其将培补、通调放在同等重要的位置。

加减冲和汤创于张元素,李杲在此基础上灵活化裁,制出补中益气汤、升阳益胃汤等补益脾胃的经典方剂。李杲把加减冲和汤作为基础方加减化裁,正是对张元素补中寓泻制方思路的继承和发展。著名中医文献学家任应秋指出,升阳益胃泻火才应该是李杲的学术思想特色。所以临床在论治脾胃虚弱发热的患者时,不应一味补益,过分忌用寒凉,而是应该根据具体病情施用药物,适当地将益胃升阳与泻火并用,才能达到最佳疗效。

(张婵娟)

张元素应用诃子经验

诃子,又名诃黎勒、诃梨勒,为使君子科植物诃子 *Terminalia chebula* Retz. 或绒毛诃子 *Terminalia chebula Retz.* var. *tomentella* Kurt. 的干燥成熟果实。《金匮要略·呕吐哕下利病脉证治》用诃梨勒散治“气利”。本草文献中,诃子首见于《药性论》。中药教材均将诃子归入“收涩药”,认为其能“涩肠止泻,敛肺止咳,利咽开音”;方剂教材中也只有真人养脏汤、九仙散、咳血方等方伍用诃子。当今中医临床,诃子的应用多局限于敛肺止咳、涩肠止泻。

易水学派鼻祖张元素对药物学贡献巨大,他创立了类分药物的新方法,以四时之象的喻义说明不同药物的作用,将药物分为风升生、热浮长、湿化成、燥降收、寒沉藏五大类,并称之为“药类法象”,对诸多药物性味、功效有独到见解。对于诃子一药,张元素《珍珠囊》中没有记载,在《医学启源·药类法象》中将其归于“湿化成”类,此类药物在天应四季,在人以脾胃应之。张元素认为,诃子“气温味苦,主腹胀满,不下饮食,消痰下气,通利津液,破胸膈结气,治久痢赤白,肠风,去核,捣细用”。可见,张元素认为诃子的主要功效是“消、降、通利”,这和现代中药学和当今临床不甚一致。在其应用中,主要体现在消痰下气和收敛固涩两大方面。

《脏腑标本寒热虚实用药式》中共用3次:①用于泻肺火,“肺属金,畏火,火有君相之别,君火宜清,相火有从逆两治,气实只宜逆治:粳米、石膏、寒水石、知母、诃子”;②用于大肠脱证,“下陷不已,至于滑脱,涩以止之,所以收敛正气也,龙骨、白垩、诃子、粟壳、乌梅、白矾、赤石脂、禹余粮、石榴皮”;③用于脾实证,“脾胃俱为仓廪之官,而脾主运化,脾气太实,则中央杼轴不灵,故用泻”,下分泻子、吐、下三法,“泻子:金为土之子,土满则肺气壅遏,泻肺气,所以消满,诃子、防风、桑白皮、葶苈”。

“敛肺”用乌梅、粟壳、五味子、白芍、五倍子,“命门”之“涩滑”用牡蛎、芡实、金樱子、五味子、远志、萸肉、蛤蚧,均没有配伍诃子。

在《医学启源·六气方治》的62方中,有3方伍用诃子:

治燥之七宣丸:由柴胡、桃仁、枳实、诃子皮、木香、大黄等7味药组成,“疗风气,治结聚宿食不消,兼砂石皮毛在腹中”,“心腹胀满,胸膈痞寒”,“大便或秘,小便时涩,脾胃虚痞,不能饮食”等疾。

治燥之神功丸:由大黄、麻仁、人参、诃子皮等4味药组成,用治三焦气壅、心腹痞闷、六腑风热、大便不通等疾。

治寒水之铁刷汤:由半夏、草豆蔻、丁香、干姜、诃子皮、生姜等组成,用治积寒痰饮、呕吐不止,胸膈不快,饮食不下,并宜服之。

纵观张元素对诃子的应用可见,张元素没有将诃子作为主要的收敛固涩药使用,只在涩肠止泻中配伍应用,敛肺气、止遗精均未见使用;而在泻肺、消痰下气反而使用为多,尤其是治疗积滞痞阻、大便不通的配伍应用经验值得重视,但未见张元素相关阐述及医案,有待临床验证。

当今文献有用藏药三味诃子散及藏药中成药六味安消胶囊(成分:土木香、大黄、山柰、寒水石、诃子、碱花)治疗便秘的报道,可供参考。

以诃子为首药的排石藏药十味诃子片(诃子、藏茜草、红花、刀豆、豆蔻、山矾叶、渣驯膏、紫草茸、獐牙菜、圆柏膏)也和张元素七宣丸用治“砂石皮毛在腹中”的记载相似。

现代药理研究,诃子含鞣质较多,有收敛、止泻作用,除鞣质外,还含有致泻成分,与大黄相似,先致泻后收敛。诃子水煎剂和乙醇提取物对多种致病菌有抑制作用。

关于诃子,张元素弟子李杲所著《用药心法》、王好古所著《汤液本草》中均有记载,但应用很少。认为诃子气温,味苦。苦而酸,性平,味浓,阴也,降也。苦重酸轻,苦重,泻气;酸轻,不能补肺,故嗽药中不用。《兰室秘藏·泻痢门》诃子皮散、《脾胃论》诃黎勒丸均用治泻痢。(诃子皮散:以诃子、陈皮、干姜、罂粟壳共用，温中祛寒，涩肠固脱。治肠胃虚寒泄泻，米谷不化，肠鸣腹痛，脱肛不收；或下痢脓血，里急后重，白多赤少，日夜无度）（诃黎勒丸：治休息痢，昼夜无度，腥臭不可近，脐腹撮痛，诸药不效。诃子五钱，去核梢，椿根白皮一两，母丁香三十个。上为细末，醋面糊丸，如梧桐子大，每服五十丸，陈米饭汤，入醋少许送下，五更三日三服效）

查看历代文献对诃子的记载可见，诃子是一味兼具通涩的药物，且生、煨功效有别。《药性论》载："生用清金止嗽，煨熟固脾止泻；通利津液，主胸膈结气，止水道，黑髭发。"《本草纲目》载："诃子同乌梅、五倍子用则收敛；同橘皮、厚朴用则下气；同人参用则能补肺治咳嗽。东垣言'嗽药不用者'非矣，但咳嗽未久者，不可骤用尔。嵇含《草木状》言作饮久服，令髭发白者变黑，亦取其涩也。"《本草通玄》载："生用则能清金行气，煨用则能暖胃固肠。"

黄元御《长沙药解》对本药论述最为详尽："味酸、微苦，气涩，入手阳明大肠、手太阴肺经。收庚金而住泄，敛辛金而止咳，破壅满而下冲逆，疏郁塞而收脱陷。""诃黎勒苦善泄而酸善纳。苦以破其壅滞，使上无所格而下无所碍，酸以益其收敛，使逆者自降而陷者自升，是以咳利俱止也。其治胸满心痛，气喘痰阻者，皆破壅降逆之力；其治崩中、带下、便血、堕胎者，皆疏郁升陷之功也。"

临床应用方面，一则忌用于气虚之人，如"气实者宜之，若气虚者，似难轻服"（《本草衍义补遗》），"虚人不宜独用"（《本草求真》），"气虚及暴嗽、初泻，不可轻用"（《医学入门》），"气虚人亦宜，缓缓煨熟，少服"（《本草衍义》）；二则忌用于热证，如"咳嗽因于肺有实热，泄泻因于湿热所致，气喘因于火热冲上，带下因于虚热而不因于虚寒，及肠澼初发，湿热正盛，小便不禁因于肾家虚火，法并忌之"（《本草经疏》）。

总之，诃子性温，故其所治病证以感寒、或虚寒、或无明显寒热偏性之气机失调证为主；诃子集通涩于一身，通而不过，涩而不滞，药性平和。但反过来说，以其能泄，故虚人慎用；以其性温能敛，故有实热和阴虚者慎用。

诃子树原产波斯、印度等地，汉代时随丝绸之路传入我国，被称作"佛教圣药"。诃子是蒙医、藏医最为常用的植物药，被称作"众药之王""佳品药王"。诃子有六味、八性、十七效、三化味，可治二十属性病，且能解草乌之毒，调和诸药，如同中医之甘草。蒙医、藏医对诃子的认识和应用比中医广泛得多，蒙药、藏药的中成药多配有诃子，不仅诃子树不同的部位治病各异，即使同一味诃子，其部位不同，性味功效也各不相同。

（赵敏菡、周计春，本文内容曾发表于《中国中医药现代远程教育》2015年23期）

三、李 杲

李杲名字号释义

李杲，字明之，号东垣，又称东垣老人。古人一般是先有名，男子二十、女子十五分别举行冠礼和笄礼，也就是成人礼，并取字。“名字相应”是古人取字常遵循的原则，因此字和名之间常有一定关联。

李杲，名杲，“杲”按照许慎六书造字法为“比类合谊，以见指挥”的会意字，由上日下木组成，即日在木上，表示天已大亮。《说文解字》：“杲，明也。”《诗经·卫风·伯兮》“其雨其雨，杲杲出日”句中正是描写太阳升起的样子，明亮貌。李杲字“明之”正是对名“杲”的解释，体现了古代“名字相应”的取字原则。他如宋代医家钱乙，字仲阳，因为其名“乙”在天干中排位第二，而“仲”是伯、仲、叔、季的仲，排行也是第二；天干与地支相较，又属于阳，故名乙字仲阳。

古人的号或用以表明志向和情趣，如辛弃疾号稼轩，表明其重视农事的志向，欧阳修号六一居士，体现了一万卷书、一千卷金石文、一张琴、一局棋、一壶酒，一老翁的文人雅趣；或用以纪念出生地和居住地，如苏轼号东坡居士，陶渊明号五柳先生。史书载李杲为真定人，当时属河北西路，即今天的河北省石家庄市一带。这里在历史上源于战国时期中山国重要城邑之一的东垣邑，秦统一后置东垣县，后作为郡、国治所，历经更名恒山、真定、常山等，并于北魏时期迁到滹沱河以北，原来的东垣城失去了都会地位，沦为故城。李杲自幼成长于真定府，大约15岁后离开家乡，拜师张元素学医，5年后学成回乡，但不久即到河南济源为税官，之后战乱频仍，历经贞祐南渡（1214年），壬辰北渡（1232年），寓居山东12年，直到甲辰（1244年）历经奔波、死生契阔的李杲，终于回到阔别已久的故乡真定。此时，李杲已65岁，年近古稀，自号为“东垣老人”，是以真定史上曾用名为号。李杲晚年在家乡行医带徒著书，直到终老。关于李杲号东垣，有学者认为太阳从东方升起，东垣是东墙之义，当属不妥。

（张 弘）

李杲年谱

关于李杲生平主要参考文献有三：一为元好问所作《伤寒会要序》，《伤寒会要》一书已经亡佚,但是此序收录在《元好问全集》里,得以保存;二是《元史·李杲传》;三是元代砚坚所作《东垣老人传》,被收录在李濂《医史》中。此外,李杲本人著作,或弟子王好古和罗天益的著作中关于其事迹生平的内容,也为我们整理李杲年谱提供了线索。兹参考《李东垣年谱约编》和《李东垣生平年鉴初考》等文章,将其传奇一生主要事迹整理如下:

1164年:李杲家族世居真定,富於金财。年初,"校籍真定、河间,户冠两路"表明其出身家资丰厚,在当地首屈一指。

1180年:李杲出生。

1187—1195年:从师名儒学习儒学。"受《论语》《孟子》於王内翰从之,受《春秋》於冯内翰叔献。"

1195—1201年:一种说法是1198年以母病不救而正式学医,携千金师事名医张元素,尽得其传,于四五年之后出师。但是实际上李杲学医原因、时间和年限都没有明确记载。仅有《东垣老人传》提到其因为母病不救而学医,后世提到李杲学医原因多来源于此。

关于师事张元素的起止时间亦无准确记录,据《医学发明·序一》"不四五年,倾囷倒廪,尽得其术",定为5年。李杲《内外伤辨惑论·自序》云:"仆幼自受《难》《素》于易水张元素先生。"《礼记·曲礼》云:"人生十年曰幼,学。二十曰弱,冠。"应该是20岁以前即开始学医。虽然具体时间不够明确,但是确定的是学医在其母亲病逝之后,大概在1198年前后即1195—1201年。

1202年:"进纳得官,监济源税。彼中民感时行疫厉……制一方,与服之,乃效。"(《东垣老人传》)"泰和二年,先师以进纳监济源税,时四月,民多疫疠。"(《东垣试效方·杂方门·时毒治验》)济源即今河南济源市,李杲在此任监税官。其间,山东、河南大头天行时疫流行,李杲创普济消毒饮,大获良效。

1204年:为泰和四年。"泰和中,岁饥,民多流亡,君极力救,全活者甚众。"1201—1208年是金章宗完颜璟的年号泰和。考《金史·章宗本纪》载泰和四年"山东、河北旱"。此时李杲正在山东、河北之间的河南任职。李杲忠信笃敬,乐善好施,有仁爱之心,在灾难之时积极救济饥民。

1215年:中都陷落,李杲所任职的济源也于同年陷落。"宣宗贞祐三年秋七月戊午朔,元兵收济源县。"为避蒙古兵,由济源逃往汴梁(今河南开封),为生计所迫,开始悬壶为医。1210—1225年,李杲一直生活在两军交战之中。

1231年:《内外伤辨惑论》初稿成。书中辨外感内伤,并记载了名方补中益气汤。

1232年:这一年发生壬辰之变,李杲在汴京亲历了蒙古军围城和疫病的流行,他医以伤寒论治,死者无数。李杲从内伤论治,以补中益气、升阳散火而获效。这一历史事件,对他的学术思想影响甚大。随后从汴京北渡到山东,其间与元好问交往密切。李杲在聊城、东平等处住了12年,其间编撰了《医学发明》的书稿。《内外伤辨惑论·辨阴证阳证》《伤寒会要引》《东垣老人传》均有对这一年发生事件的记载。

1238年:撰《伤寒会要》,元好问为之引。

1244年:宋理宗甲辰年,李杲还乡。《东垣老人传》载:"至甲辰,还乡里。"此时距离壬辰北渡已经12年,政局日渐稳定。李杲返回家乡河北真定,开始著书立说授徒,收罗天益为弟子。

虽然《东垣老人传》载东垣还乡时间为1244年,但《兰室秘藏》和《东垣试效方》却载有癸卯(1243)年李杲在家乡治病的医案:一则是"灵寿县董监军"案,其时间在《兰室秘藏·自汗门》中是"癸卯(1243)冬",在《东垣试效方·杂病门·风寒伤形》中是"癸卯年冬十二月间";另一则是"白枢判家一老仆,面尘脱色"案,其时间在《兰室秘藏·泻痢门》中是"癸卯冬",在《东垣试效方·泻痢肠澼论》中是"癸卯岁冬十月"。这样,其还乡时间就存在一定疑问。

1247年:罗天益出师,李杲赠罗天益白金,勉励其学。"学三年,嘉其久而不倦也,予之白金二十两。"《东垣试效方》里摘录了32则医案,其中12则医案具体时间是在1247—1249年,这段时间罗天益应跟随在李杲身边。同年《内外伤辨惑论》定稿并撰序。

1248年:撰《兰室秘藏》。治愈元好问疮疡恶证,载于《东垣试效方·疮疡门》;为罗天益论述春月养生之道,载于《卫生宝鉴·药误永鉴》。

1249年:撰《脾胃论》,元好问为之序。

1251年:李杲卒,临终前将其著作书稿授罗天益。

(张 弘)

从"为己非为人"到"为天下后世"——谈李杲治医目的的转变

(一)"为己非为人",学医不为医,是社会因素所造成

关于李杲学医的原因,元好问《伤寒会要序》认为是兴趣爱好——"幼岁好医药";《东垣老人传》认为是因为母亲患病,不治而亡始立志学医——"君痛悼不知医而失其亲,有愿曰:'若遇良医,当力学以志吾过'"。无论是哪种原因,李杲对待学医都是严肃认真的。他寻访名医,最终学医于易水学派创始人张元素,并且勤奋刻苦,5年时间,学成出师。

李杲习医,最初或出于兴趣,或出于明理,并非欲以为业。《医学发明·序》云:"始公之习医,为己非为人也。"李杲学医出师后没有成为医生,因为"家既

富厚”，故“无事于技，操有余以自重”，而是选择了出仕“监济源税”，这主要和当时儒家思想为主流思想有关。

历史上，医生的地位几次发生变化。上古时候医和巫是不分的，此时也是医生地位最高的时期。到了春秋战国时期，医生逐渐从巫医相混中脱离出来，此时的名医扁鹊提出了“信巫不信医，六不治也”，最终医生跻身于士阶层的一员。然而到了西汉，封建社会“士农工商”四民之序已基本定型，医生也由原来“士”的阶层跌落到“工”的阶层，这一下降趋势在一定程度上使医生地位低下固定化。《汉书·艺文志》中就将医学著作划分为属于工的“方技略”。

医生地位的这种转变和儒家思想密不可分。从汉代“罢黜百家，独尊儒术”开始，儒家思想被确立为封建社会的正统思想，在之后的近两千年间不断发展，虽然在不同朝代儒家思想内容、地位不完全一致，但是也一直是社会的主导思想之一。儒家思想重视人文伦理知识而轻视科学技术，缺乏理性的科学精神，把科学发明视为奇技淫巧。医学必然被儒家所摒弃，医生地位较为低下，既得不到重视，也无法受到尊敬。即使在医生社会地位较高的个别时期，也有医生受辱、甚至遭到摧残迫害的事件。最终使人们羞于以医为业，甚至以之为耻，如华佗“然本作士人，以医见业，意常自悔”。

李杲生活在宋金元多政权并存的战乱时期，此时南宋与金南北分治。李杲出生在金统治的北方，成年后经历了蒙古南下攻金战乱。在金元少数民族统治中原时期，儒家思想的统治地位虽然并不能随即确立，但是儒家思想仍然极为深刻地影响了人的价值取向和行为方式，尤其是在读书人之间一直是主导思想。李杲早年习儒于大家，深受儒家轻视医学的影响，习医为明其理而不以医为业，“君初不以医为名”，舍医从政主要原因还是封建思想的价值观影响。尊儒轻医的思想是普遍的，其他人也不敢以医视之，“人不敢以医名之”，“大夫士或病其资性高謇，少所降屈，非危急之疾，不敢谒也”。

（二）退仕为医，是不得已为之

但是当蒙古军南下，社会动荡之时，李杲由于多种原因最终开始了从医之路。蒙金战争，贞祐二年（1214）金国都中都（今北京）失守，迁都汴梁（今开封），李杲从济源南渡，“避兵汴梁，遂以医游公卿间，其明效大验”。此时以医见业，被形势所迫是一方面；另外，也因为社会动荡，儒家思想的禁锢有所减轻，使他可以放下思想负担；同时李杲行医也是因为医者的仁心，在战争、饥荒、瘟疫盛行的时代，百姓生活困苦，患病率较高，李杲目睹这些不能无动于衷。实际上早在太平时期，他在济源任官时间，就出于仁爱之心为流行的大头天行开出了普济消毒饮这一名方，这也是他在医术上初露锋芒。

李杲学医较早，最初“为己非为人”，中年退仕行医，这是多个因素共同作用的结果。他在著作中没有明确说明,从当时的社会背景进行推测可得。壬辰北渡后,蒙古统治者往往留下百工技艺之人,供其日后使用;再者由于丘处机的关系,全真教受到蒙古统治者的礼遇,所以许多士人为生计,或为医,或为道,以求全身立命,都可能是李杲从医的原因。

(三) 孜孜明理、普济苍生是其仁爱之心的体现

李杲为官济源时人们"不知君之深於医",贞祐南渡后,君避兵汴梁,遂以医游公卿间,其明效大验;后经壬辰之变,北渡寓东平。这是李杲一生的转折点,此后 12 年间,其成为一名没有自由的职业医生。《医学发明·序》称:"北渡后,专事于医。"历经频仍战乱,亲历围城中百姓因饥饿、恐惧为病,诸医误以伤寒论治,目睹时弊,感慨"往者不可追,来者犹可及",遂以平生已试之效,著《内外伤辨惑论》,以警世医,避免"壬辰药祸"。既使医知其不当为,更欲使其知所应为,又著《脾胃论》叮咛之。

在李杲 65 岁时,回到故乡真定,并收罗天益为徒。临终,将平日所著书检勘卷帙,以类相从,列於几前,嘱罗天益曰:"此书付汝,非为李明之、罗谦父,盖为天下后世,慎勿湮没,推而行之。"可见,历经壬辰之变,李杲不仅现实上以医为业,探究医理,救治百姓,而且著书立说已成了他的人生追求。

从全身立命,不得已为医,到晚年的"为天下后世",其治医境界为之升华。这种升华不是偶然的。李杲幼时好学,富而有节,建书院,延待儒士,拜名师,学经诵典。遇饥岁,极力赈救;为税官,恻然献方。历经战乱,目睹时医之误,辨析医理,力纠时弊。精究医理,普济苍生,都体现了其仁爱之心。

李杲早年学医不为医,是社会观念的束缚所致;退仕从医,是不得已而为之;但晚年孜孜于医,为天下后世,则是其博爱仁心的体现。

(张 弘 周计春)

壬辰之变对李杲医学思想的影响

(一) 李杲与壬辰之变

壬辰年是 1232 年,这一年由于连续的败仗和动荡,金朝先后使用了正大、开兴、天兴 3 个年号。这年正月,蒙金二军主力于钧州三峰山展开决战;三月,蒙古军队包围汴京,金哀宗弃城出逃,后汴京城陷,史称壬辰之变。随之而来的是第 2 年的"壬辰北渡",二月,崔立发动兵变,以汴京城降,城中大量的官吏、百姓被蒙古军押往北部山东东平、聊城一带,过着半囚徒、半苦工的生活,

一些儒士及百姓则被俘成为奴隶。

李杲亲历了围城之困,他在《内外伤辨惑论》中有这样的记载:“向者壬辰改元,京师戒严,迨三月下旬,受敌者凡半月。解围之后,都人之不受病者,万无一二,既病而死者,继踵而不绝。都门十有二所,每日各门所送,多者二千,少者不下一千,似此者几三月。”元好问也记载:“壬辰之兵,明之与予同出汴梁。”这些都说明了李杲是亲历壬辰之变的。蒙金二军交战中,蒙古兵围攻汴梁,汴梁死亡人数巨大,其原因众说纷纭,有认为主要和饥饿有关,围城之中,供应不足,人们因饥饿劳役而丧命;有认为和瘟疫有关,如目前较为流行的肺鼠疫说。从描述中可知,病情急骤,发病率高,致死率高,再结合当时人们体质情况,应是一场“有群体脾胃内伤基础的急性、烈性传染病”。

(二)壬辰之变对李杲医学思想的影响

壬辰之变对李杲的影响,不但体现在人生方向上,由一名生活优裕的儒士变为流亡者,由“以医游公卿间”,转而成为专职医者,更主要的是他医学思想的转变。

对于壬辰年出现的大量死亡病例,今天的我们试图破解其原因,当时的医家更是在积极思考,其中李杲勤于观察和思考,提出创新性观点。将近百万的死亡人数对李杲触动很大,而且“非惟大梁为然,远在贞祐、兴定间,如东平,如太原,如凤翔,解围之后,病伤而死,无不然者”。他凭借扎实的医学基础和临床经验,对病因积极思考。为什么战后大量百姓患病?为什么按照伤寒辨证治疗效果甚微?如果不是伤寒,为什么症状如此类似?他结合实际情况,从医学角度分析这些人死亡的病因、病机,对疾病性质为内伤还是外感提出了质疑,最终形成了李杲的内伤脾胃理论,以及对于外感和内伤疾病的鉴别辨证。

李杲亲见战争中的普通百姓,在战乱中颠沛流离,常常饮食失节,又劳役过度,精神长期高度紧张、忧虑、恐慌,情志失宜。考虑到这些因素后,李杲进一步分析饮食、劳役、情志的异常会带来哪些病理改变,答案毋庸置疑是脾胃受损。为了解答脾胃受损所引起的疾病,临床表现为什么会和外感如此相似,李杲通过层层剖析,最终创见性提出了内伤热中症及阴火的概念,自制一系列以补中益气汤为代表的补脾胃、升阳气、泻阴火方剂。

但实际上,李杲是将群体脾胃内伤基础的疫病认作内伤来治的,将脾胃内伤基础的疫病发热也归入“阴火”范畴了,说起来其实是一个错误。史学家范行准就曾说:“所以他把这次汴京大疫属于内伤,在医学史上来说,实是一个罕见的大错误。”从现在看来,以内伤治疫,病因病理归纳有误,但他又取得了切实的疗效,实际是“理悖方效”,有治疫之实,无治疫之名。

壬辰之变后,李杲去了山东,开始专职行医。汴京大疫的治疗虽不是其“内伤”思想初成,但在应用中得到巩固。可以说,亲历的壬辰之变及这一时间段的临床实践经验,是他建立脾胃学说的基础。壬辰之变后,李杲对内伤脾胃的病因、病机、治则、方剂认识趋于成熟、完善。此后他尤其重视脾胃,并扩展其临床应用,认为“脾胃内伤,百病由生”,从中焦论治百病,成为“补土派”代表。

李杲据多年的感悟和经验,著成《内外伤辨惑论》,以区别外感和内伤。此书的编撰和刊行,标志着其内伤思想的形成。序中说:“中年以来,更事颇多,诸所诊治,坦然不惑,曾撰《内外伤辨惑论》一篇。”据作于丁未年(1247)的自序载“此论束之高阁十六年矣”,以此推理,此书初成书于1231年,后来又将壬辰之变(1232年)和之后山东行医的经验进一步补充,于丁未年(1247)正式刊行。基于其编写经历,此书既有外感风寒和虚人感疫的辨别,又有外感风寒与脾胃内伤的辨别。

(张 弘)

李杲与元好问,患难相交,医儒相得

元好问,字裕之,号遗山,1190生于太原秀容(今忻州市)韩岩村,兴定进士,曾任行尚书省左司员外郎等职。金亡后,元好问被囚数年。晚年重回故乡,隐居不仕,于家中潜心著述。蒙古宪宗七年(1257)病故于真定获鹿(今河北鹿泉市)寓舍。先世系出北魏拓跋氏,拓跋氏后改姓元。元好问知识渊博,熟谙历算、医药和佛、道哲理,长于书法,善于鉴赏书画、金石文字、古物,是我国金代最有成就的文学家和历史学家,是宋金南北对峙时期北方文学最主要的代表。李杲1180年出生于河北真定(今河北正定),1251年病逝于故乡,是北方医学的代表医家、易水学派的中坚力量,名列金元四大家。他继承张元素脏腑辨证说,辨别外感内伤,重视脾胃在疾病发生中的作用,后世称为“补土派”。二人一文一医,因为壬辰之变而有了交集。从史料看,两人的交集主要体现在三方面:北渡同行6年,患难相交,医儒相长;元好问儒者知医,为李杲两部著作作序,弘扬其学术;李杲为元好问医病,元好问信服其医术。

(一)壬辰北渡,患难相交

元好问壬辰之变前任金尚书省令史,文名较著;李杲壬辰之变前曾在济源任税务官,后因战乱来到汴梁,虽未从医,但其医术在朋友间亦有所闻。此时元好问应该已经听闻其医名,然而未曾相交,直至壬辰之变后,元好问与李杲同行北渡,正是在此期间两人结识,交往长达6年之久。关于李杲在壬辰之变后的这段经历,他本人并无交待。元好问记述此间于1234年金灭亡后被羁管于聊城，还有和李杲交往的经过："往予在京师，闻镇人李杲明之有国医之目，而未之识也。壬辰之兵，明之与予同出汴梁，于聊城、于东平，与之游者，六年于今。"至1238年元好问一直在山东，只是后来移居山东冠氏县（今山东冠县）。此后携家眷离开山东，最后返回家乡。壬辰之变12年后李杲也回到家乡真定，此后元好问曾几次去真定拜访过李杲。

元好问对医学有浓厚的兴趣，曾编撰《元氏集验方》。他在自序中说："予家旧所藏名医书，往往出于先世手泽。……壬寅冬，闲居州里，因录予所亲验者为一编，目之曰《集验方》。"此外，在他的著作中也能够看到对医药知识的熟练运用。如在谈到对杜甫诗的见解时说到："夫金屑、丹砂、芝、术、参、桂，识者例能指名之。至于合而为剂，其君臣佐使之互用，甘苦酸咸之相入，有不可复以金屑、丹砂、芝、术、参、桂而名之者矣。故谓杜诗为无一字无来处亦可也，谓不从古人中来亦可也。"就是用各种药材合成的药剂来形容熔铸"九经、百氏古人之精华"的杜诗。元好问对李杲医术大为叹服，曾亲见其治病"不十数日皆平复"。二人常探讨医学问题，元好问也接受李杲的医学主张，认为汴京大量病亡事件为"壬辰药祸"。

（二）元好问儒者知医，为《伤寒会要》《脾胃论》作序，弘扬其术

《伤寒会要》是李杲早年研究伤寒的一部书，元好问曾为之作序；此书在《金史》有著录，惜已亡佚，庆幸的是元好问为此书所作的序却流传下来了，现见于《元好问文编年校注》等书。序文前半部分记录元、李二人相识始末，以及李杲师从张元素学医并传其业。讲到"大概其学，于伤寒、痈疽、眼目病为尤长"，并著有《伤寒会要》30余万言。之后用了近千字的篇幅，列举了李杲治验6则，以见证李杲的辨治精细，医术高明。最后提到"戊戌之夏"将还太原，李杲之子李执中持书求序，当时是金哀宗天兴七年（1238），此时金已灭亡4年。元好问对此予以高度评价，谓其书"推明仲景、朱奉议、张元素以未备矣。见证得药，见药识证，以类相从，指掌皆在。仓猝之际，虽使粗工用之，荡然如载司南以适四方，而无问津之惑，其用心博矣"。序文内容丰富，专业性强，说明元好问熟谙医药，并非常理解李杲的医学创见，才能有此番议论，此书也是《元史·李杲传》的重要参考文献。

元好问为李杲所作的另一篇序文是《脾胃论·序》。《脾胃论》是李杲最具代表性的著作，是李杲亲著的两部著作之一。全书仅有的一个序，就是元好问写于1249年。序中简述了此书的编写背景，"有余不足，世医不能辨之者，盖已久矣。往者遭壬辰之变，五六十日间，为饮食劳倦所伤而殁者，将百万人，皆谓由伤寒而殁"，李杲认识到时医惑于外感内伤之弊，著"辨内外伤"及"饮食劳倦伤"二论；在此基础上，李杲"惧俗蔽不可以猝悟也，故又著《脾胃论》叮咛

之”,并盛赞此书内容新颖,明理切病,“上发二书之微,下祛千载之惑”,认为李杲提出的理论主张可以使“壬辰药祸,当无从而作”。

(三)李杲为元好问治病,元好问信服其医术

两人自壬辰北渡相识,于山东患难相交6年之久,之后元好问退隐游历著述,李杲回故里行医带徒著书。元好问游历访友,多次到真定,两人交往不断。其间李为元诊治疾病、调理身体当不在少数,见于记载的有2次。在《东垣试效方·疮疡治验》详细记录了李杲为元好问治愈疮疡的经过:在李杲还乡的第4年,也就是戊申年(1248),元好问来真定,以饮酒太过,脑之下项之上生小疮,初不在意;二日势外散,热毒焮发,三日痛大作,夜不得寐。元好问求治镇之疡医,说不可速疗,要等到18天后脓出来后再用药,或砭刺,三四个月后才能好。元好问心生恐惧,找到李杲。李杲看后,认为“疮固恶”,但不难治。首先,膏粱之变,不当投五香,五香已无及。先以艾灸攻之,之后处方黄连解毒饮:黄连、黄芩、黄柏、生地黄、酒知母、黄芪、人参、甘草、羌活、独活、防风、藁本、防己、桔梗、泽泻、当归、苏木、连翘、橘皮。全方解毒化瘀利水湿,益气升阳泻阴火,充分体现了李杲阴火治疗特色。

李杲知道元好问是知医大儒,得给他把医理讲清楚,于是引经据典,结合《黄帝内经》理论对病情加以分析,“云是足太阳膀胱之经,其病逆当反治……必当伏其所主,而先其所因,……必先岁气,勿伐天和”,尤其从理法方药解释其处方,“以时言之,可收不可汗,经与病禁下,法当结者散之,咸以软之,然寒受邪而禁咸。诸苦寒为君、为用,甘寒为佐,酒热为引,用为使,以辛温和血,大辛以解结为臣,三辛三甘,益元气而和血脉,淡渗以导酒湿,扶持秋冬以益气泻火,以入本经之药和血,且为引用”,并预言服药后,疽当不痛不拆,精气大旺,饮啖进,形体健。

元好问觉得有道理,如言服药,药后大睡一觉,等醒来,疮肿减七八。元好问“疑疮透喉”,急邀李杲诊视,李杲看后说不五七日,作痂即愈。从投药到疮痂敛,只14天而已。尤其令元好问佩服的是,药后如李杲所言,出现了食量大增、行步有力和霄寐之变3种变化,原来李杲在给元好问治疮疡的同时,对其身体进行了整体调理。元好问说:“世医用技岂无取效者,至于治效之外,乃能历数体中不言之秘,平生所见惟明之一人而已。”

之后,元好问还追忆在山东期间,自己“伤冷太过,气绝欲死,明之投剂,应手而愈,起予之死”。通过这两次看病经历,李杲神奇医术令元好问折服不已,并表示要效仿曾为名医钱乙立传的刘斯立,他日为李杲立传,惜未成行。

李杲和元好问,是金元时期医文两界的两位巨匠,一个是北方医学代表,一个是北方文学代表,患难相交,医儒相得,元好问接受李杲的医学新思想,并

为李杲两部书作序，李杲为元好问医病，若元好问果为李杲作传，在医文两界的历史上均会添彩增色。

（张　弘　周计春）

“东垣古城”今安在？

李杲，字明之，金代著名医学家，补土派代表。关于其里籍，《元史·李杲传》载“镇人也”，砚坚的《东垣老人传》载“其先世居真定”，而他号“东垣老人”，是以地名为号，东垣指的是哪，和镇州、真定又是什么关系？

东垣最初叫东垣邑，是战国时期中山国为抗衡赵国在滹沱河南岸所建的重要城邑之一，它西依太行山东麓、东邻滹沱河冲击平原，扼守太行出口，衔燕赵、控中原的地理位置，一经产生，便成为这一区域的战略要邑，也是历史文化名城正定的前世。

赵武灵王二十一年（前305），势力大增的赵国大举进攻中山国，历经内乱的中山国已不是赵国对手，遂献四邑求和，其中就有东垣邑，“王许之，罢兵”。赵国改东垣邑为东邑。秦灭赵国后，改东邑为东垣县，后在此置恒山郡，汉高祖沿恒山郡置。

西汉初，赵王歇据恒山郡叛乱，汉高祖刘邦派兵征伐，大败赵军擒赵歇，控制了恒山郡一带，并移恒山郡治所至元氏（今元氏故城村）。汉高祖十一年（前195），夏阳侯陈豨叛乱，其将赵利据守东垣，高祖再率大军征讨，叛军被彻底击溃。汉高祖取真正平定之意，改东垣为真定，仍属恒山郡。《史记·陈豨传》记载：“上自击东垣，降之，更命东垣为真定。”后因避文帝刘恒讳，改恒山郡为常山郡。

公元前113年，汉武帝在此建立真定国，地辖四县；东汉建武十三年（37），废真定王国为侯国，改属常州郡，东垣间断作为郡、国治所。

北魏初，398年，北魏道武帝将常山郡迁治于安乐垒（滹沱河北，今正定），北齐又一度迁回真定，到隋时，真定县也迁于安乐垒，具有千年历史的东垣城就失去其政治、经济、都会的地位，沦为“故城”。安乐垒不仅取代了真定城的中心地位，而且连城名也沿袭了去。直到1723年，为了避清王朝皇帝胤禛的名讳，将用了1 000多年的真定改为正定。“古城有一丢，正定有一修”，说明常山郡北迁的史实。之后东垣城逐渐被毁，至明清称东垣城为“古城村”，清雍正时改称“东古城”。清代正定人、贡生容丕华曾赋诗《东垣城怀古》：“偶过东垣感慨增，离离禾黍满沟塍。水流哽咽君知否，欲向行人说废兴。”从中可以看到，昔日雄踞一方的城垣，今日遍野庄稼，满眼沟壑，为此发出无限感慨！

北迁的恒山郡在唐元和十五年（820）为避穆宗李恒名讳，曾改为镇州，元时设真定路。李杲是金末元初真定人,当时的真定已是繁华都市,北方文化中心,而滹沱河南岸东垣古郡已渐衰落,虽然如此,东垣故城是真定之源。真定是李杲故里。李杲20余岁于济源为官,后历经战争,颠沛游离,寓居山东12年,返乡时已六十有五。饱经沧桑的李杲,心情沉静,唯医是求,以古东垣地名为自己取号,这便是“东垣老人”的由来。

东垣—真定—常山,东古城作为郡、国、县之治所,前后达千年之久。而赫赫王城,今日仅剩下遗址,石家庄市长安区东古城村所在地就是东垣古城的旧址,目前仅留有土城墙的残垣,仍有“南城角”“西城坡”“东垣路”“真定路”等地名,“文革”前夯土城墙尚残存,南城墙(当地人称“南城坡”)100米,东城墙(“东城坡”)300米,西城墙(“西城坡”)200米,北城墙被滹沱河冲毁。“农业学大寨”时,村民将三段城坡土铲除了,现仅剩城墙地基,在村东有一高大土疙瘩(24号墓)残留。目前,城中村改造,村里的平房已全部拆除,新区楼房正在建设中。

东垣古城遗址是石家庄市境内现存古城遗址中面积较大的一处,仅次于中山灵寿都城遗址,具有极重要的历史文化价值。河北省政府于2008年10月将古城遗址列为文物保护单位,石家庄市体育大街北延时绕开了村东的“24号墓”,2013年5月被国家列为第七批重点文物保护单位。石家庄市政府本着“保护为主、合理利用”的原则,在此规划“东垣故城遗址公园”,总面积3.96km^2,其中遗址保护区面积2.29km^2,周边建设控制地带1.67km^2,投资概算11.2亿元。在设计中,公园遵循了历史遗存保护的原真性、整体性原则,在保护东垣古城遗址的基础上进行适度开发利用。

(周计春,本文内容曾发表于《中华医史杂志》2015年2期)

李杲“以伤寒、痈疽、眼目病为尤长”?

提起李杲,大家都知道他是“补土派”创始人,一般都认为他以治内伤见长。而元好问《伤寒会要序》中却说“大概其学,于伤寒、痈疽、眼目病为尤长”,《元史·李杲传》引用此言。下面就李杲对伤寒、痈疽和眼病的认识和治疗作一阐述。

(一)继承仲景,辨析外感内伤

易水学派的医学思想是在博采前人基础上创立的。《内外伤辨惑论·临病制方》载:“易水张先生云:仲景药为万世法,号群方之祖,治杂病若神,后世医家,宗《内经》法,学仲景心,可以为师矣。”李杲受张元素之影响,对于外感伤寒病亦有独到见解和丰富经验，著有《伤寒会要》30余万言。元好问为此书所作序言尚存，据序文可知本书内容丰富、颇具规模。“《会要》推明仲景、朱奉议、张元素以未备矣。见证得药，见药识证，以类相从，指掌皆在。仓猝之际，虽使粗工用之，荡然如载司南以适四方，而无问津之惑，其用心博矣。”从序言所举的医案来看李杲对于伤寒病不但理论扎实，同时临床用药灵活、效果显著。

《伤寒会要》是李杲集中论述伤寒病的著作，但原书已佚。王好古师从李杲较早，从其《此事难知》《医垒元戎》可考证李杲对于伤寒的研究。《此事难知》是王好古积累李杲讲授伤寒的记录稿编集而成。正如序言所言：“李公明之授予及所不传之妙，旬储月积，浸就成帙，一语一言，美无可状。……人徒见是书为伤寒之法，而不知上合轩岐之经，中契越人之典，下符叔和之文，兹又言外不传之秘，具载斯文矣。”

《此事难知·伤寒之源》云：“冬伤于寒，春必病温。盖因房室劳伤与辛苦之人腠理开泄，少阴不藏，肾水涸竭而得之。无水，则春木无以发生，故为温病。至长夏之时，时强木长，因绝水之源无以滋化，故为大热病也，伤寒之源如此。”李杲指出，伤寒虽为外感之邪，但少阴不藏、肾水涸竭是发病的内因。

《此事难知·问两感邪从何道而入》提出太阳者，腑也，自背俞而入；少阴者，脏也，自鼻息而入。所谓两感是太阳与少阴俱病，实指“冬伤于寒”，邪侵太阳，“冬不藏精”，邪入少阴的温病。但在治法上，终未跳出伤寒圈子，未能找出温病治疗的理想方法。

李杲以张仲景“六经辨证”为准，提出“太阳六传”的论点，太阳主一身之表，为身之外卫，风寒外伤首犯太阳经，卫气不能抵御外邪，必致传变六经，由表入里，由浅入深。膀胱经病若渴者，自入于本也，名曰传本；太阳病发汗不彻，利小便余邪不尽，透入于里，循经顺传阳明胃经者，名曰巡经传；太阳病脉浮无汗，当用麻黄而不用，传少阳胆木者，为越经传；太阳病当发汗而反下，汗不发，传少阴肾水者，名曰表传里；脉缓有汗，当用桂枝而反下之，传太阴脾土者，名曰误下传；太阳与厥阴是阴阳交接的经脉，厥阴经又合督脉上行与太阳经会于颠，名曰巡经得度传。李杲“太阳六传”不同于张仲景“日传一经，六日经尽”的传经论，是对伤寒学说的发展，全面反映了伤寒六经传变的规律。

李杲对伤寒的研究成果，也体现在王好古《医垒元戎》中，将伤寒、杂病分经统一论治，从理法方药角度加以论述，扩大了张仲景六经辨证的治疗范围，而且把治疗杂病的方药也用于伤寒，对后世医学发展有巨大影响。

李杲所处改朝换代的时代背景，亲历战争的特殊经历，使他对疾病的认识也发生着变化。对于和外感伤寒症状相似、病机不同的一类内伤疾病深入研究，详辨外感内伤，最终提出内伤热中症的理论并创立甘温除热的治疗大法。李杲对外感伤寒与内伤脾胃的辨证鉴别，既提高了伤寒的诊治效率，又避免了对于内伤疾病的误治。

（二）从脾胃论治疮疡，影响后世

李杲对痈疽疮疡类疾病有独到认识，结合《黄帝内经》相关理论阐述疮疡的病因病机，将脾胃学说和张元素药物引经理论引入疮疡的治疗，在《兰室秘藏》《活法机要》和《东垣试效方》等著作中均有专篇论述。

关于疮疡的病机，《黄帝内经》有“营气不从，逆于肉理”和“高梁之变，足生大丁”等说法。李杲认为，湿邪是导致“营气不从”的主要原因，如“地之湿气，感则害人皮肉筋脉，是言湿气外伤，则营气不行”，属外湿侵入；“膏粱之变，亦是言厚滋味过度，而使营气逆行，凝于经络为疮疡也”，属内生之湿。无论外感之湿，还是饮食不节的内生之湿，都会损伤脾胃，使脾胃运化功能失调，脾不运化，气机阻滞，营气不从，逆于肉理则生疮疡。基于此，疮疡的治疗“必当泻其营气”。明代汪机受其影响，在《外科理例》里提到：“营生血，营气流行失宜，不从其道阻逆于肉理，则血郁热，聚而为痈肿。”

基于疮疡是由于“营气不从，逆于肉理”所致，李杲在疮疡治疗上主张“泻营气是其本”，提出“非苦寒之剂为主、为君不能除”，苦寒之剂可“使经络疏通，脏腑中去其壅滞，必无痛矣”。临证须分内外以治其本，参考《素问病机气宜保命集·疮疡论》阐述托里、疏通、行营卫之治疮三法：内之外者，其脉沉实，发热烦躁，痛深于内，其邪气深矣，故先疏通脏腑，以绝其源；外之内者，其脉浮数，焮肿在外，形证外显，恐邪气极而内行，故先托里也；内外之中者，外无焮恶之气，内亦脏腑宣通，知其在经，当和营卫也。并创制了相应方剂，对后世外科医家汪机等影响很大。

李杲认为脾胃功能失调对疮疡的发病尤为关键，治疗中在苦寒清热、消痈散结等传统治法之中尤其注意调理脾胃，如《兰室秘藏·疮疡门》所言“量病人虚实，临时斟酌，勿令药多妨其饮食，此治之大法也”，“大抵用药之法，不惟疮疡一说，诸疾病量人素气弱者，当去苦寒之药，多加人参、黄芪、甘草之类，泻火而先补元气”。有学者统计《李东垣医学全书》31 张内服疮疡方中，用黄芪、人参两味补益脾胃药的方剂有 14 方，占 46%，而且为方中量最重者。可见，李杲治疗疮疡如治阴火，是补益脾胃升阳散火和解毒消痈同用，符合“今所立方中，有辛甘温药者，非独用也；复有甘苦大寒之剂，亦非独用也”的思想。李杲治疗疮疡注重调理脾胃的思想，对后世如陈实功等影响甚大。

李杲将张元素循经用药的方法引入疮疡的治疗。《东垣试效方·疮疡门·明疮疡之本末》曰：“宜于所见部分，用引经药，并兼见证药，中分阴证阳证也。”依据疮疡发生的部位和经络不同，选取相应的归经药物，使药力直达病所，提高疗效。如手足太阳经证用羌活、独活、防风；足阳明经证用升麻、葛根、真漏芦；

足厥阴肝经之疮疡配柴胡等;又如连翘一味,十二经疮药中不可无,乃结者散之,能散诸血结气聚,此疮之神药也;黄芪护皮毛,闭腠理虚及活血脉生血,亦疮家圣药;肉桂能散结积,阴证疮必须用;还有上焦病加黄芩,中焦病加黄连,下焦加黄柏等。

李杲对于疮疡的认识,不仅在病因病机、治法方药等方面提出了一套较完整的理论,而且将脾胃学说应用于外科疮疡的诊治,丰富和发展了外科学术理论,影响了后世外科医家汪机、陈实功等,至今仍具有重要临床意义。

与李杲患难相交的著名文学家元好问,曾以脑后生疮求治于李杲,见证了李杲对疮疡治疗的神奇。并撰文《疮疡治验》,记录治疗全过程,收录在《东垣试效方·疮疡门》。

(三)承前启后,发挥眼病脾胃立论

李杲被后世称为"补土派",脾胃理论在临证各科无处不在,对眼目疾病的病机阐述中同样是以脾胃为关键。纵观李杲全书,对眼的生理功能描述最多的就是引用《黄帝内经》来强调眼为精之聚,最终将其精和脾胃相结合,如"夫五脏六腑之精气,皆禀受于脾,上贯于目。脾者,诸阴之首也;目者,血脉之宗也",主要体现在脾胃伤损则化生元气不足、气机升降失常,以及所导致的阴火上乘。故言:"脾虚则五脏之精气皆失所司,不能归明于目矣。"

一方面,脾胃化生的气、血、精、津是维持眼正常功能的重要物质,同时元气充沛,阴火自然戢敛。另一方面,脾阳升清可使这些物质到达眼部,同时只有阳气生发才能使阴气潜降;反之,元气不足、脾阳不升导致的阴火上乘于目,却可使目窍不利。故李杲在《脾胃论》中言:"胃气一虚,耳、目、口、鼻,俱为之病。"

李杲对眼病病机的分析主要有:目有瘀肉、视物昏花,胬肉红丝,内障眼,多年目昏暗等病机是"损伤脾胃,元气不足";泪出异常病机是"脾胃虚弱,谷气不行,荣卫下流,清气不上";以及"火上炽,故令人昏冒"。以上囊括了李杲脾胃伤损病机的主要内容即元气不足、清阳不升、阴火内乘。

其中的阴火源于中焦,即由脾胃虚弱而来。故很多眼病虽表现似实热证,但实际上却是脾虚证。如口开目瞪很可能是"内虚而伤之者";目红赤也可能是"饥困劳役血虚发热";更有目中流火、热壅头目,得之于损伤脾胃。因此会出现以"人参、黄芪益元气而泻火邪"治疗目黄的组方方法。

李杲在眼科方面有独到的认识和丰富的经验,后世眼科专著《银海精微》《原机启微》等均受其影响。《银海精微》全书共选用了李杲所拟眼科方有16首,其他方药的组成配伍亦深受李杲眼病治疗思想的影响,重视调治脾胃、通调血脉,以及反对滥用苦寒降泻药物,说明李杲的眼科学术思想是《银海精微》学术源流和内容的主要构成之一。有学者统计,《原机启微》有 1/3 的方剂源于李

杲方，从用药和制方上看《原机启微》深受李杲学术思想的影响。

现代临床实践亦表明，内外眼病均与脾胃息息相关。如胞睑色泽浅淡为脾虚血少；上睑下垂，无力上举，为脾虚气陷；瞬目频频，或胞轮振跳，阵阵发作，为脾虚有风。其益气聪明汤也是眼科名方。

综上所述，李杲早年致力于仲景学说的研究，并著有《伤寒会要》，受易水学思想的影响，尤其注重导致伤寒之内因，并授徒王好古；王好古同样注重人体阳气的重要性，重点研究伤寒之阴证。李杲历经战争，尤其认识到，由于饮食劳倦和情志所伤所致类似伤寒的病证，当从内伤论治，故先后著有《内外伤辨惑论》和《脾胃论》，并逐渐发展为从脾胃论治百病的内伤学说。李杲是一位全科临床大家，其论治疮疡和眼科疾病同样注重调理脾胃。

（张　弘）

李杲如何分辨内伤与外感

李杲集中论述内伤与外感鉴别是在《内外伤辨惑论》一书中。此书是李杲的第一部著作，从书名可见其著书目的以及书中主要内容，就是对内伤外感疾病从病因病机到临床表现进行鉴别，针对当时内伤误作伤寒辨治的现状“以证世人用药之误”。书中“十三辨”试图从不同角度辨别“内伤”与“外感”，以在同中求异，将理论与临床相结合。李杲在分辨内伤外感时主要参考《伤寒论》辨证外感，同时引用《黄帝内经》《难经》条文达十数条，可见其理论完全是以中医经典著作为基础，运用自如。

《内外伤辨惑论》开篇一辨提出诊百病首在“辨阴证阳证”，这也是辨内伤病和外感病的一个总纲，并通过引用《黄帝内经》《难经》内容以阐述这里的阴阳和病因密切相关。《素问·调经论》云：“其生于阳者，得之风雨寒暑，其生于阴者，得之饮食居处，阴阳喜怒。”饮食失节、饥迫劳役、喜怒过度等原因所致的内科杂病称“内伤”，“内伤”发热属阴证虚证；感受风、寒、暑、湿、燥、火等六淫邪气所致的外感病称“外伤”，“外伤”发热属阳证热证。李杲脾胃论内伤病因正是饮食、劳役、情志异常，因此也可以说李杲辨内伤外感总纲首先就从病因入手。

张介宾言：“然六要之中，惟虚实二字最重要。”病因是判断疾病虚实的一个重要因素，因此李杲在病因之后，又从不同方面来试图辨虚实。辨脉、辨寒热、辨头痛，甚至十三辨任何一辨中都能体现出证候虚实，辨虚实同时也是确定治则的关键。《内外伤辨惑论》云：“内伤脾胃，乃伤其气；外感风寒，乃伤其形。伤外为有余，有余者泻之；伤内为不足，不足者补之。”李杲认为“只此一辨，足以分内外有余不足二证也”，是“十三条辨”的精髓所在。

李杲在辨寒热时，其中不乏蕴含虚实之辨。外感寒邪之时，邪由外来，正邪交争于表，表现为邪盛。“以寒邪乘之，郁遏阳分，阳不得伸”，故发热“翕翕发热，又为之拂拂发热”，寒邪停表，伤及卫阳故恶寒“虽重衣下幕，逼近烈火，终不能御其寒”。发热与恶寒均由寒邪而来，故而“寒热齐作，无有间断也”。内受饮食劳役损伤之时，脾胃功能异常于内，表现为正虚。脾胃受伤，运化失常，“脾胃下流之湿气”致“阴火上冲”，热从内发故“蒸蒸而躁热”。同时元气化生不足，“心肺无有禀受，皮肤间无阳，失其荣卫之外护”，故畏寒“但避风寒及温暖处，或添衣，盖温养其皮肤，所恶风寒便不见矣”，发热与畏寒都是由于脾胃虚损，功能失常而百病由生，故而二者“间而有之”。

除辨虚实寒热外，在十三辨中最多的就是根据临床表现，通过分析病机以分辨外感内伤。有辨脉、辨手心手背、辨口鼻、辨头痛、辨口渴与不渴等。其中，最具代表性的是辨口鼻。

外感风寒，首先犯肺，肺开窍于鼻，故外感疾病可见于鼻的异常；内伤饮食劳役，损伤脾胃，脾开窍于口，其内伤疾病可直接表现于口的异常。鼻的异常可有鼻窍不通，流涕，语声重浊、壅塞。口的异常因为是脾胃气虚，功能失常，故而临床表现多样，元气化生不足则少气懒言、语声低微，运化失司、水湿不化则不欲饮食、口中多涎等。

李杲在长期临床实践中，独具慧眼，总结经验，通过十三辨从病因病机、虚实寒热、临床表现等方面对“外伤”和“内伤”进行深入研究，揭示了“外伤”与“内伤”的不同发展规律和临床表现，归纳了鉴别要点。

（张　弘）

论“气陷证”和“升气剂”

气是中医重要的概念之一，升降浮沉是其基本运动形式。天地四时之气，春夏主升浮，万物生长；秋冬主沉降，万物收藏。李杲曾云：“经言岁半以前天气主之，在乎升浮也……岁半已后地气主之，在乎沉降也……升已而降，降已而升，如环无端，运化万物，其实一气也。”人处于天地之间，如同一小乾坤，也是同样道理。“万物之中，人一也，呼吸升降，效象天地，准绳阴阳。盖胃为水谷之海，饮食入胃，而精气先输脾归肺，上行春夏之令，以滋养周身，乃清气为天者也；升已而下输膀胱，行秋冬之令，为传化糟粕，转味而出，乃浊阴为地者也。”

气的升降出入是通过脏腑的功能活动实现的，升降平衡是维持人体正常生理的必要条件，当脏腑功能失调，气的运动失去了平衡，会导致虚、郁、逆、陷等多种病证。在方剂教材中，补气剂、行气剂、降气剂均有专节阐述，而临床中疗效确切的“升气剂”多混迹于“补气剂”之中。明代医家缪希雍《神农本草经疏》在“十剂”基础上就补充了升、降二剂，认为“升降者，治法之大机也”。他说：“经曰：高者抑之，即降之义也；下者举之，即升之义也。是以病升者用降剂，病降者用升剂。”兹对气陷证及升气剂阐述如下：

（一）气陷证分类及升气剂

1. 中气下陷——补中益气汤 在人体气机的升发中，脾是起主要作用的。“脾气主升”，“脾主升清”，清是指水谷精微。脾将胃之谷气精微，上输于心、肺，靠心的推动血脉和肺的宣发敷布作用，将气血敷布全身，灌溉四旁，内而五脏六腑，上而头脑官窍，外而筋骨手足，得以禀气受血，方能各行其职。若饮食失节，寒温不适，脾胃乃伤。“损伤脾胃，真气下溜，或下泄而久不能升，是有秋冬而无春夏，乃生长之用陷于殒杀之气，而百病皆起。”如同自然界之春生之气不足，治疗则需益气升阳以复其春生之气。

李杲认为脾胃内伤最易造成热中证，“脾胃之气下流，使谷气不得升浮，是春生之令不行，则无阳以护营卫，则不任风寒，乃生寒热，此脾胃之气不足所致也”。这种“热”一定区别于外感风寒所得之寒热，二者“颇同而实异，内伤脾胃，乃伤其气，外感风寒，乃伤其形”。为了使大家不惑于内、外之伤，他称这种由于脾胃虚而发的火为“阴火”。

内伤热中证表现错杂，但主要病机是脾胃虚弱，导致元气虚，元气与阴火不两立，阴火上冲而成“热中”，所以主要表现为脾胃气虚和火热亢盛两大证候群。治疗与外伤大不相同：“伤外为有余，有余者泻之；伤内为不足，不足者补之。”治疗“大忌苦寒之药，损其脾胃”，当“以辛甘温之剂，补其中而升其阳，甘寒以泻其火则愈矣”。因此创立了著名方剂补中益气汤，正所谓“劳者温之”。

按照其师张元素药类法象分析，方中由湿化成和风升生两部分药物组成，前者包括黄芪、炙甘草、人参、当归、陈皮、白术 6 味，恢复脾胃之功能，补脾胃之元气，又可和血理气，达到甘温除热的目的；后者包括升麻、柴胡，以引气上气，“味薄风药，升发以伸阳气”，复其本位。两组药辛甘相伍，“当升当浮，使生长之气旺”，前者量大，后者量少，“甘多辛少之药治之，是其本法也”。全方正是针对“有秋冬而无春夏”的病机，益气升阳，元气充沛，阴火则敛。

补中益气汤始为气虚热中证所设，但只要病机为脾胃内伤，升举无力，出现乏力、便溏、头晕、内脏下垂等症状，一派有秋冬无春夏之象者，均可化裁使用。李杲指出“发明脾胃一病，不可一例而推之，不可一途而取之”，主张“随时为病，随病治方”。长夏季节暑热之邪伤及脾胃而发病，制清暑益气汤；湿热较重，将清热除湿之黄连、黄芩伍入益气升阳药中，合为甘寒之剂，名补脾胃泻阴火升阳汤；肺之脾胃虚，制升阳益胃汤，使中气升发则肺气自复。

2. 大气下陷——升陷汤 《黄帝内经》《金匮要略》均言及"大气",喻昌详加阐述,认为它是包举肺外能"统摄营卫、脏腑、经络,而令充周无间,环流不息,通体节节皆灵"的磅礴大气,"五脏六腑,大经小络,昼夜循环不息",必赖胸中大气,斡旋其间。喻昌认为:"胸中阳气,如离照当空,旷然无外,设地气一上,则窒塞有加,故知胸痹者,阳气不用、阴气上逆之候也。"虽没有创立专方,但认为《金匮要略》之桂枝去芍药加麻黄附子细辛汤及薤白、白酒、苍术等药物均可通阳除饮散寒,以使胸中大气得复。

张锡纯以其丰富临床经验,对大气之生理、病理详加阐发,并创制专方。张锡纯认为大气之化生是"以元气为根本,以水谷之气为养料",其位置"以胸中之地为宅窟者也",认为"诚以其能撑持全身,为诸气之纲领,包举肺外,司呼吸之枢机,故郑而重之曰大气",认为"此气一虚,呼吸即觉不利,而且肢体酸懒,精神昏愦,脑力心思,为之顿减"。

引起大气虚陷的原因为"多得之力小任重或枵腹力作,或病后气力未复,勤于动作,或因泄泻日久,或服破气药太过,或气分虚极自下陷,种种病因不同",其脉象是"微细迟弱……实与寒饮结胸相似"。

大气虚陷有缓急之别,缓则因大气虚馁,表现为心肺之气衰;急者可引起猝死。创立名方升陷汤专治胸中大气下陷。方中黄芪为君,既善补气,又善升气,佐以凉润知母防其热,少阳之柴胡、阳明之升麻分从左右升举下陷之气,桔梗为舟楫之药,载药上行,临床中若气分虚极,酌加人参或桑寄生,以培气之本,或加山萸肉,以防气之涣,使升者不至复陷。气陷重而致少腹下坠或更作痛,加大升麻用量。若兼有胸阳不振,水饮寒邪阻蔽者,则酌加麻黄、桂枝、细辛、苍术、薤白等通阳散寒药。

3. 上气虚陷——益气聪明汤 "上气"一词源于《黄帝内经》,指头部之气。头居至高之位,为精明之府,有官窍居之。《灵枢·口问》描述了上气虚陷的表现:"故上气不足,脑为之不满,耳为之苦鸣,头为之苦倾,目为之眩。"上气虚陷证是和中气下陷、大气下陷相对而言的一种气陷证候,主要表现为大脑思维及耳目视听功能的障碍。

上气与脏腑相关,同样靠中焦脾胃之奉养。《素问·通评虚实论》云:"头痛耳鸣,九窍不利,肠胃之所生也。胃气一虚,耳目口鼻,俱为之病。"李杲也认为:"上气不足,脑为之不满……皆因脾胃先虚而气不上行之所致也。"李杲在《脾胃论·脾胃胜衰论》中提出益气升阳是其治疗大法,"升者,充塞头顶,则九窍通利也",制益气聪明汤以升补上气。

益气聪明汤载于《东垣试效方·眼门》,用以治疗"饮食不节,劳役形体,脾胃不足,得内障、耳鸣"等症,本是升补"上气"治疗眼、耳诸疾的方剂,故名益气聪明汤,服后"精神过倍,元气自益",圆机活法可用治发热、腹痛、泄泻、脱肛、带下等。方中黄芪、人参补气为主，升麻、葛根、蔓荆子升阳为辅，白芍敛阴和营以平肝，黄柏益阴降火以补肾。汪昂将二者作用作了概括："盖目为肝窍，耳为肾窍，故又用二者平肝滋肾也。"清代费伯雄《医方论》言："此方重脾胃而兼治肝肾，立意最精。"

（二）气陷证的鉴别诊断

1. 中气下陷和大气下陷之区别 中气下陷和大气下陷均属气陷证，但二者不必兼见，前者主要表现脾胃症状，后者主要表现为心肺症状，前者是脾气虚慢性演化而来，后者"不必皆内伤也，外感证亦有之"。而且中气下陷"不若大气下陷之尤属危险也"。对于"因中气下陷，泄泻日久，或转致大气下陷者"，可仿补中益气汤之意，去知母加白术；"若大气下陷，而中气不下陷者，白术亦可不用，恐其气分或有郁结，芪术并用易生胀满也"。

所以张锡纯"不仅不晦东垣之法，且足补东垣之未逮"。升陷汤源于补中益气汤又有所发展，在药物用量、药性方面均有区别："前者偏急，后者偏缓；前者性平，后者性温，前者量大功专，后者量小缓图。"

2. 上气不足与髓海不足之区别 "脑为髓之海"，头部虚证尚有肾虚髓海空虚一门，二者区别在于：①肾主骨生髓，故髓海不足之根源在于肾亏，见症以下气不足为主，如腰膝酸软、行走不便等；上气不足证没有这些症状。《灵枢·海论》云："髓海不足，则脑转耳鸣，胫酸眩冒，目无所见，懈怠安卧。"②髓海为有形之质，其盈亏变化缓慢，当出现髓海不足症状时，多为持续性，而气属无形，变动不止，故上气不足之证临床表现时轻时重，或为阵发。③上气不足经过合适治疗，多可较快得以恢复，若上气不足进一步发展，髓海久失其养，可发展为髓海不足之证，且上病及下，可形成肾衰之证。

（三）升气剂的配伍规律

1. 益气药的用量 气陷证必兼气虚，上气下陷、大气下陷或兼脾胃虚，补气药是治本之药，但必须合用升阳药才能复其生机，这也是补气剂和升气剂的主要区别。黄芪"既善补气，又善升气"，是升阳举陷方首选药物，兼具益气升阳两方面作用，但大气下陷病势较急，升陷汤中用量应大，原方六钱，临证可达数两，并可伍用人参数钱大补元气，山茱萸数钱收敛固脱，重剂以救其急，若不见中气虚陷不配白术；上气虚陷，位居高巅，益气药量小则不及其位，黄芪、人参方中用量均为半两；但中气下陷病势既缓，中土本虚，运化不足，补中益气汤黄芪仅用五分，病甚者一钱，人参仅用三分，全方用量仅三钱三分，小量缓图，并有陈皮疏导，以复中土之运化。

2. 风药的作用 风药属"风升生"类，在时应春，内应肝胆。李杲认为，脾气的上升与肝胆春生之令的升发有着密切关系,"春气升则万化安",肝胆行春生之令则脾能升清,故风药应春,通过升发肝胆春生之气以升提清阳。以经分论:羌活、独活、防风升太阳之气,升麻、葛根升阳明之气,柴胡升少阳之气,桔梗是舟楫之药,载诸药上行。风药的主要作用是"行春升之令",配合益气药升阳举陷,另外还有散火、胜湿、疏肝之用。对于风药不可过服,因为"诸风之药,损人元气,而益其病故也",李杲常伍少量黄柏、白芍以防升散太过。

(四)验案——升陷汤加味治疗冠心病、心绞痛、心律失常

王某,女,43岁,工人,2004年7月25日就诊。

主诉:心悸、胸闷3个月余。

现病史:患者以心悸胸闷,发作性心前区疼痛,痛则大汗,在我市某医院治疗。心电图示频发房性期前收缩。超声心动检查:左房内径增大、左室心肌收缩力减弱,室间隔运动减低,靠左室面有约6mm缺血带。诊为冠心病、心绞痛、心律失常。入院后予多种扩张冠状动脉药、抗心律失常药及心肌营养药乏效,遂出院后转中医治疗。

诊见面色萎黄、体丰而少气,脉沉细无力而结,舌淡苔白滑。

中医诊断:胸痹,心悸。

辨证分析:大气已虚,心阳虚衰。

治则:补益大气,温通心阳。

方药:先予炙甘草汤、参附汤合方加减治疗无效。后询知,除心悸外,伴明显气短,自述气难接续。遂予升陷汤化裁。

黄芪30g(后曾用至50g),知母10g,升麻6g,柴胡6g,桔梗6g,山茱萸10g,党参10g,桂枝10g,炙甘草6g,炒枣仁10g。6剂,水煎服。

二诊:服药后症状明显好转,10剂药后期前收缩消失,以后多次复查心电图正常。上方间断服药3个月,停药恢复工作。

按:案中处方是升陷汤合桂枝甘草汤。大剂黄芪加用党参益气,伍用升阳举陷之柴胡、升麻、桔梗,配伍山茱萸敛肝固脱,桂枝甘草汤温阳散寒。两方一者散胸中之寒,一者复胸中大气,大气得充,心力恢复。

(周计春、王永恒,本文内容曾发表于《中国中医基础医学杂志》2014年8期)

普济消毒饮古今应用浅谈

普济消毒饮出现在《东垣试效方·时毒治验》中,是李杲为"泰和二年

(1202)……时四月,民多疫疠”的大头天行所开的方剂。在砚坚的《东垣老人传》中也有相关记载:“彼中民感时行疫厉,俗呼为大头天行……循流讨源,察标求本,制一方,与服之,乃效。”

《东垣试效方》介绍了此方针对的病机为“邪热客于心肺之间,上攻头目”,临床表现为“初觉憎寒体重,次传头面肿盛,目不能开,上喘,咽喉不利,舌干口燥”,染病特点为“亲戚不相访问,如染之,多不救”。有医以承气加蓝根下之,能缓解而不能愈。李杲认为,身半以上,天之气也;身半以下,地之气也。承气泻的是胃中之实热,是诛罚无过。因为头目肿盛,是心肺间邪热上攻头目所致。遂制此方,刊于石,以供使用。

方中“用黄芩、黄连苦寒,泻心肺间热以为君;橘红苦平,玄参苦寒,生甘草甘寒,泻火补气以为臣;连翘、黍黏子、薄荷叶苦辛平,板蓝根味苦寒,马勃、白僵蚕味苦平,散肿消毒、定喘以为佐;新升麻、柴胡苦平,行少阳、阳明二经不得伸;桔梗味辛温为舟楫,不令下行”。除验案方解外,在后面的附方中也罗列了药物组成。其中方解 14 味药,无人参有薄荷;方名下列的药中也是 14 味药,但有人参无薄荷;煎服法中另提到“或加防风、薄荷、川芎、当归身”。

此方问世后,临床效果显著,后世流传广泛,而在流传中对于组成最大的分歧在于人参、薄荷。一种组成中无薄荷,而用人参,如《卫生宝鉴》《医方考》等;另一种有薄荷无人参,如《证治准绳》《医方集解》等;同时有薄荷、人参两味药的如《景岳全书》。《卫生宝鉴》的作者是李杲的弟子罗天益,而《东垣试效方》在介绍普济消毒饮时提到为“先师”所创,可见亦是由罗天益收集。罗天益所集的普济消毒饮中有人参三钱,后世一般认为根据当时的背景患者以贫者居多,多有正气不足,因此方中用人参既扶正又祛邪。如明代医家傅仁宇《审视瑶函》谓“时行疫疠虽由热毒所染……虚者概下之,鲜不危者,故东垣先生制此方以救气虚者”;《医方考》也认为“邪之所凑,其气必虚,故用人参”。

后世传抄时去掉人参的,一般认为人参本性温热,反助温热邪气,故不用,而加薄荷则可疏散风热、清利咽喉,如清代医书《医方集解》。今天临床多采用《医方集解》的药物组成。笔者认为,薄荷疏散风热,有火郁发之之意,宜于本病病机;人参扶正,当视患者体质选用。

此方颇受温病学家推崇,经过加减变化广泛用于临床,具有代表性的是《温病条辨》中吴瑭对此方的应用。吴瑭去升麻、柴胡,加金银花、荆芥,仍然主治大头瘟,并在大头瘟初起一二日时将黄芩、黄连同时去除。他认为:“去柴胡、升麻者,以升腾飞越太过之病,不当再用升也……去黄芩、黄连者,芩、连里药也,病初起未至中焦,不得先用里药,故犯中焦也。”但后世对此有不同看法,升麻入阳明经,柴胡入少阳经,大头瘟正发于少阳、阳明二经所过之处,二药不但是引经药可以引药直达病所,又因味辛性寒,既能疏散又能清泻上焦风热毒邪。如晚清叶子雨《增补评注温病条辨》认为李杲原方“开合得宜,不得讥东垣之误也”,陆士谔《加评温病条辨》也认为“升、柴,犹之画龙点睛,精神全在此一点”。清代医家费伯雄评价李杲原方“清热解毒、祛疠疫之气,最为精当”。

自李杲开始,古代医家多用普济消毒饮治疗大头瘟,到了现代普济消毒饮被制成多种剂型,中成药利咽解毒颗粒即以此为基础方。无论是汤剂还是成药,在临床应用更加广泛,用于治疗由细菌、病毒等引起的多种流行性、急性传染病等,如临床报道有急性虹膜睫状体炎、急性中耳炎、流行性腮腺炎、传染性单核细胞增多症、水痘、急性扁桃体炎、急性咽喉炎、牙龈炎、带状疱疹等。

(张　弘)

对当归补血汤方证的思考

当归补血汤在李杲著作中出现 4 次:①《内外伤辨惑论·暑伤胃气论》记载阐述较详:“治肌热、燥热,困渴引饮,目赤面红,昼夜不息,其脉洪大而虚,重按全无……血虚发热,证象白虎,惟脉不长实为辨耳,误服白虎汤必死。此病得之饥困劳役。黄芪一两,当归(酒洗)二钱。上件㕮咀,都作一服,水二盏,煎至一盏,去渣,温服,空心食前”;②《脾胃论·肠澼下血论》有方无名,药味药量与《内外伤辨惑论》等同:“如发热、恶热、烦躁、大渴不止,肌热不欲近衣,其脉洪大,按之无力者,或兼目痛、鼻干者,非白虎汤证也。此血虚发燥,当以黄芪一两,当归身二钱,㕮咀,水煎服”;③《兰室秘藏·饮食劳倦门》名黄芪当归汤,药味药量相同,“治热上攻头目,沿身胸背发热”;④《兰室秘藏·杂病门》所述功效适应证与《内外伤辨惑论》几同,只是前面增加“妇人”二字。

可见李杲当归补血汤主要用治热证,“肌热、燥热,困渴引饮,目赤面红,昼夜不息”,其证与白虎汤证相类,但不是白虎汤实热证,故不能误服白虎汤。内伤所致虚证,“得之饥困劳役”,和白虎汤证区别的要点是:脉象虽“洪大”,但“不长实”“重按全无”。李杲称之为“血虚发热”,以黄芪一两、当归二钱治之。

后世对于此方讨论不已,主要疑点在于黄芪补气,当归养血,明言血虚,而黄芪之量 5 倍于当归,当是补气为主。在尊古思想下,给大量黄芪用于“血虚”一个合理化的说法,于是就有“补气生血论”“气血双补论”“急固回阳论”“走表泄热论”等不同的解释。

那么,这里所说的血虚是一个什么概念,和后世所谓血虚是一回事吗?一般来讲,气属阳,血属阴,气主煦之,血主濡之。“血虚”是指血液不足,或血的濡养功能减退,以致脏腑百脉失养而出现全身性衰弱的病理状态。其主要症状是:形体瘦弱,头晕眼花,精神倦怠,面色苍白或萎黄,唇舌爪甲淡白无华,手足麻木,脉细无力。由于血虚的脏腑不同,各有其不同兼症,但单纯“血虚”均不会出现热象。

那么“血虚”在什么情况下会出现发热呢?彭洁等在《“血虚发热”之我见》中认为有3种情况:第一是“血虚”兼有阴虚,机体的精、血、津液亏耗,其滋养、宁静的作用减退,阴不制阳,导致阳相对亢盛出现虚性亢奋的病理状态,即“阴虚生内热”是也;其主要临床表现为五心烦热、骨蒸潮热、消瘦、盗汗、颧红升火、口干咽燥、舌红少苔、脉细数等阴虚内热的热象。第二是“血虚”兼感外邪,在感邪时,特别是感受了温热之邪时,才会出现发热的症状;在治疗上,对于这种严重血虚又感外邪的患者,不能用白虎汤一类单纯祛邪的药治之,是恐其苦寒更伤阴血,而只能用四物汤一类补其血虚,同时加入几味祛邪之药以扶正祛邪。第三就是李杲所谓的“阴火”。李杲认为“脾胃为血气阴阳之根蒂”,脾胃的盛衰,决定元气的盛衰。由胃气所化之元气,不仅指先天之精气,实也概括了阴阳气血。由于“饥困劳役”损伤脾胃,脾胃虚则气血俱弱。脾胃虚弱,阴血为之不足,导致血虚燥热。阳气不升,伏化阴火;表现于外为发热,实脾胃气虚为本。这种热即是李杲所说的以“甘温除热法”所治之“阴火”证。他创立的补中益气汤是治疗气虚发热的代表方。

我们把当归补血汤和补中益气汤比较,发现二方治证在病因、症状、脉象、方治方面均类同。

从病因上分析,当归补血汤证“得之于肌困劳役”(《内外伤辨惑论》),而补中益气汤证乃“饮食失节,寒温不适,则脾胃乃伤;喜怒忧恐,劳役过度,而损耗元气”(《内外伤辨惑论·饮食劳倦论》),可见当归补血汤证与补中益气汤证的病因几同,均为饥困劳役所致脾胃虚衰。

从临床表现看,当归补血汤证像白虎汤证,“肌热、燥热,困渴引饮,目赤面红,昼夜不息”(《内外伤辨惑论》);补中益气汤证“则气高而喘,身热而烦,其脉洪大而头痛,或渴不止,其皮肤不任风寒而生寒热”。两方均治疗脾胃之气不足引发的热证,脉象均为脉洪。补中益气汤证虽没有明言无力,但此热是脾胃虚引起阴火上冲所致,治疗大忌苦寒之药,虚证自然也是无力。可见两方脉亦相同,均为洪大无力。这里要和单纯血虚的脉象相鉴别,邓铁涛《中医诊断学》认为血虚表现为“舌淡脉弱”,张洪义《中医临床诊断》认为表现为“舌质淡,脉细弱”。所以,单纯血虚的脉应是脉弱或细弱,与李杲当归补血汤证和补中益气汤证的“洪大而虚”有别。

这样,当归补血汤和补中益气汤两方治证的病因、病机、症状表现、脉象特点均类同,且两方均为治“阴火证”甘温除热的代表方。前者药物少,只是后者的一部分,可以认为是小补中益气汤。于大猛《当归补血汤功效质疑》一文认为本方功用应与补中益气汤相近似,因为没有涉及辅助黄芪补气升提之品及清泻相火的药物,所以当归补血汤证是气虚发热之轻证;而补中益气汤组方中使用了辅助黄芪的参术草升柴等,加强补气升阳的功效。针对相火妄动,“少加黄柏以救肾水,能泻阴中之浮火。如烦扰不止,少加生地黄补肾水,水旺而心火自降”,针对心火亢盛,“如心浮气乱,以朱砂安神丸镇固之则愈”(《内外伤辨惑论》)。由此可见,补中益气汤证是气虚发热之重证。

所以,当归补血汤证同样是脾胃气虚所致之阴火证,当归补血汤和补中益气汤同为“甘温除热”的代表方剂,不应拘于“血虚发热”并与现在“血虚”证相混淆。书中提到的“血虚发热”,应是李杲为了强调元气亏虚之后,导致以气虚为主兼及血虚的发热症。

(张　弘　周计春)

李杲清暑益气汤“无治暑之实”?

中医历史上有两张“清暑益气汤”同名方,一为李杲所创在先,一为王士雄所创在后。两方均为治暑而设,但前者多甘温之药,后者多寒凉之品,药物相差很大。王士雄言:“东垣之方,虽有清暑之名,而无清暑之实。”历代医家也各抒己见。那么,两张方哪个更适合治暑,如何理解、如何选用?

(一)两方均为治暑而设

李杲清暑益气汤出自《内外伤辨惑论》卷中的“暑伤胃气论”,“皆因饮食失节,劳倦所伤,日渐因循,损其脾胃,乘暑天而作病也”;在《脾胃论》卷中复现此方,用于“长夏湿热胃困尤甚”,“此病皆由饮食劳倦,损其脾胃,乘天暑而病作也”。由黄芪、人参、甘草、当归、陈皮、苍术、白术、泽泻、升麻、葛根、神曲、青皮、黄柏、麦冬、五味子组成,实为补中益气汤化裁而成,具有清暑益气、健脾利湿之功。主治平素气虚,又受暑湿,表现为身热头痛,大便溏薄,小便短赤,苔腻,脉虚。

方中黄芪、人参、甘草补中益气为君,甘草、橘皮、当归身甘辛微温养胃气、和血脉为臣。苍术、白术、泽泻渗利而除湿;升麻、葛根苦甘平,善解肌热,又以风胜湿也。湿盛则食不消而作痞满,故炒神曲甘辛,青皮辛温,消食快气;肾恶燥,急食辛以润之,故以黄柏苦辛寒,借甘味泻热补水,虚者滋其化源。以五味子、麦门冬酸甘微寒,救天暑之伤于庚金为佐也。

暑为暑季特有邪气,其性属阳,发病则伤气伤阴,并且暑常夹湿。本方强调发病内因为脾胃不足,重视暑邪夹湿的证型,集清利湿热、补脾升阳、益气养津、燥湿和胃于一身,被称作“清燥之剂”,是治暑良方,主要用于脾胃素虚,暑热夹湿。

王士雄对暑有独到见解，认为暑为阳气，寒为阴气，反对妄设阴暑、阳暑病名；尤其提出暑湿原是二气，虽易兼感，但并非暑必夹湿。暑的最大特点是独盛于夏，耗气伤津。这样就认为李杲暑湿并治之清暑益气汤，养阴之力不足，燥湿之性太过，对非夹湿的暑病不宜，“无治暑之实”。自拟清暑益气汤，用西洋参、石斛、麦冬、黄连、竹叶、荷梗、知母、甘草、粳米、西瓜翠衣等，以清暑热而益元气，无不应手取效也。王士雄之方强调暑性之伤气伤津，易人参、黄芪为甘凉之西洋参，与西瓜翠衣共为君，以益气解暑生津；石斛、麦冬助西洋参生津，荷梗助西瓜翠衣解暑热，共为臣；黄连清心火，竹叶清心热，知母清热滋阴，共为佐药；甘草、粳米养胃调中，补气生津，为使药。全方清暑热益气阴，适合暑热证之气阴两伤为主者。方中多为滋腻之品，对暑热夹湿明显者不宜。

本方由白虎加人参汤变化而来，“暑气通于心”，故易归胃经之石膏为归心经之黄连，属清补之剂，同为治暑良方。与白虎加人参汤相比，清热力较弱而生津力较强，故热盛者应以白虎加人参汤为主，津亏者以本方为宜。

综上所述，两张清暑益气汤均有清暑益气养阴作用，均可用治暑病气阴两虚。李杲清暑益气汤以治湿为主，兼以清暑益气养阴，治疗暑湿气阴两伤证；王士雄清暑益气汤以清热为主，兼以益气养阴，治疗暑热气阴两伤证。李杲重在补脾气升清阳，王士雄重在养胃阴生津液。凡暑湿偏盛，脾气虚弱者，宜用李杲之方健脾燥湿；而暑热偏盛，胃津耗损者，则宜用王士雄之方养胃生津。两方治暑各有侧重，不可偏废，现代临床用王士雄方更多。

（二）两方均不只限于治暑

两方虽均为治暑而设，均为治暑良方，但后世医家谨守病机，随证选方。临床使用两方时均不拘于时令，变通使用。

明代汪机善用李杲清暑益气汤，用此方治暑瘟以外的疫、疟、秋燥，以及内伤杂病，灵活变通。汪机传朱震亨之学，不囿于成说。重视营气而善用参芪，认为人参、黄芪不惟补气，亦能补血。有是病用是药，不至于积温成热。药之为用又无定体，以补血佐之则补血。方中麦冬、五味佐人参，当归佐黄芪，均使两药从而补血。稍用寒凉（黄柏）佐之，必不至助火之甚；辅以消导（青皮、陈皮、炒神曲）则参芪不逞其恶。汪机善用此方，主要与他的“营卫论”“参芪说”等学术思想密切相关，并有独特的解释。伍炳彩以此方伍汉防己，与原方中黄芪、白术、甘草成防己黄芪汤，再合活络效灵丹治产后风，还治疗小儿疝气、尿道综合征、低热等；朱进忠也善用此方，在其《中医临证经验与方法》一书中运用此方有 20 余处，所治病证有休克、传染性单核细胞增多症、上呼吸道感染、心肌炎、慢性肾衰竭、过敏性紫癜性肾炎、缺铁性贫血、三叉神经痛、面神经炎、内耳眩晕、周期性瘫痪、僵人综合征、脂膜炎、痤疮、跟痛症、变态反应性鼻炎、神经性耳聋、慢性咽炎等,体现中医有是证用是方,异病同治的原则。颜乾麟认为"肥人多气虚痰湿,老年多气虚血瘀",结合代谢综合征本虚标实的病机特点,临床选用此方治疗中年代谢综合征或现代所谓"办公室综合征"患者,屡获效验。临证以党参或太子参易人参,黄芪用生黄芪,重用地锦草代炙甘草,以免助热碍胃。

同样,王士雄清暑益气汤既能清热解暑,益气养阴,又能宽胸通气。现代临床扩大了其使用范围,不仅能治疗夏季暑热炽盛、气津两伤证,还能治疗消化系统、呼吸系统、循环系统、神经系统等多方面的疾病,如夏季热、夏季哮喘、中暑合并多器官功能障碍、小儿厌食症、慢性肾脏病、干燥综合征等,临床症状只要符合阳热炽盛、气阴两伤的病机,皆可酌情加减使用,并不局限于夏季暑令当时或患暑热病证,是一张扶正祛邪、标本兼治的方剂。

(周计春)

中满分消丸和中满分消汤不只是剂型不同

中满分消丸与中满分消汤二方之名相近,同治腹胀中满证,李杲的《兰室秘藏·中满腹胀门》《医学发明·诸胀腹大皆属于热》《东垣试效方·中满腹胀门》三载其方。前者属寒性,后者属热性,其方药组成、功能、主治也完全不同。中满分消丸的方药组成是黄芩、黄连、枳实、姜半夏、厚朴、陈皮、知母、泽泻、砂仁、茯苓、干姜、甘草、猪苓、人参、白术、姜黄,共研细末,汤浸蒸饼为丸,如梧子大;有清热利湿健脾行气之功,主治中满热胀、二便不利之证。中满分消汤的方药组成是川乌、当归、麻黄、荜澄茄、柴胡、生姜、干姜、人参、泽泻、黄连、青皮、厚朴、吴茱萸、草果、黄芪、黄柏、升麻、木香、半夏、茯苓、益智仁,水煎热服;有散寒顺气、升清降浊之功,主治中满寒胀、二便不利、寒疝等。

中满分消丸"治中满热胀、臌胀、气胀、水胀",病机为脾虚气滞,湿聚化热,痞阻成瘀,以痞满、臌胀和水肿为主要特点,病机复杂,病程较长,寒热错杂,虚实并见,治疗也相应复杂。全方包含六君子汤、四苓汤、半夏泻心汤、平胃散、枳术丸等,六君子健脾化湿是治脾虚湿滞之常法,"中满者,当开鬼门,洁净府。开鬼门者,谓发汗也;洁净府者,利小便也",本证属热不宜发汗,故方中只用了利水之法。治寒胀的中满分消汤用于寒证,则麻黄发汗与泽泻利水并用。四苓汤利水渗湿,洁净府也,乃李杲上下分消之法。湿为阴邪,当以温药和之,方中干生姜指的是生姜,不是干姜,在张元素和李杲"药类法象"中均分别论述。但湿久成热,寒热虚实并见,痞阻于中,"中满者泻之于内",半夏泻心汤寒热并用、辛开苦降以消痞除满，枳术丸行气化滞。气滞湿聚日久及血分，导致血瘀脉络而向“血臌”转化，方中加入姜黄以活血通络，久病入络者临床还可加鳖甲、土鳖虫等。本方针对复杂病机，集健脾化湿、清热燥湿、行气消痞、利水渗湿、化瘀通络于一身，与臌胀形成的复杂病机相吻合。

本节随后所载方剂，是李杲针对该病证的寒热差异，给出不同的方剂，为本病提供了完备的前后相续的配套方剂。热证用中满分消丸，寒证用中满分消汤（方中含有川乌、荜澄茄、麻黄、草豆蔻等）。随病程日久，病证由气入血，以致瘀血积聚，臌胀加重，则用广茂溃坚汤或半夏厚朴汤（方中含莪术、红花、桃仁、苏木等）活血散结，以消中满腹胀、坚硬如石（非张仲景同名方）。李杲对臌胀病机和治法的认识达到新高度，为后世提供了宝贵的经验，中满分消丸等方剂成为临床治疗臌胀的效方。

国医大师张琪喜用此二方，以之治疗肝硬化腹水、肾炎、肾病综合征的腹水，辨证符合脾胃湿热蕴结、升降失调者有较好疗效。张琪认为两方均用于肾病水肿兼脘腹胀满、呕恶不食者，用时需有寒热之分，兼有尿赤短，五心烦热，口苦咽干，舌红苔黄腻，脉数，选用治热胀之中满分消丸；而兼见尿少、面白形寒、手足厥冷、舌淡苔白滑，脉沉者，选用治寒胀之中满分消汤。李杲指出“或伤酒湿而及味厚之物，膏粱之人，或食已便卧，使湿热之气不得施化，致令腹胀满，此胀亦是热胀。治热胀，分消丸主之”，所论病因、病机和现代高脂血症相似，据此，有医家以此方治疗高脂血症取得较好效果。

综上所述，中满分消丸和中满分消汤二方因均能治中满而名，一则称丸治热胀，一则称汤治寒胀，不只是剂型不同，务须注意鉴别。中满分消丸、汤两方，以健脾和胃、行气利水为基础，以宣上导下为分消途径，其中汤方侧重“开鬼门”发汗宣上，丸方侧重“洁净府”利尿导下，而行中消满则是其共同特点。

（周计春）

东垣针灸法补遗

对李杲学术思想的继承，多重视其在方药应用上的成就，而忽视了其在针灸学术上的贡献。对其针法的重视首推明代高武，现多认为高武将《脾胃论》中有关针法内容列为专题整理汇总，命为“东垣针法”。其中大部分内容摘自《脾胃论》，唯有一小段摘自《兰室秘藏》，即“东垣曰：一富者前阴臊臭，又因连日饮酒，腹中不和，求先师治之，曰：夫前阴足厥阴之脉络，循阴器出其挺末。凡臭者，心之所主，散入五方为五臭，入肝为臊，此其一也。当于肝经中泻行间，是治其本；后于心经中泻少冲，乃治其标”。高武提出的“东垣针法”并不能全面反映李杲的针灸学术思想,兹对李杲的全部学术著作进行了整理,将有关针灸法内容全部摘出,姑名之曰“东垣针灸法”。

(一)东垣针灸法补遗

除了针法外,实际上李杲亦重视灸法的应用。为了全方位反映李杲在针灸上的学术贡献,特对记载有针灸内容的李杲著作(《脾胃论》《医学发明》《东垣试效方》《兰室秘藏》《内外伤辨惑论》)进行重新梳理。由于“东垣针法”的内容已广泛熟知,此处仅将“东垣针法”以外的针灸内容补录于下。

1.《兰室秘藏》 “《素问·通评虚实论》:‘腹暴满,按之不下,取太阳经络者,胃之募也。’取者,泻也。”(《兰室秘藏》卷上《中满腹胀门·中满腹胀论》)

“当以三棱针刺目眶外以泻湿热。如眼生倒睫拳毛,两目紧,盖内伏火热而攻阴气,法当去其热内火邪,眼皮缓则毛立出,翳膜亦退,用手法攀出内睑向外,以针刺之出血。”(《兰室秘藏》卷上《眼耳鼻门·内障眼论·还睛紫金丹》)

“先师尝病头痛,发时面颊青黄,晕眩,目不欲开,懒言,身体沉重,兀兀欲吐。洁古曰此厥阴、太阴合病,名曰风痰,以《局方》玉壶丸治之,更灸侠溪穴即愈。是知方者体也,法者用也,徒执体而不知用者弊,体用不失,可谓上工矣。”(《兰室秘藏》卷中《头痛门·头痛论》)

“治吐血久不愈,以三棱针于气街出血立愈。”(《兰室秘藏》卷中《衄血吐血门·麦门冬饮子》)

“《腰痛论》中说:皆为足太阳、足少阴血络中有凝血作痛,间有一二证属少阳胆经外络脉病,皆去血络之凝乃愈。其《内经》有云:冬三月,禁不得用针,只宜服药,通其经络,破其血络中败血,以此药主之。”(《兰室秘藏》卷中《腰痛门·川芎肉桂汤》)

“女子漏下恶血,月事不调,或暴崩不止,多下水浆之物……灸足太阴脾经中血海穴二七壮亦已。”(《兰室秘藏》卷中《妇人门·经漏不止有三论·升阳除湿汤》)

“足太阴脾之经中血海二穴,在膝膑上内廉白肉际二寸中。治女子漏下恶血,月事不通,逆气腹胀,其脉缓者是也,灸三壮。足少阴肾之经中阴谷二穴,在膝内辅骨后大筋下、小筋上,按之应手,屈膝取之,治膝如锥,不得屈伸,舌纵涎下,烦逆溺难,少腹急,引阴痛,股内廉痛,妇人漏血不止,腹胀满不得息,小便黄如蛊,女子如妊身,可灸二壮。”(《兰室秘藏》卷中《妇人门·经漏不止有三论·凉血地黄汤》)

2.《内外伤辨惑论》 “老夫欲令医者治阴阳之证,补泻不至错误,病家虽不知医,明晓所得之病,当补当泻之法,将《黄帝针经》第一卷第五篇说形气有余不足当补当泻之理,录之于前,予自注者附之。”(《内外伤辨惑论》卷下《说

形气有余不足当补当泻之理》）

“黄帝曰：形气之逆顺奈何？岐伯答曰：形气不足，病气有余，是邪胜也，急当泻之；形气有余，病气不足，急当补之。形气不足，病气不足，此阴阳气俱不足也，不可刺之；刺之则重不足，重不足则阴阳俱竭，血气皆尽，五脏空虚，筋骨髓枯，老者绝灭，壮者不复矣。形气有余，病气有余，此谓阴阳俱有余也，急泻其邪，调其虚实。故曰有余者泻之，不足者补之，此之谓也。”（《内外伤辨惑论》卷下《说形气有余不足当补当泻之理》）

“故曰：刺不知逆顺，真邪相搏，满者补之，则阴阳四溢，肠胃充廓，肝肺内䐜，阴阳相错；虚而泻之，则经脉空虚，血气枯竭，肠胃㦤辟，皮肤薄者，毛腠夭焦，予之死期。故曰：用针之要，在于知调阴与阳，调阴与阳，精气乃光，合形与气，使神内藏。故曰：上工平气，中工乱脉，下工绝气危生。故曰：下工不可不慎也，必审五脏变化之病，五脉之应，经络之实虚，皮肤之柔粗，而后取之也。”（《内外伤辨惑论》卷下《说形气有余不足当补当泻之理》）

“夫形气者，气，谓口鼻中气息也；形，谓皮肤筋骨血脉也。形胜者为有余，消瘦者为不足。其气者，审口鼻中气，劳役如故，为气有余也；若喘息气促气短，或不足以息者，为不足也。故曰形气也，乃人之身形中气血也，当补当泻，全不在于此，只在病势潮作之时，病气增加者，是邪气胜也，急当泻之；如潮作之时，精神困弱，语言无力，及懒语者，是真气不足也，急当补之。若病人形气不足，病来潮作之时，病气亦不足，此乃阴阳俱不足也。禁用针，宜补之以甘药，不可以尽剂，不灸，弗已。脐下一寸五分，气海穴是也。”（《内外伤辨惑论》卷下《说形气有余不足当补当泻之理》）

3.《东垣试效方》 “故《标本论》云：本而标之，先治其本，后治其标。即肝受火邪，先于肝经五穴中泻荥心，行间穴是也。后治其标者，于心经五穴内，泻荥火少府是也。以药论之，入肝经药为之引，用泻心火药为君，是治实邪之病也。假令肝受肾邪，是从后来者，为虚邪，虚则补其母。故《标本论》云：标而本之，先治其标，后治其本。即肝受水邪，当先于肾经涌泉穴中补木，是先治其标；后于肝经曲泉穴中泻水，是后治其本。此先治其标者，推其至理，亦是先治其本也。以药论之，入肾经药为引，用补肝经药为君是也。”（《东垣试效方》卷一《药象门》）

“《黄帝针经·经脉第一》云：胃病者，腹䐜胀，胃脘当心而痛，上支两胁，膈咽不通，饮食不下，取三里也。……更循各脏部分穴腧，而灸刺之。如厥心痛者，痛如锥针刺其心，甚者脾心痛也，取之然谷、太溪，余脏皆然……又有诸虫痛者，如心腹痛，作痛肿聚，往来上下行，痛有休止，腹热善渴，涎出，面色乍青、乍白、乍赤，呕吐清水者，蛟蛔也，以手紧按而坚持之，无令得移，以针刺之，久持之虫不动，乃出针也。”（《东垣试效方》卷二《心胃及腹中诸痛门·心胃及腹

中诸痛论》)

“《灵枢经》云:人之哕,盖谷入于胃,胃气上注于肺,因有故寒气,与新谷气俱还入于胃,新故相乱,真邪相攻,气并相逆,复出于胃,故为哕。补手太阴,泻足少阴。”(《东垣试效方》卷三《呕吐哕门·呕吐哕论》)

“《黄帝针经》三卷寒热病第三:暴瘅内逆,肝肺相搏,血溢鼻口,取天府穴。天府乃手太阴也。”(《东垣试效方》卷三《衄吐呕唾血门·衄吐呕唾血论》)

“地之湿气自外而入内者,疮疡当先服药,而后用针。如疮疖小,不欲饮药,或婴儿之疮,当先温衣覆盖,令其凝泣壅滞血脉温和,则出血立已者。不如此,血脉凝滞便针,则邪毒不泻,反伤良肉,又益其疮热也。”(《东垣试效方》卷三《疮疡门·明疮疡之本末》)

“夫眼生倒睫拳毛者,两目紧急皮缩之所致也。盖内复热致阴气外行,当去其内热并火邪。眼皮缓则眼毛立出,翳膜亦退,用手法攀出内睑向外,速以三棱针出血,以左手爪甲迎其针锋,立愈。目眶岁久赤烂,俗呼为赤瞎是也。当以三棱针刺目眶外,以泻湿热立愈。”(《东垣试效方》卷五《眼门·论瞳子散大并方》)

“《黄帝针经》卷第三杂病第八:腰痛上寒,取足太阳、阳明;腰痛上热,取足厥阴。足之三阴,从足走入腹,经所过处,皆能为痛。治之,当审其何经所过分野,循其孔穴而刺之;审其寒热而药之。假令足太阳令人腰痛引项脊尻背如重状,刺其郄中太阳二经出血,余皆仿此。”(《东垣试效方》卷六《腰痛门·腰痛论》)

“《黄帝针经》三卷寒热第三云:暴挛痫眩,足不任身,取天柱穴(天柱穴足太阳也)。又云:癫痫瘈疭,不知所苦,两跷之下,男阳女阴。洁古老云,昼发灸阳跷,夜发灸阴跷各二七壮。阳跷起于跟中,循外踝上行,入风池(申脉穴是也);阴跷亦起于跟中,循内踝上行,至咽喉,交贯冲脉(照海穴是也)。”(《东垣试效方》卷九《杂方门·暴挛痫眩》)

4.《医学发明》 “胃病者,腹䐜胀,胃脘当心而痛,上支两胁,膈咽不通,食饮不下,取三里。”(《医学发明》卷一《膈咽不通并四时换气用药法》)

另外《医学发明》卷三存目两篇“病在阴阳用针药论”“大寒在外留而补之针所不为灸之所宜”,应与针灸相关,惜只存目并无具体内容。

(二)东垣针灸法临床应用特色

1. 阴病治阳,阳病治阴 “阴病治阳,阳病治阴”是《黄帝内经》中以阴阳概括的一个重要治则,李杲对此有着极其深刻的理解,在《脾胃论·阴病治阳阳病治阴》中对“阴病治阳,阳病治阴”这一原则以“从阴引阳,从阳引阴”进行解释。对于阴病在阳,当从阳引阴时给出了两种解释:一是指外感六淫之阴邪入于属于阳的背俞,宜以针泻背俞穴,从阳引阴邪外出,如中暑取小肠俞、中湿取胃俞、中燥取大肠俞等。一是指上热下寒证，病由下焦阴中火旺，逆于上焦阳分所致，治疗宜先去络脉经隧之瘀血，使经络畅通，经络通则利于阳升阴降，然后从上焦阳分引阴火下行，如此则上热下寒之证自去。对于阳病在阴，宜从阴引阳，主要是指饮食劳倦内伤脾胃，阳气不足而下流于阴分，元气受伤，当取胃之合穴足三里，推而扬之以补中升阳。若元气虚亏较甚，或病传五脏出现九窍不通者，当取脏腑在腹部的募穴，以从阴引阳。李杲最后明确指出，如果上述各证错取四末之输，或误用从阳引阴、从阴引阳之法，会导致严重的不良后果。

2. 刺血通络，虚实皆可 通过对《脾胃论》和《兰室秘藏》等所载的针灸病案进行分析可以看出，李杲十分重视刺血疗法，其目的在于泻邪外出，疏通经络。如《脾胃论》说："如大汗泻者，津脱也，急止之……三里、气街以三棱针出血；若汗不减不止者，于三里穴下三寸上廉穴出血。"《兰室秘藏》载："治目眶岁久赤烂……当以三棱针刺目眶外，以泻湿热。"一般认为，刺血泻邪主要用于实证、痛证，但《脾胃论》所载病案说明刺血也可用于虚证。

3. 用灸补元 李杲临床上极重元气，认为元气亏虚是人体发病的主因，而脾胃受损日久必累及元气不足。正如其所言："脾胃之气既伤，而元气亦不能充，而诸病之所由生也。""胃之一腑病，则十二经元气皆不足也，气少则津液不行，津液不行则血亏，故筋骨皮肉血脉皆弱，是气血俱羸弱矣。"对于元气、脾胃的治疗除用方药治疗外，李杲亦主张用艾灸气海等穴以振奋元气，补其不足。正如其所言："若病人形气不足，病来潮作之时，病气亦不足，此乃阴阳俱不足也……不灸弗已，脐下一寸五分气海穴是也。"气海为诸气之海，有益气固精、补肾助阳的作用，故对于元气亏虚、脾虚诸证，以灸法补之。

4. 针灸均重调补脾胃 李杲认为："胃病者……取三里以补之。"此为后世开创了脾胃病取三里治疗的范例。如形气不足太甚，《内外伤辨惑论》还提出了灸气海以升发脾胃之气的治疗方法。若患者因脾胃不足，又加外感湿热所乘，发生痿证，即李杲所谓"脾胃虚弱，感湿成痿"，出现汗大泄、妨食等症，当取三里、气街以三棱针出血治之。"若汗不减不止者，于三里穴下三寸上廉穴出血。"三里、上廉、气街均属足阳明经要穴。此治疗方法阐发了《黄帝内经》"治痿独取阳明"的重要治则。

5. 针药并施 李杲在临床上针药并施，可谓其一大临床应用特色。针、药各有其治疗适用范围和禁忌，在治疗时单独应用可能受限，而二者结合常可取长补短，相得益彰。如《脾胃论·饮食劳倦所伤始为热中论》云："胃病者，腹胀，胃脘当心而痛，上支两胁，膈咽不通，食饮不下，取三里以补之。若见此病中一证，皆大寒，禁用诸甘、酸药，上已明矣。"另《脾胃论·清阳汤》明确提出治疗中风中经络出现"口筋急者，是筋脉血络中大寒"，若不愿用针，可用清阳汤代燔针劫刺破血，以去其凝结。

6. 依症取穴 在辨证取穴的基础上，李杲在临床治疗时常有一些自己独特的取穴经验，可称之为辨症取穴。如妇人血不止，刺足太阴井；大烦热不止，昼夜无力，刺十指间出血；目痛，大眦痛，刺太阳井；目痛，小眦病，刺少阳井；两胁痛，少阳丘墟；心痛，少阴太溪；身之前，足阳明原穴；身之后，足太阳原穴；身之侧，足少阳原穴；喘满痰实如胶，太溪；呕哕无度，手厥阴大陵；百节酸疼，实无所知，三棱针刺绝骨（悬钟）出血；热无度，不可止，陷谷出血；腰痛，昆仑、委中出血。

（贾云芳、侯仙明，本文内容曾发表于《中国针灸》2016年2期）

李杲的养生观

李杲生活在战乱年代，备尝饥饿，饱受恐惧，一生颠沛流离，最终能达古稀而终，说明他在养生方面有独到见解。李杲的养生观，在经典养生论的基础上颇多发挥，首重调护后天脾胃，并提出了远欲、省言等养生要旨，对后世影响甚深。

（一）节制饮食，调护脾胃

李杲撰《脾胃论》阐发“人以脾胃中元气为本”，同时撰《脾胃将理法》《摄养》《远欲》《省言》置于卷末，体现了李杲调护脾胃治未病、防患于未然的预防保健思想。

脾胃为滋养元气之源泉，脾胃功能的强弱，决定元气的盛衰，而内在的元气是人体健康最重要的因素。在正常情况下，人受水谷，则脾胃输布精微，化生气血，奉养生身，胃主降浊，将体内代谢产物和饮食糟粕排出体外。脾升胃降，共同完成人体新陈代谢，以维持正常生理活动。因此，李杲认为无论在日常生活或防治疾病过程中，都必须注重脾胃，借以护养元气，保障健康。元气是人体固有的防御功能，与现代免疫功能相近似，有抵御外邪的作用。脾胃损伤，必然导致免疫功能低下，产生各种病变。李杲据此提出“内伤脾胃，百病由生”的观点。他说：“脾胃之气既伤，而元气亦不能充，而诸病之所由生也。”造成脾胃虚弱的原因，李杲认为主要是饮食不节，劳逸失度，七情所伤，皆损其气，气衰则火旺，火旺则乘其脾土。为此他非常注意用节饮食、和喜怒、不过劳等养生方法来护理脾胃，以达到防病延年之目的。护养脾胃，李杲设专篇论述内伤饮食劳倦和外作风寒湿燥火均能损伤脾胃，并提出“饮食，热无灼灼，寒无凄凄，寒温适中”等行之有效的防护措施。其中“适寒温”三字，既指外界气候而言，又指饮食和药物而言。这一主张，揭示了李杲“脾胃论”的“调损法”，给当时防治脾胃病开辟了新的途径。在护理脾胃养生的具体措施上,李杲经验丰富。他提出,首先注意无病时保护脾胃的功能正常,不宜常服淡渗利小便的方药,以免损伤脾胃元气,因为胃阴伤则食纳减退,脾阳伤则不能输精运化。当有病时,需服升发沉降的方药,要于服药前后调理好脾胃。在用权衡应变的药味时,应避免犯“汗多亡阳,下多亡阴”之戒。因为这些都能直接损伤脾胃。同时,李杲还根据寒热温凉气候变化对脾胃的影响,提出了四时用药的方法,如春时宜加清凉药,夏时宜加寒药,秋时酌加温药,冬时酌加热药。他认为,这样做时“不绝生化之源”,“无违时,无伐化”,“必失岁气,毋伐天和”。

(二)少思寡欲,调摄精神

李杲晚年,“神气衰于前日,饮食减于曩时”,总结了自己日渐衰老的教训,提出了行之有效的精神摄养方法,即:安于淡泊以养肝气,少思以养心气,寡欲以养肾气,省言以养肺气。并告诫人们不务名利,爱身自重。这样个人得失不介于怀,心胸开朗,情绪乐观,性情稳定,嗜欲不能劳其目,淫邪不能惑其心,气血自然调和而永葆健康得长寿。李杲所讲的“欲”是指超常的欲望、嗜欲和性欲。实践证明,一切不符合实际的过分追求、奢望都会招致烦恼,耗精伤神,影响健康,而嗜欲、房欲过度则更能损害身心。

在精神卫生方面,李杲重视七情和谐,不使过极。因七情易动肝火、阴火,有损元气。遇到此类疾病,李杲就用精神疗法让病人“或生欢欲,或逢喜事,则慧然如无病矣”。

此外,李杲对气功养生保健亦十分重视,主张用气功来涵养精神,修养情操,有利于心身健康。《兰室秘藏·劳倦所伤论》云:“当病之时,宜安心静坐,以养其气,再以甘寒泻其热火,以酸味收其散气,以甘味温补其中气。”这里不但提出了用“静坐”“食气”等古代气功治疗疾病,而且开辟了气功与药物综合应用的新方法,至今仍然有指导意义。

(李庆升、路广林,本文内容曾发表于《河北中医药学报》2000 年 4 期)

四、王 好 古

王好古师从张元素质疑

说起易水学派,大家普遍认为李杲和王好古曾同师于张元素门下,王好古年辈较晚，后又师于李杲。但事实上并非如此，王好古早年通经举进士，晚年自学医学，因趣深难达，后得师于李杲，并不曾师于张元素，且其年龄要长于李杲。

（一）“王好古师从张元素”一说的发端

张元素《金史》有传，凡二百言，谈及张元素是易州人，八岁试童子举，二十七试经义进士，犯庙讳下第。乃去学医，无所知名，夜梦有人用大斧长凿，凿心开窍，纳书数卷于其中，自是洞彻其术。并治好了刘完素误用寒药八日未愈的“伤寒”，自此显名。全文未提及传道授徒之事。

《医学启源·兰泉老人张吉甫序》记载了张元素相同经历，并载张元素为授徒传道，自编教材：“暇日辑集《素问》五运六气，《内经》治要，《本草》药性，名曰《医学启源》，以教门生，及有《医方》三十卷传于世……存者惟《医学启源》”，最后提及“真定李明之，门下高弟也，请余为序，故书之”。这里提到门下高弟李明之，未提及王好古。

关于李杲学医于张元素，载于《元史·李杲传》：“杲幼岁好医药，时易水张元素以医名燕赵间，杲捐千金从之学。不数年，尽传其业”；李濂《医史》所收砚坚《东垣老人传》记载李杲母亲王氏寝疾，里中医误治而毙，遂志于医，“闻易水洁古老人张君元素，医名天下，捐金帛诣之。学数年，尽得其方法”，并载晚年归乡里，经朋友周德父介绍，收罗天益为徒。但未提及王好古学医于张元素和李杲之事。

关于王好古学医于李杲，《此事难知·王好古序》谈到王好古自学中医“几十载”（将近10年），“所仰慕者，仲景一书为尤焉。然读之未易洞达其趣，欲得一师指之，遍国中无有能知者。寤而思，寐而思，天其勤恤，俾我李公明之，授予及所不传之妙”；《阴证略例·麻革序》载“海藏先生王君进之家世赵人，早以通经举进士，晚独喜言医，始从东垣李明之，尽传其所学”。

上述记载说明，王好古师从于李杲有明确记载，而“王好古师于张元素”在张元素、李杲和王好古的传记和著作中均未见明言。他如明代孙一奎《医旨绪余·列张刘李朱滑六名师小传》所载“海藏乃东垣高弟”，《本草纲目·历代诸家本草》所致“好古字进之，号海藏，东垣高弟，医之儒者也”，均只言是“东垣高弟”，不曾言师于张元素。

最早记载王好古师从于张元素的是《四库全书总目提要》，此书收录王好古《医垒元戎》（12卷）、《此事难知》（2卷）、《汤液本草》（3卷）三书，未收《阴证略例》。王好古史书无传，四库馆学者据其上三部著作的序跋及书中内容了解其生平并作了推理：“据《此事难知》序，好古渊源李杲”，据《医垒元戎》“海藏黄芪汤条下，称杲为东垣李明之先生，而易老大羌活汤条下，称先师洁古老人”，则得出结论“好古实受业张元素”，认为李杲与王好古同师于张元素，王好古后又师于李杲，并将李杲与王好古的关系类比中唐时的赵匡与陆淳，“殆如赵匡、陆淳同受春秋于啖助，而淳又从匡讲问欤”。啖助、赵匡、陆淳是中唐新《春秋》学派的代表，被称为盛唐三贤。事实上，啖助为陆淳之师，赵匡为陆淳之友，赵匡并不曾师于啖助，此不分表。

从此便有“王好古师从张元素”之说，清代汪曰桢同治三年（1864）为《阴证略例》作序，顺承此说——“好古，字进之，赵州人，以进士官本州教授，自金入元，少时与李杲东垣同游张元素洁古之门，而年辈较晚，其后复从学于东垣，故《医垒元戎》称先师洁古老人，又称东垣明之先生”。汪曰桢虽有怀疑，如他说王好古在《阴证略例》册末自题亦云“不知何日复得吾东垣李先生一问之”，可“并不及洁古，何欤？”但未作深究，只依“书中首列《岐伯阴阳脉例》，即次以《洁古老人内伤三阴例》，乃次以《海藏老人内伤三阴例》，而伊尹、扁鹊、仲景诸例具编于后”而推断“虽不称先师，而尊师之意已隐然见于言外矣！”

至此，人们递相因袭，普遍认为王好古和李杲同受业于张元素，后王好古又师从李杲。

（二）王好古不曾师从于张元素

李杲是易水高弟，对张元素思想继承、发展并传承，而王好古师从李杲，“尽传其所学”，同时“精研极思轩岐以来诸家书，驰骋上下数千载间，如指诸掌”，其研究阴证，“盖考自岐伯，迄今洁古老人，掇其精要，附以己说”，可见王好古在师承基础上，博及诸家。王好古受张元素影响很大，在其著作中，对张元素的医论方剂多所引用，如《阴证略例》将“洁古老人内伤三阴例”与“海藏老人内伤三阴例”并列，还有“易老法霍乱吐泻，足阳明总摄六经”；《海藏癍论萃英》将“洁古老人癍论”与“海藏老人癍论”并列；又如多处“洁古云”“易老云”“易老大羌活汤”“易老天麻丸”，等等。

王好古对张元素崇敬之情溢于言表。《汤液本草》戊申年（1248）序云：“至今大定间，洁古老人张元素及子云岐子张璧、东垣李杲明之三老者出，想千百载之下无复有之也。何以知其然？盖当时学者虽多，莫若三老之实绝也。”但在张元素传记、王好古著作及序言中，均未提及王好古师于张元素，对于恩师的老师，并是他崇拜的前辈，虽非亲炙，称呼“先师”，也顺情合理，但不足以作为“王好古师于张元素”的充分证据。《汤液本草·丙午年序》提到洁古老人、张璧、东垣先生李杲明之皆祖长沙张仲景汤液，随之讲“予受业于东垣老人故敢以题”，并未言师于洁古老人，如果王好古曾师于张元素，即使别处不提，在这里自当顺情说明。

王好古兼采张元素之脏腑虚损辨治和李杲脾胃气虚说，尤重阴证治疗，尊师说而不泥，而成易水派中坚。

（三）王好古其实年长于李杲

四库馆学者据《医垒元戎》“东垣李明之先生”和“先师洁古老人”并见，联想历史“盛唐三贤”便臆断了王好古与李杲同受业于张元素，后王好古又师于李杲；到清代汪曰桢不加深究，进一步臆断，将王好古学医说成是“少时与李杲东垣同游张元素洁古之门”，且“年辈较晚”。

由于史书无王好古传，其生卒年则无定论。受《四库全书》和汪曰桢“王好古年辈较晚”说法的影响，学者自然认为王好古生年要晚于李杲。据《东垣老人传》能确定李杲生年为1180年，故《中医大辞典》《中国医学史》等多将王好古生年定于1200年。这不符合历史，诸多问题不好解释。

如《阴证略例·祭神应王文》题“壬辰岁（1232）夏四月初十日，海藏老人古赵王好古序”，不仅自称老人，亦称海藏老人，如果按王好古生年为1200年，那么刚过而立之年不可能自称老人。学者赵有臣撰文依《曲礼》“人生七十曰老”，认为王好古自称老人，此时当年过七十，并将其生年定为1162年，比东垣（1180年生）大18岁。自称老人肯定年老，但未必70岁，李杲《内外伤辨惑论·序》写于68岁，也自称东垣老人。虽具体数字有待推敲，但结合其他史料来看，基本属实。

《阴证略例》“麻革序”简述了王好古生平经历，“海藏先生王君进之家世赵人，早以通经举进士，晚独喜言医”，与汪曰桢所言“少时”学医相忤。麻革是金末元初文脉传承的重要人物之一，素慕王好古，并有交游，自当以麻说为准。此序作于癸卯年（1243），若依王好古生于1200年，时仅44岁，何谈晚年学医！而序文接着说王好古曾师从李杲，后乃精研轩岐以来诸家书，并且早已医名显赫，“予在大梁时，闻其名诸公间籍甚”，还说王好古持《阴证略例》求序，并说此书已“积思十余年”，距壬辰年（1232）《阴证略例》序已12年。这都说明此时的王好古早已经过早年的“通经举进士”、后来的“独喜言医”，还有师从李杲、著述积思10余年，肯定是到了可自称老人的年龄。

“麻革序”中还提到故内翰王君从之，尝为《阴证略例》题“世所未闻，真知言哉！”王从之（1174—1243），名若虚，藁城人。《东垣老人传》载李杲“受《论语》《孟子》於王内翰从之，受《春秋》於冯内翰叔献”。冯叔献（1162—1240），名璧，真定人。据《金史》，此二人皆为承安二年（1197）经义进士。王好古“早以通经举进士”，金代开科38次，章宗在位年间（1190—1209）就6次，王好古举进士未必与王、冯二人同年，但藁城、真定、赵州相毗邻，三人为同龄乡贤，王从之为《阴证略例》题字，真定李杲跟王、冯两位学习经书，依常理王好古应该年长于李杲。

王好古学医于李杲没有确切时间记载。李杲以母病不救,在承安二年(1197)18 岁时从张元素学医,5 年后(1202)监济源税。蒙金战争,贞祐二年(1214)金国都中都(今北京)失守,迁都汴梁(今开封),于是李杲从济源南渡,“避兵汴梁,遂以医游公卿间,其明效大验”,之前“君初不以医为名,人亦不知君之深于医也”。据此,王好古学医于李杲应在 1214 年之后,王好古 50 余岁,李杲 30 余岁。又据《阴证略例》“麻革序”所载“予在大梁时,闻其名诸公间籍甚”,可知王好古以医名世确在大梁。

《此事难知》实王好古裒辑李杲之议论而成,乃王好古第一部医书。书名前冠以“东垣先生”字样,一度被误传为李杲所作,内容乃是出自李杲,编次文字则为王好古。自序所题“至大改元”争议尤多,一说“元至大元年”为 1308 年,一说“至元元年”为 1264 年,赵有臣认为当为金“正大”之误,为 1224 年,这样距王好古汴梁学医正好“几十载”(将近 10 年)。刘景超持相同观点,并以罗天益《卫生宝鉴》内容比类论证,只是误将改元理解为年号使用的末年,故结论误为 1232 年。之后的《医垒元戎》《阴证略例》《汤液本草》等书是此后好古自著而成。

《医垒元戎》成于辛卯年(1231),至丁酉年(1237)为人阴取之,原稿已绝,凭记忆得其七八,时任赵州教授兼提举管内医学。《阴证略例》初成于壬辰年(1232),自壬辰至丙申年(1236)几五载,而复增随条,并药后断例,癸卯年(1243)麻革为序。《汤液本草》是王好古生平最后一部著作,晚年专心探究本草和汤液,认为医学最初由《本草经》发展为《伊尹汤液》,传而为仲景书,演而为唐宋各家医方。今本《汤液本草》存有戊戌年(1238)、丙午年(1246)和戊申年(1248)三序,说明他研究的不断深入,并不断修改。若其生命不止,或将继续为序,故其卒年当在三序(1248 年)后不久。李杲壬辰年(1232)北渡,寓居山东东平,甲辰年(1244)还乡,年已 65 岁,后收罗天益为徒,卒于 1251 年。

综上所述,王好古不曾师于张元素,中年后学医于李杲,并且年长于李杲。

(周计春、于淼,本文内容曾发表于《北京中医药大学学报》2020 年 3 期)

王好古著作述略

王好古,字进之,号海藏。元代赵州(即今河北省赵县)人。王好古一生精钻医学,学验俱丰,著述颇多。清代钱大昕《补元史艺文志》记载,王好古的著述有《此事难知》《医垒元戎》《阴证略例》《瘢论萃英》《汤液本草》《汤液大法》《钱氏补遗》等 7 部。日本著名汉医学家丹波元胤在其著作《中国医籍考》卷三十方论中引熊均说,指出王好古著有《活人节要歌括》《三备集》《瘢疹论》

《光明论》《标本论》《小儿吊论》《伤寒辨惑论》《辨守真论》《十二经药图解》《仲景一集》等10部。陈邦贤《中国医学史》记述王好古还著有《疗痈疽耳眼本草要钞》。

《中医图书联合目录》记录王好古的医书有5种，也是王好古现存的全部著作：《此事难知》《医垒元戎》《阴证略例》《汤液本草》和《癍论萃英》。王好古所著其他医书《伤寒辨惑论》《仲景详辨》《活人节要歌括》《十二经药图解》《三备集》《伤寒辨惑论》《光明论》等，均已散佚。

（一）《此事难知》

此书的作者，曾被误传为李杲所作，《四库全书·此事难知》"提要"中则断言此书为"元王好古撰"，并明确提出"今本《东垣十书》竟属之杲，则非矣"。此书应是李杲授道王好古的讲稿，王好古跟师之前，自学中医，疑惑萦绕，得李师后，群疑冰释，故名《此事难知》。全书分上下两卷，载医论共106篇。书中内容涉及经络、脏腑、病理、病源以及有关临床辨证、治法等方面，其中对伤寒六经证治的阐述极其详尽，论述亦颇有见地，有助于后学对《伤寒论》学习和研究。另外，此书与《医垒元戎》保存了已失传的李杲《伤寒会要》论治伤寒的精华部分，成为研究李杲对于伤寒认识的重要参考书。

（二）《医垒元戎》

此书初撰于金正大八年辛卯（1231），后原稿亡佚，经过追忆"十得七八"，重刊于蒙古太宗九年丁酉（1237），共12卷。此书以十二经为纲，首述伤寒，附以杂病。学术思想以张仲景为本，参酌补充张元素、李杲等名家论述及证治之法。选方则多用《太平惠民和剂局方》等，并附有王好古自订的验方。此书打破了伤寒与杂病的界限，既把六经辨证的原则用于杂病，又把杂病方药用于六经诸证，将伤寒与杂病的治疗进行了有效的统一。此当为王好古在经方发展中作出的巨大贡献。

（三）《阴证略例》

王好古用了10余年时间积累思路和素材，经三易书稿，历经5年，终于在宋端平三年（1236）将其完成，此书共1卷。王好古认为伤寒病有阴阳之分，阳证易辨易治，阴证难辨难治，故而著此书以明伤寒阴证的危害性及其证治。正如汪曰桢在《阴证略例·序》中所说："以伤寒阴证较阳证尤难辨，故作专书以发明之，审证用药，具有条理。"此书首列岐伯的阴阳脉例，次述张洁古等内伤三阴例，并举伊尹、扁鹊、张仲景、许叔微、韩祇和诸例共42条，各证之后间附方药，并加入评述，有证有药，有论有辨，对阴证论之甚详。

（四）《海藏癍论萃英》

此书只有 1 卷，具体撰写年代不详，始见于元代杜思敬所编《济生拔粹》中。此书是论述小儿癍疹的专著，收集了钱乙、李杲、张元素等名家有关癍疹的论述，提出癍疹多属热证，治疗思路可从六经的方法入手。对治疗小儿癍疹，给出了很多行之有效的治疗方药，值得学习和研究。

（五）《汤液本草》

此书是一部类集性的本草著作。汤液即煎剂，由于在治疗中的药物采用煎剂，因此称《汤液本草》。李时珍在《本草纲目·序例·历代诸家本草》中曾评此书："取本草及张仲景、成无己、张洁古、李东垣之书，间附己意，集而为此。"王好古对此书亦进行过 3 次修订，历时整整 10 年，终于在 1248 年完成此部著述。此书分上、中、下 3 卷。上卷为总论，首列"五脏苦欲补泻药味"，次述李杲关于药物学的论说"药类法象用药心法"，最后附"五宜""五伤""五走""七方""十剂"等内容。中、下卷收载具有代表性的 241 种药物，此部分内容不但对药物的性味、归经等有深入研究，而且对五味补虚泻实法及制方相宜与饮食调养等也有独到见解，另外在一些药物之后附有单验方，颇具实用性。因此，本书对本草学研究具有一定的参考价值。

（贾云芳　侯仙明）

王好古阴证学说浅析

王好古在《阴证略例》一书中对阴证论述详尽，见解独特，故能在阴证方面自成一家言，值得后世效法。

（一）阴证论的学术渊源

王好古的学术思想上承仲景，下接张元素与李杲，以仲景六经辨证为基础，结合张元素脏腑辨证和李杲脾胃内伤理论，强调外感内伤当全面兼顾，在前人重实证、阳证治疗的基础上，重点提出了虚证、阴证的治疗思路与方法，从而奠定了"阴证论"的思想基础。正如王好古所言："伤寒人之大疾也，其候最急，而阴证毒为尤惨，阳证则易辨而易治，阴证则难辨而难治。"王好古在《阴证略例》一书中将阴证的病因、病机、辨证治疗等都作了详细的分析和系统的阐述，其中不但有前人对阴证的认识与论述，亦有王好古之己见；不但有治疗思路，亦有治疗方法与用药，可谓论述全面而详尽。因此，《阴证略例》在临床应用上极具参考价值。

（二）阴证的病因病机

王好古受《黄帝内经》“邪之所凑，其气必虚”以及李杲“饮食失节，劳倦所伤”等理论的影响，将阴证的病因归结为内外两方面。内因责之于纵欲、劳倦、平素体弱等所致的“本气先虚”。外因有三，一是过食冷物，二是误服凉药，三是感受霜露、山岚、雨湿、雾露之气，三者均可损人阳气而造成阴证。王好古认为，造成阴证的关键在于内因，如“有单衣而感于外者，有空腹而感于内者，有单衣空腹而内外俱感者，所禀轻重不一，在人本气虚实之所得耳”。另外，王好古所指的“本气虚”多与脾肾有关。所以，肾阳素虚的人，外感寒邪或过食冷物，则内因与外寒相合，形成阴寒过盛的病证。

至于病机，王好古在张仲景《伤寒论》三阴证治的基础上论述了“内伤三阴”。《伤寒论》中所论三阴证，多以外邪传变和直中立论，王好古则秉承张元素的脏腑辨证论和李杲的脾胃内伤学说，并列举了阴盛格阳、内阴外阳、阴证似阳、下虚戴阳、阴阳易等用以说明其本质在于“大抵阴毒本因肾气虚寒，或因冷物伤脾，外伤风寒，内既伏阴，外又感寒，或先外寒而内伏阴，内外皆阴，则阳气不守”这个病机。其独创思维，为后世医家治疗阴证开辟了新思路。

（三）阴证的诊断

王好古对于阴证的诊断主要从色、脉两个方面来辨别三阴证。在色诊方面：一伤在厥阴肝经，则面青黑；二伤在少阴肾经，则面红赤；三伤在太阴脾经，则面黄洁。在脉诊方面：阴证初得脉象以沉细而疾为主脉；随着阴证渐深，则六脉沉细，一息七至；阴证危重时，则六脉附骨取之方有，按之即无，一息八至以上，或不可数。可见王好古对阴证脉象的论述，较之仲景仅以脉迟定为寒者，有了进一步补充和发展。

就色、脉合论，王好古在阴证的诊断上尤重脉象，认为脉象反映了疾病的本质。故谓之：“大抵前后证变之不同，以脉别之，最为有准，不必求诸外证也。”并以“《活人》辨证不取诸他，而独取诸脉”为例，认为脉象“最为验”。

（四）阴证的辨证

对于阴证的辨证，王好古重视三阴阳虚证。他参照《伤寒论》三阴经辨证方法，将阴证以经分类，即厥阴肝经、少阴肾经及太阴脾经。在此基础上，再以方类证。如“伤在厥阴肝经”又分为当归四逆汤证、当归四逆加吴茱萸生姜汤证及吴茱萸汤证；“伤在少阴肾经”又分为真武汤证、四逆汤证、通脉四逆汤证；“伤在太阴脾经”则又有小建中汤、理中丸方证的不同。

另外，王好古还对阴证阳虚的主要证候分为“阳气内消”“阳气外越”两大类。阳气内消表现为身体凉，四肢厥冷，嗜睡欲卧，默默不欲言，脉象沉细；阳气外越表现为身体热，四肢温，神志躁扰，谵语妄言，脉象浮弦。

（五）阴证的治疗特点

1. 因证施法 王好古所创制的治阴证方剂，具有两方面特点：一是对阳气内消之阴证，王好古善用温通。如正阳散，即以附子之辛热，伍麝香之辛热通窍，可治阴毒伤寒、头汗面青、神志昏沉欲睡之证；又如回阳丹，取硫黄之大辛大热，配伍全蝎通络走窜，治疗面青、手足逆冷、心腹气胀之证。二是对阳气外越之阴证，其善用反佐。如霹雳散用蜜水，火焰散用腊茶，返阴丹用硝石，正元散用大黄等。

2. 注重服药时间 对于服药时间，王好古认为阴证主要病机是阴盛阳衰，所以根据一日之中的阴阳消长规律，主张昼进阳药、夜服阴药，治疗阴证用阳药应在夜半之后服药，“所以却类化之阴而接身与子所生之阳”，可使药之温热能得自然界阳气之助从而发挥更大的效用，如夜半之后服附子则易于收功。

（六）对阴毒的独特认识

王好古著《阴证略例》专述阴证，指出阴证多因脾肾虚寒外有感寒、内有伏阴，内外相守而致。太阴、少阴和厥阴症状虽有不同，王好古却以辨脉为先突出阴证本质。阴毒为阴证特殊类型，阴独盛而阳气暴绝并分三候，症状逐渐加深，非单一汤药可治，需配合外治或熏蒸脐下或汤沐四肢以接阳气。

“阴毒”一词首见于《金匮要略》，“阴毒之为病，面目青，身痛如被杖，咽喉痛”，并与阳毒相鉴别，“阳毒之为病，面赤斑斑如锦纹，咽喉痛，唾脓血”；二者症状迥异，对于具体治疗方剂，阳毒用升麻鳖甲汤，阴毒则用升麻鳖甲汤去雄黄、蜀椒。《诸病源候论》提出：“阴阳二气偏虚则受于毒。”《伤寒类证活人书》与《伤寒全生集》更是阐明阴阳毒多先有肾气虚寒或脾有所伤，内外合邪而成。王好古认为阴证以阴气虚寒为本，感受寒邪或冷物伤脾为标，太阴脾经、少阴肾经和厥阴肝经为其所伤，若阴气独盛，阳气暴绝则为阴毒。

阴毒三候：一候为始得阴毒候，本因肾气虚寒，内已伏阴加外寒，内外皆阴，阳气难守，表现为头痛腰重、目痛、体倦肢冷，额上及手背冷汗不止或多烦渴，精神恍惚如有所失，三二日间或可起行，不甚觉重。其六脉俱沉细而疾，尺部短小，寸口或大，以脉疾为主。此时阴毒较轻，可急服补虚和气之药，如正元散、退阴散、五胜散。王好古强调使用汗法应注意脉证，若身热脉大可少许发汗，其他情况忌发汗，阴毒忌汗。二候为阴毒渐深候，积阴感于下，微阳消于上，阴下阳上，其候加重，表现为四肢逆冷、腹痛转甚，或咽喉不利，或心下胀满、结硬燥渴、虚汗不止，或时狂言，指甲面色青黑，六脉皆沉细，而一息七至以来。此证速宜灸气海或关元，灸三二百壮以手足和暖为效，仍应服金液丹、来苏丹、玉女散、还阳散、退阴散。三候为阴毒沉困候，症状与阴毒渐深候相似，其候更重。六脉附骨，取之方有，按之即无，一息八至以上，或不可数也。此时药饵难为功矣，可试治，于脐中灼艾，如半枣大至少三百壮。若阴气散、阳气来则减热药，可愈；若手足不和暖，不可治。

（贾云芳　侯仙明）

王好古对易水学派遣药制方理论的继承与发展

王好古作为金元时期著名医家、易水学派中坚人物，其学术思想主要体现在“伤寒阴证论”和“易水特色药性理论”两方面，代表性著作为《阴证略例》《汤液本草》。《阴证略例》奠定了阴证学说的基础，而《汤液本草》则继承并发展的药物归经学说、引经报使说、药物升降浮沉说等。此处重点简述王好古在本草学方面的贡献。

（一）归经理论

在清代沈金鳌的《要药分剂》中首次出现“归经”这一名词，并将“归经”一词作为专项列于“主治”项后说明药性，且采用五脏六腑之名。但归经理论的先声早在《黄帝内经》中就出现了，如《素问·宣明五气》已论述了五味作用定向定位的概念，“五味所入，酸入肝，辛入肺，苦入心，咸入肾，甘入脾”，说明酸、苦、甘、辛、咸五味之特性对五脏具有选择性作用。《伤寒论》六经辨治，将药物分经应用，成为归经理论形成的基础。唐代陈藏器《本草拾遗》、宋代寇宗奭《本草衍义》则部分阐述了药物定向定位的归经作用，并且逐渐和脏腑经络联系在一起。

至张元素的《医学启源》《珍珠囊》才正式将归经作为药性加以论述，并且认为根据药物的性能和趋向应用药物，临床上能够获得更好的疗效。王好古《汤液本草》中有77味药物以“入某”、归“某脏”为专项加以说明其归经。至此，系统的归经理论才正式确立。

（二）引经报使理论

张元素临证用药，尤其重视药物归经，首创药物引经报使理论。《医学启源》记载：“太阳经，羌活；在下者黄柏，小肠、膀胱也。少阳经，柴胡；在下者青皮，胆、三焦也。阳明经，升麻、白芷；在下者，石膏，胃、大肠也。太阴经，白芍药，脾、肺也。少阴经，知母，心、肾也。厥阴经，青皮；在下者，柴胡，肝、包络也。以上十二经的药也。”“的药”即引经药的意思。须知引经药与归经是两个概念，归经指的是药物到达病所，即到达某脏腑并对某脏腑病变起治疗作用；引经药则是指某药能够引领某一味药或几味药或整个方剂到达病变脏腑，起导引作用。

王好古《汤液本草·东垣报使》中有“太阳：羌活，下黄柏；阳明：白芷、升麻，下石膏；少阳：柴胡，下青皮”等。又参《医学启源·用药备旨》，亦有“各经引用”一节，如“太阳经，羌活；在下者黄柏，小肠、膀胱也。少阳经，柴胡；在下者青皮，胆、三焦也。阳明经，升麻、白芷；在下者石膏，胃、大肠也。太阴经，白芍药，脾、肺也。少阴经，知母，心、肾也。厥阴经，青皮；在下者柴胡，肝、包络也”；卷中论各部药品中有引经的临证运用，如“头痛须用川芎，如不愈，各加引经药，太阳蔓荆，阳明白芷，少阳柴胡，太阴苍术，少阴细辛，厥阴吴茱萸”，这与上面“各经引用”中的论述也是基本一致的。王好古更将其编成歌诀及图示，以利后人学习记忆；如“诸经向导”图示中，补充了不少十二经所用之药。

（三）气味厚薄及升降浮沉理论

《素问·阴阳应象大论》首先将阴阳理论应用于药物学，用以指导药物的理论阐释和临床应用。对药物的气味明确指出“阳为气，阴为味”；“味厚者为阴，薄为阴之阳；气厚者为阳，薄为阳之阴”，“气味辛甘发散为阳，酸苦涌泻为阴”。由于阳气主升，阴味主降。这就为药物升降理论提供了基础。张元素对《黄帝内经》气味阴阳厚薄理论作了深入阐述，创立了药物升降浮沉学说。张元素还提倡“药类法象”，列出百种药物分属于“风升生”“热浮长”“湿化成”“燥降收”“寒沉藏”，并主张“药有气味厚薄，升降浮沉补泻主治之法，各各不同”。张元素还注重用不同的炮制方法来改变药物的升降趋势，强调不同的药用部位也可有不同的升降特点。这在《医学启源·用药备旨》中的“药性生熟用法”和“药用根梢法”中各有体现。其弟子李杲将药物升降浮沉与四时特点春生、夏长、秋收、冬藏联系起来，发挥了“药类法象”，认为凡气味辛甘温热之药及味薄者性主升浮，气味酸苦咸寒及淡味渗泄之品主沉降，还提出“生升熟降”之说，进一步完善了药物升降理论。

王好古进一步完善药物气味厚薄理论：将药物气味与五脏六腑结合起来阐述补泻，以明世人。《汤液本草》记载：“肝胆：味辛补酸泻，气温补凉泻（肝胆之经前后寒热不同，逆顺互换，入求责法）。心、小肠：味咸补甘泻，气热补寒泻（三焦命门补泻同）。脾胃：味甘补苦泻，气温凉寒热补泻各从其宜（逆顺互换，入求责法）。肺、大肠：味酸补辛泻，气凉补温泻。肾、膀胱：味苦补咸泻，气寒补热泻。”此时不是从药物角度，而是换成从脏腑角度阐述气味厚薄理论，以脏腑统帅用药的总原则，更为实用。如肝胆，就五味来讲，辛味是补，酸味是泻；

就四气来讲，温为补，凉为泻。治疗时当补则选辛味药物，当泻则选酸味药物，四气亦同。若肝胆病变前后寒热不同，那么四气五味补泻反过来，则酸味是补，辛味是泻，凉为补，温为泻。从脏腑角度谈论气味的运用，就将医学的生理、病理理论同药学理论紧密地联系在一起了，这自然也是中医藏象理论和药学理论的突破，是中医药理论的特色所在。

（四）五脏苦欲理论

《素问·脏气法时论》指出："肝欲散，急食辛以散之，用辛补之，酸泻之；心欲软，急食咸以软之，用咸补之，甘泻之；脾欲缓，急食甘以缓之，用苦泻之，甘补之；肺欲收，急食酸以收之，用酸补之，辛泻之；肾欲坚，急食苦以坚之，用苦补之，咸泻之。"张元素根据以上经文总结为"五脏苦欲理论"，并于每脏之后附上对应药物，载于《医学启源·脏气法时补泻法》中。

五脏"所苦"：肝苦急，急食甘以缓之，甘草；心苦缓，急食酸以收之，五味子；脾苦湿，急食苦以燥之，白术；肺苦气上逆，急食苦以泄之，黄芩；肾苦燥，急食辛以润之，黄柏、知母。

五脏"所欲"：肝欲散，急食辛以散之，川芎；以辛补之，细辛；以酸泻之，白芍药。心欲软，急食咸以软之，芒硝；以咸补之，泽泻；以甘泻之，黄芪、甘草、人参。脾欲缓，急食甘以缓之，甘草。

王好古于五脏苦欲理论，继承之上并有所补充发展，先于每脏之后列出了该脏"所苦""所欲"，然后又列出了该脏"虚""实"后的用药原则和所主之方。如《汤液本草》："肝，虚以生姜、陈皮之类补之。经曰：虚则补其母。水能生木，肾乃肝之母。肾，水也，苦以补肾，熟地黄、黄柏是也，如无他证，钱氏地黄丸主之。实则白芍药泻之，如无他证，钱氏泻青丸主之。实则泻其子，心乃肝之子，以甘草泻心。"王好古所说的"虚""实"其实包括两方面，一方面是该脏"实"则泻该脏，该脏之子实则泻该脏之子；另一方面是该脏"虚"则补该脏，该脏之母虚则补该脏之母。其余四脏皆以此论之。王好古的苦欲理论，在脏腑"补泻"问题上，又作"虚实"划分，对于"虚实"的解决，又引入了脏腑五行生克学说。这与张元素的理论不完全相同，是有区别的，是苦欲理论的一个分支，或者说，是解决问题的另一条思路和方法，丰富了五脏苦欲理论的内容。

（贾云芳　侯仙明）

王好古针灸学的成就

王好古临床以方药为主，故其针灸论述相对较少，散见于其现存的几部著作当中。尤其在《此事难知》中涉及内容较多，现对其成就简述如下。

（一）拔源法

王好古在《此事难知·拔源例》中指出拔源法的基础应用方法，即“假令针本经病，又于本经原穴亦针一针。如补肝经，亦于肝原穴上补一针；如泻肝经，亦于肝经原穴上泻一针。如余经有补、泻，针皆仿此例，亦补泻各经原穴”；在此基础上又进一步结合脉诊与病变部位提出深入的应用方法，即“心痛，脉沉，肾原穴；脉弦，肝原穴；涩脉，肺原穴；缓脉，脾原穴。身之前，足阳明原穴；身之后，足太阳原穴；身之侧，足少阳原穴”。王好古对原穴的应用思路有其独特性，《黄帝内经》之后未见其说，突显了王好古对临床的特殊贡献。

（二）发展伤寒刺法

《伤寒论》明确指出：“妇人中风、发热、恶寒，经水适来。得之七八日，热除脉迟身凉，胸胁下满，如结胸状，谵语者，此为热入血室也，当刺期门。”王好古对其理论进行了继承与发展，在《医垒元戎·阳明证》中记载：“有热入血室谵语，阳明病下血谵语者，热入血室，但头汗出，刺期门。又妇人中风，经水适来，谵语，为热入血室，小柴胡汤，刺期门穴；有肝乘脾谵语，伤寒腹满谵语，寸口脉浮而紧，此肝乘脾也，名曰横，刺期门穴。”

（三）发展了《难经》对五输穴的应用

《难经·六十八难》曰：“井主心下满，荥主身热，输主体重节痛，经主喘咳寒热，合主逆气而泄。此五脏六腑井荥输经合所主病也。”这种认识主要阐述了某症出现在某经后的取穴原则，王好古对其进行了发挥，提出先根据患者的临床表现，判断病在何脏何腑，明确经脉之所属，然后根据患者的特征症状，决定使用哪一个穴位。若病在肝，且见“心下满”，则取肝之井穴大敦；若病虽在肝，但病“身热”，则刺肝经之荥穴行间，余类推。这样便使各经五输穴的使用与各经的病候有机结合在一起，做到辨症选穴。

（四）利用阴阳五行理论指导五输穴的应用

《此事难知·阴阳例》记载了一种根据外邪阴阳属性配用五输穴的方法：“假令胆病善洁，面青，善怒，脉得浮之实大，沉之损小，是感得父气为阳中之阳，当于本经中泻火补水；却得浮之损小，沉之实大，是感母气为阴中之阳，当于本经中泻水补火。”此法的核心思想是将外邪分阴阳，阳邪泻火穴，阴邪泻水穴，且水火补泻相反。补火穴可达温经散寒之效，泻火穴可起清热泄邪的作用；补水穴可起清热益阴之效，泻水穴可有驱散寒邪之功。

除了运用阴阳理论指导五输穴的应用外，在“配合例”与“子母例”中还介绍了运用五行理论的方法。

《此事难知·配合例》云：“假令见肝病，欲实其脾者，先于足太阴经中补土字一针，又补火字一针，后于足厥阴肝经内泻木字一针，又补火字一针。”此法需要先确定病变脏腑，再依据五行乘侮关系确定被传变之脏，取穴时选病经之穴以泻法、传变之经以补法。

《此事难知·子母例》云：“假令见肝病满闷，淋溲，便难，转筋，又见心病烦心，心痛，掌中热而哕，当于足厥阴肝经内木火二字各一针。”此处以肝病为例示以用法，其中木火二字指肝经木穴大敦与火穴行间。此例列举了针刺先病的母脏之本穴和子穴进行治疗的思路与方法。此法对本经虚、实证均适用。

（五）对灸法的贡献

王好古承袭了张元素、李杲二家学说，对阴证形成了独特见解。其在《阴证略例》一书中，以许叔微用灸温补肾阳（灸气海、关元）的思路为基础，进一步扩充了温补脾阳的思路与方法，如在“阴证发斑”中指出“洁古云……阴病在内……又以脐下一寸灸之，及以脐下各四边一寸三处灸之，极则二寸石门灸之……”灸脐周穴，显然是温补脾肾。另外，他还创制了“代灸涂脐膏”（用附子、马蔺子、蛇床子、木香、吴茱萸、肉桂等分为末，用白面一匙，药末一匙或各半匙，以生姜自然汁煨成膏，摊纸上，圆三寸许），用以贴敷关元、气海等穴，自晚至晓，代灸百壮。此法把药物与经穴进行了紧密结合，为灸法在临床的应用开辟了一个新思路。

（贾云芳　侯仙明）

五、罗　天　益

李杲之学，得罗天益而益明

罗天益，字谦甫，号容斋，元代真定藁城（今河北藁城）人，约生活于1220—1290年。其幼承父训，有志经史，后因战乱，潜心医学，恨无名师指点，所业未精。经友人周德父引荐，拜李杲为师，受业数年，尽得其术。1251年，李杲殁，罗天益继承其师遗志，仁术济人，声名远播。1252年受到元政权征召，后多次随军南征，往来幽燕之间。其在军中，亦不忘四处访师求贤，如从刘禅师学疮疡瘰疬治方,从颜飞卿处得治外科病方,从窦汉卿处精习针法等,医术日臻精妙。

罗天益从李杲学医时,李杲已 60 余岁,历经颠沛流离,回到故里。亲历战乱,目睹医者误以内伤为伤寒,误治贻害的惨状,其内伤脾胃学说已趋成熟。著有《内外伤辨惑论》,使医生区别外感、内伤,又著《脾胃论》以明内伤之辨治。其余书稿在李杲临终时悉托罗天益,嘱其“为天下后世,慎勿湮没,推而行之”。罗天益谨遵师训,于 1276—1280 年逐步刊印了《兰室秘藏》《脾胃论》《医学发明》《东垣试效方》等书,对李杲学术的传播起到了重要作用。

罗天益于诊务之余,亦有著述。在其师李杲授意下,将《黄帝内经》以病证治疗分经类编,三易其稿,研摩订定 3 年,编成《内经类编》,惜此书不传。在整理刊行先师著作后,罗天益以《黄帝内经》、张元素和李杲理论为宗,旁搜众家,结合个人经验,于 1281 年撰写了个人医学经验集《卫生宝鉴》,全面系统地继承李杲的学术思想,围绕脏腑杂症理论进行系统阐发;于临证用药方面,继承易水特色,重视药性药理,对于种种时弊,针对辨析,力戒妄下妄汗、无病服药、执方用药、方不符实、用药无据等,强调药证相对、灵活加减。全书最能反映其师以及他自己的学术思想,颇为实用。

蒋用文《卫生宝鉴·序》说:“真定罗谦甫氏,独得李氏之正传”,其书“论病则本于《素》《难》,必求其因。其为说也详而明,制方则随机应变,动不虚发;其为法也简而当,大抵皆采摭李氏平日之精确者,而间隳括以己意,旁及于诸家者也”,并称“李氏之学,得罗氏而益明”。刘廷瓒序曰:是书乃“今学东垣之所必由,而世决不可少者也”,堪称“李氏十书之羽翼也”。正可谓,易水学派至李杲方为天下显学,无罗天益则无以行天下。

另整理张元素著作《洁古先生注难经》,著有《医辨》《医经辨惑》《药象图》《经验方》等书,均佚。

罗天益遥承于张元素,亲炙于李杲,传布易水学术,功不可没,是易水学派形成与发展过程中承前启后的一位重要医家。

(赵 珊)

李杲与罗天益——师徒相得为佳话

罗天益是李杲晚年的亲炙弟子,在学术上尽得其传,在生活上情如父子,师徒相得。李杲殁后,罗天益对师授著作用心整理刊行推广,推广传播易水之学。

（一）拜师李杲为传道

据砚坚《东垣老人传》记载，李杲晚年还乡定居后，物色传人而不得，“一日，谓友人周都运德父曰：‘吾老，欲遗传后世，艰其人奈何’”，周德父向李杲推荐罗天益，“廉台罗天益谦父，性行敦朴，尝恨所业未精，有志于学，君欲传道，斯人其可也”。于是，在周德父的引见下，罗天益往来拜见，并有拜师信一封（即《卫生宝鉴》“自启”一序）。

信中先有对李杲精湛医术的仰慕：“驱驰药物，如孙吴之用兵；条派病源，若神禹之行水。是以问病而证莫不识，投药而疾靡不瘳。有元化涤胃之神功，得卢扁起人之手段。”也有对李杲为人的崇敬：“犹且谦以接物，莫不忠于教人。”又介绍了个人情况：“幼承父训，俾志学于诗书。长值危时，遂苟生于方技。”更表达了他对拜师的热切向往：“见互乡之童，与其进也，使得常常之见，得闻昧昧之思，若味亲糟粕之余，是赐获丘山之重。”情真意挚，言辞恳切。

李杲初见罗天益，即问：“汝来学觅钱医人乎？学传道医人乎？”罗天益当即表示愿为后者，“亦传道耳”，遂得拜李杲为师。

（二）随师学习，多种形式

自拜师直至李杲去世，罗天益一直随侍左右。李杲教徒，毫无藏私，理论学习、经验总结、编著医书、行医实践等多种形式有机结合，罗天益遂能尽得其传。

元代砚坚为《东垣试效方》作序，序中略记有罗天益随师学习情况，“抑予闻李君教人，讲释经书之暇，每令熟读本草，川陆所产，治疗所主，气味之厚薄，补泻之轻重，根茎异用，华叶异宜，一一精究”，由此可知，李杲承张元素学术，而重本草药性，并传于罗天益。“罗谦父受学其门，君尝所以疗病所制方录之甚悉，月增岁益，浸以成编。”由此可知，罗天益随师出诊，记录师传经验方。罗天益整理的李杲书籍中可掺见其个人心得。

李杲尤重《黄帝内经》，命罗天益分类研究，师徒二人合著《内经类编》。元代刘因（字梦吉）为《内经类编》作序记载此事：“镇人罗谦甫尝从之学，一日遇予，言：先师尝教予曰：夫古虽有方，而方则有所自出也。均脚气也，而有南北之异。南多下湿，而其病则经之所谓水，清湿而湿从下受者也。孙氏知其然，故其方施之南人则多愈。若夫北地高寒，而人亦病是，则以其嗜酮乳，而且以饮多饮速为能故也。则经之所谓饮发于中，跗肿于下，与谷入多而气少，湿居下者也。我知其然，故我方之施于北，尤孙方施之于南也。子为我分经病证而类之，别庶知方之所自出矣。予自承命，凡三脱稿，而先师三毁之。研摩订定，三年而后成，名曰《内经类编》，敢望吾子序。……予闻李死今三十年，罗祠而事之如平生，薄俗中而能若是，是可序。”显然《内经类编》一书是李杲将积累的医学资料付与罗天益，命其将病证及治疗按《黄帝内经》理论体系予以分经类编。罗天益反复研摩，三易其稿，始得李杲首肯。可推此书内容、体例均来自李杲，终由罗天益写成。《内经类编》虽署名罗天益，实为李杲与罗天益二人合著。此书应完成于1251年以前(李杲生前)，而刘因的序约撰写于1281年("李死今三十年")。该书今已佚。

从罗天益著作《卫生宝鉴》中可窥见其跟师之余亦独立行医。丙午年(1246)，罗天益在藁城行医，时藁城疔疮患者较多，县令董公委其采用史侯所藏秘方配制成药，广泛治疗疔疮，一年间治人甚众，远近闻名。海迷失后二年(1249)春，"杨郎中之内"苦"面热"多时，罗天益以"调胃承气汤加升麻加黄连汤"治愈。

(三) 师徒情谊如父子

李杲"世以赀雄乡里"，"捐千金"拜张元素为师，当时拜师亦重礼为风。罗天益则"内有生涯之逼，外有官长之拘"，家计艰难，只有"仅修薄礼，仰渎严颜"。而李杲对拜师礼不以为意；不仅如此，"日用饮食，仰给于杲"，罗天益的日常花费全赖李杲供给。及至随师学习3年时，李杲"嘉其久而不倦"，又赠金助其供养妻子，免其半途而止。罗天益力辞不受，李杲曰："吾大者不惜，何吝乎细！汝勿复辞。""细"为钱财，"大者"为医道，可见李杲重道轻利，其"所期者"，即罗天益能传承易水学术。李杲从经济上给予罗天益支持，使其后顾无忧，专心随师学习数年，果尽得其学。

宪宗元年(1251)二月李杲去世，作为李杲晚年唯一随侍在侧的弟子，罗天益理所当然料理老师后事，照顾老师家人。李杲妻王氏，罗天益事之如嫡母，供养10余年，葬之以礼。松岗老人侍其(复姓)轴在《医学发明》序中曰："身殁之后，奉公之室王氏，与嫡母无异。岁时甘旨不乏者，殆十余年。王氏享年八十，以寿终。其窀穸之事播间追远，祭祀之礼不缺。"《内经类编序》刘因曰："予闻李死今三十年，罗祠而事之如平生，薄俗中而能若是，是可序。"可见李杲去世后，罗天益仍时时追思祭祀，事之如生。

李杲与罗天益两人虽为师徒，情同父子，可窥一斑。而尊师之大，莫过于谨遵李杲遗嘱，使李杲之学推而行之。

(四) 刊印师书，光昭师道

李杲临终时，以毕生著作授罗天益。《东垣老人传》云："临终，平日所著书检勘卷帙，以类相从，列于几前，嘱谦父曰：此书付汝，非为李明之、罗谦父，盖为天下后世，慎勿湮没，推而行之。"罗天益谨遵李杲遗嘱，一生自撰虽不丰，于师授著述的刊印流传却极为用心。经不懈努力，罗天益于1276—1281年先后整理刊行了《脾胃论》《兰室秘藏》《医学发明》等多部李杲学术代表著作，并于1283年以后出版了个人医学经验集《卫生宝鉴》。

参考李颖峰、刘佩弘等学者的研究成果，将罗天益整理编著的医书出版情况列于表1。

表1　罗天益出版医书情况

作者	著作	出版时间
李杲	《脾胃论》	1276年
李杲著，罗天益整理	《兰室秘藏》	1276年
李杲著，罗天益整理	《医学发明》	1279年
李杲著，罗天益整理	《东垣试效方》	1280年
张元素著，罗天益整理	《洁古老人注难经》	1280年
罗天益著	《卫生宝鉴》	1283年以后

1.《脾胃论》　该书集中反映了李杲学术思想，标志着脾胃学说的创立。全书医论38篇、方论63篇，分3卷。上卷首先阐述了脾胃生理病理特性及在发病学上的意义，中卷进一步论述运气衰旺、饮食劳倦热中证等专题，下卷着重说明脾胃虚损与其他脏腑、九窍的关系及有关治验；3卷中穿插其治脾胃诸方方论及加减。

该书于1249年应已成书，由元好问作序，书后附有罗天益“至元丙子（1276）三月上巳日序”，可推测该书亦于1276年交付刊行。

通过一则材料可略窥罗天益编校书籍的方式。元代刘因在《答医者罗谦甫》中曰：“八月二日，因顿首再拜，复太医先生侍下：人来领书，及见赐诸医书，前后受赐稠叠矣。仆自六月七日中山会葬妻父，七月五日回，目疾暴发，至今昏花，所谓《医经辨惑》才检校二三简而已。昨日定兴奔舅氏丧回，而知专人来，且以缮写《脾胃论》见命，则愈增稽缓之愧也。然目疾才愈，尚不敢久视，且一二日间，欲于门侧建一草亭，又不免监督之役，恐久旷日期，而虚来人之傭直也。今日早饭竟，故遣归。其二书约两月可比，至期使之来取可也。”1275年，容城儒士刘因奔岳父之丧1个月后，目疾复发，罗天益托付的《医经辨惑》的校勘工作暂时停滞。而罗天益又遣人来，希望他能誊写《脾胃论》一书以备刊刻。刘因不得已致书罗天益，说明自身情形，并承诺校勘誊写的工作2个月便可完成。书信中刘因尊称罗天益为“太医”，可见此时罗天益在当地士人之间医名已显，而书籍校勘等事宜多托请文士、友人相助。

2.《兰室秘藏》　该书可以说是一部临床实验录，收载了大量李杲自制方，集中反映了李杲脾胃学说在临床方面的成就。全书21门，以饮食劳倦居首。全书阐发脾胃虚损证的病理影响及有关病证的治疗，将脾胃学说广泛应用于其他疾病的认识与治疗中；于遣方用药方面也独具特色。

书中屡有“先师”字样，如《兰室秘藏·头痛论》所载“先师尝病头痛……洁古曰：此厥阴太阴合病，名曰风痰”，此为罗天益语气。罗天益整理李杲遗稿之功不可泯没。罗天益作序，篇首曰“《兰室秘藏》六卷，吾师李东垣先生所辑也”，末署“至元丙子（1276）三月上巳，门人罗天益百拜书”。该书应成书于李杲去世（1251年）前的数年间，1276年罗天益交付刊行。《四库全书总目提要》认为该书可能是砚坚《东垣老人传》中提到的李杲临终付予罗天益的著作。

3.《医学发明》 该书由居于藁城的名儒松岗老人侍其（复姓）轴序，署曰“至元柔兆摄体格皋月下旬，松岗老人侍其轴诚之引《医学发明》序”。“至元柔兆摄体格皋月下旬”，即为至元丙寅（1266年）五月下旬。时间最晚的是序二，署“至元十六年”（1279），序中有“君之高弟罗君谦甫，惜其湮没，将镂板以传”。可推测书成于1266年以前，即在李杲临终授书时便已基本成形；刊于1279年之后，由罗天益整理刊行。

但从该书内容来看，错杂尤多，是否由李杲编成存疑。如“本草十剂”中有“予昔寓长安”一句，考李杲生平，未见有寓长安经历，如非笔误，则作者待考。

又多有罗天益自制或从他处所得方出现，如“下之则胀已汗之则疮已”中有沉香海金沙丸、海金沙丸，在罗天益《卫生宝鉴》“诸湿肿满”中则记“已上二方，系太医刘仲安传”；“诸脉按之无力所生病证”中之沉香桂附丸，为罗天益“癸丑岁，奉诏上六盘山……遂制此方”；“损其肾者益其精”中之水芝丸，“此方得之于高丽国王”。这些方剂出处明确，故非李杲笔墨；若为罗天益增补，据罗天益他书习惯，当注明出处，故推测亦非出自罗天益。

又“中风有三”文后有“二丹丸、四白丸，方在后《卫生宝鉴》内附”一句，可知该书成书当在《卫生宝鉴》之后。“中风有三”一节照录《素问病机气宜保命集》，而《卫生宝鉴》“中风门”同此，可知“中风有三”非李杲所传。

以上种种，表明现存《医学发明》可能非李杲原书，亦非罗天益增补，而为后人拼凑托名之作。

4.《东垣试效方》 据《东垣试效方》王博文序中“今将其方厘为九卷，锓梓以传”之语，末署“至元十七年”，推测该书应为方书，并约刊行于1280年。然而将该书与《兰室秘藏》仔细比较后发现，《东垣试效方》全部收录了《兰室秘藏》的21门，每门论述与方药基本相同，仅作极少部分的内容改动或增入，而增入内容，全可在《内外伤辨惑论》《脾胃论》及《卫生宝鉴》等医籍中找到。对《东垣试效方》书中“药象门”内容再作考证，可以发现，其内容其实是王好古《汤液本草》卷上“东垣先生药类法象”“东垣先生用药心法”的部分内容，追根溯源则是《医学启源》"药类法象"的内容摘录。张元素、李杲、王好古与罗天益，既然为师承关系，罗天益绝不会将元素之说冠以李杲之名。第一，罗天益应不会将内容基本不同的两书重复刊行；第二，罗天益绝不会将张元素与李杲学说混淆。可推测现存《东垣试效方》应非李杲所著，亦非罗天益整理，可能是后人拼凑托名以图利。

5.《卫生宝鉴》 25篇，有"药误永鉴"，以病案形式，结合一个专题进行辨析，以免犯误治之错；"名方类集"精选验方766首，以证系方，理法具备，论述临证各科疾病的诊治；"药类法象"简述张元素、李杲药物理论；"医验记述"载录作者的临床诊治经验；最后为"补遗"，选辑仲景以下诸家有关外感、中暑等病证的验方，为后人增补。该书于李杲学术思想基础上，提出脾胃伤饮食分治、劳倦寒热分治，使临证诊治脾胃内伤诸疾更纲目清晰。

该书前有砚坚序与王恽序，时间分别为至元辛巳年(1281)与至元癸未年(1283)。从全书内容看，其中医案最晚可至至元二十年(1283)，故成书和刊行皆不早于1283年。

根据学者刘小朦的研究，罗天益于1276—1281年集中刊行了数种李杲学术医籍：一，随着罗天益本人医名的流传，他得以接触当地名士、官员，并请他们作序，而名人序言本身会给书籍的刊行带来资源与帮助；二，观罗天益刊行诸书所求的序文，强调了李杲的脾胃内伤的理论创新，又多次提及罗天益本人是李杲学说的忠实继承者，虽有提及李杲师从张元素，但李杲显然是该师承关系中的中心人物。

(赵　珊)

罗天益效力朝廷，先为军医，后为太医

蒙古于1206年建立国家之后，随即发动了对欧亚大陆的征服战争。蒙古军队在征伐的过程中，需要大量医生为军队及贵族伤病者治病疗疾，所以政府广泛征辟医者。罗天益生活于13世纪中，且尽得李杲所传，医术精湛，声名远播，受蒙元政权征召，成为太医。学者王妮曾就罗天益随军、随驾的情况分别撰文加以阐述。

(一) 响应征召，随军转战各地

《元史·世祖本纪》载："岁辛亥，六月，宪宗即位，同母弟惟帝最长且贤，故宪宗尽属以漠南汉地军国庶事，遂南驻爪忽都之地。"爪忽都，又作"札忽惕"，蒙古语译音，学者多认为即金莲川。1251年，拖雷长子蒙哥继汗位，命其弟忽

必烈总管漠南汉地，置藩府于金莲川。忽必烈“开府金莲川，征天下名士而用之”。罗天益应召，其他应召之人如姚枢、商挺、许衡、刘秉忠及医学方面的窦默、颜飞卿、刘禅师等都在《卫生宝鉴》有所记载。

1252年农历七月，忽必烈“奉命帅师征云南”，受命后先在六盘山屯驻。六盘山营地是蒙古攻取西夏、南宋的后方大本营，也是蒙古军队南下的重要军事基地和通道，蒙古军队常屯驻于此。“壬子岁（1252）孟春”，罗天益奔赴六盘山，后“回爪忽都[①]地而住冬”。

1253年，“癸丑春”，罗天益又为“藁城令张君”治疗误下之证；但“杨德参谋头痛案”后又有“明年（1253）春，赴召之六盘山”。同年春，罗天益在六盘山治愈了火儿赤纽邻的疝气。忽必烈在大理的战事主要是在癸丑年（1253）九月至十二月底间。冬天时，罗天益“冬屯于爪忽都地面”。结合来看，罗天益1252年、1253年可能多次赴六盘山，中间有短暂的回乡经历，且并未随忽必烈出征大理。

1254年四月初，罗天益“随斡耳朵行至界河里住”。斡耳朵亦称斡鲁朵，一般指皇家的宫帐行宫；界河里，指宋、辽分界河以北，对蒙古来说靠近蒙古汗国为里。至1254年秋，住爪忽都，“王征班师，遂远迎拜，（纽邻）精神如故，上大悦”。直至1256年，罗天益行踪未见记载，推测可能和忽必烈身边部分医疗专长人员一样，回乡休息。

1256年，诸王、诸将向蒙哥请求征宋；次年春，蒙哥下诏诸王、诸将出师征宋。1256年，罗天益随军南征，春随军至扬州，冬随军住楚丘县（今山东省曹县东南五十里）；1257年春从军至开州（今河南濮阳），八月过邓州（今河南邓县），十月驻汴梁（今河南开封），冬随军住曹州（今山东菏泽）；1258年，“攻襄阳回，住夏曹州界”，秋随军过扬州，冬天时回成武（今山东成武县）；1259年，罗天益曾疗“京师大疫”，曾随军息州（今河南息县），秋至襄阳，前“京师”应指汴梁。另，1259年秋有罗天益于六盘山治不潾吉歹夫人腹胀喘满一案，上下相对，此案时间应有误，罗天益不能以短时间内由襄阳至六盘山。庚申年（1260）三月，罗天益曾为“顺德府张安抚”治病。顺德府离罗天益家乡藁城不远，推测此时罗天益应在返回途中。此病案延续时间较长，从农历三月初直至农历七月初六（处暑）以后，其间罗天益均在顺德府。

1256年征宋之始，左翼军由塔察儿率领，攻荆襄两淮，蒙哥亲率右翼军进攻四川。至1258年十月，因左翼军进军不利，忽必烈接管左翼军。1259年七月，

① 原为“瓜忽都”，乃《卫生宝鉴》误刻，后文《卫生宝鉴》引文径改。爪忽都，元上都，在今天内蒙古自治区锡林郭勒盟正蓝旗人民政府所在地上都镇东北约20km处的金莲川草原上。1251年，蒙古大汗蒙哥命忽必烈总领漠南汉地军国庶事，驻帐于金莲川。在这里，忽必烈广招天下名士，组成了著名的“金莲川幕府”。“幽都风土异，六月亦冰霜”（《张文中公文集》卷六之《上都道中二道》），“上都五月雪飞花，顷刻银妆千万家”（杨瑀《山居新语》）。

蒙哥病死军中,右翼军北还。兀良合台于1258年奉命率南路军从云南北上夹攻,但进军受阻,于1259年十一月达潭州(今湖南长沙),与忽必烈会合。1259年,忽必烈与宋议和,率军北归。对比罗天益从军路线,很明显他是在左翼军中,其间还曾"随陕西行省出军"。

1261年夏,董彦明攻济南时军中痢疾时气流行。罗天益和董彦明均是真定藁城人。董彦明派人求药于罗天益,其时罗天益应在家乡休息。

罗天益在"至元戊寅五月间",为"时五十有八岁"的名士"鲁斋许平仲先生"治疗肿症。其"戊寅"据许衡生平应为丙寅。据《元史·许衡传》记载:"衡多病,帝听五日一至省,时赐尚方名药、美酒以调养之。四年,乃听其归怀。"可知罗天益至元三年(1266)五月在大都。据此推测,同年春两案"国信副使覃郎中风疾案"和"完颜正卿谷疸案",两人一属高官、一属皇族,在大都更合理。1266年"五月间",罗天益又转回真定,之后并有数则医案。据此可推测,罗天益最迟于1266年春已至大都,1266年五月治好许衡之后返乡。

1267年,罗天益为"中书左丞相史公"治病,中有"予被召至燕,命予治之"之语,可见此时罗天益又处大都。之间记载医案多为高官贵族,罗天益居留上都。至1269年,"至元己巳夏六月,予住夏于上都"。上都即开平,是元代的夏都,每年夏天皇帝到此避暑。上都住夏后,同年秋或冬罗天益返乡,为"按察书吏李仲宽"诊治;此人春患风证,经数月误治,"还真定养病",遇罗天益时已是夏后。可见这一年罗天益又返回了真定。

直至1283年季春,中间夹杂真定本地来诊医案,罗天益最迟在1283年农历三月以前又赴大都,至元癸未年(1283)季春下旬,"中书右丞合剌合孙病小便数而欠……予奉圣旨治之,遂往诊视"。合剌合孙是元重臣,彼时罗天益应在大都。这是《卫生宝鉴》中记载的罗天益时间最晚的医案。

至元二十一年(1284),罗天益应诏参与编修《本草》。同年十二月,忽必烈"命翰林承旨撒里蛮、翰林集贤大学士许国祯,集诸路医学教授增修《本草》"。"初,世祖以《本草》为未完书,命征天下良医为书补之,公(韩公麟)承命往,以罗天益等二十人应诏。"直至至元二十五年(1288)九月"太医院新编《本草》成"。这是罗天益最后活动的记载(表2)。

表2 罗天益随军随驾年表

时间	地点及事件
1252年	孟春奔赴六盘山,后回爪忽地住冬
1253年	春天短暂回乡,又赴六盘山,冬屯于爪忽地
1254年	四月随斡耳朵行至界河里住,秋于爪忽都迎忽必烈征大理还

续表

时间	地点及事件
1255—1256 年	至 1256 年八月前行踪未见记载,推测回乡休息
1256 年	春至扬州,冬住楚邱县
1257 年	春至开州,八月过邓州,十月驻汴梁,冬随军住曹州
1258 年	住夏曹州,秋过扬州,冬回成武
1259 年	随军至汴梁、息县、襄阳
1260 年	顺德,推测回乡途中
1266 年	最迟于 1266 年春已至大都,1266 年五月返乡
1267—1268 年	居留上都
1269 年	住夏上都后返乡
1270—1282 年	行踪不确切,应主要在家乡行医
1283 年	最迟在 1283 年农历三月以前又赴大都

由表 2 可知,1252—1254 年罗天益数赴六盘山,1256—1259 年罗天益随军南征,足迹遍至爪忽都、汴梁、济南、息州、邓州、扬州等地,种种记载是难得的古代军事医学史料;1252—1254 年罗天益多次随驾住冬于爪忽都,征宋后数赴大都,此时期罗天益主要医治的是近臣亲卫及显贵权臣等,其医案对内科杂症及老年病的诊治多有启发(表 3)。

表 3 罗天益随军医案①

时间	地点	患者	年龄	病证	治法方药
1256 年八月	楚丘	不潾吉歹	七旬	腹痛下利,咽喉肿痛	砭刺肿上,清热解毒中药嗽口,再服涎清肿散,以神应丸散中寒
1256 年	扬州	黏合公	四旬有余	脚气水肿	三棱针刺肿,服当归拈痛汤
1257 年	曹州	牛经历		头面赤肿	托里温经汤发汗
1258 年夏	曹州	昔良海		霍乱吐泻	桂苓白术散,地浆水,以钱氏白术散时时服之
1258 年秋	扬州	大忒木儿	68 岁	胻寒自利	灸以急退寒湿,峻补其阳,服加减白通汤,冬复发

续表

时间	地点	患者	年龄	病证	治法方药
1259年秋②	襄阳	大忒木儿	68岁	前证霖雨复发	依前灸,投前药
1258年冬	成武	贾仓使父	逾六旬	背疽	服清凉饮子加黄连
1259年	汴梁	总帅相公	近七旬	时气传染,头痛咳嗽,腹痛下利	气衰病剧,三日而卒
1260年三月	顺德	张安抚		患风证五月	加减冲和汤
1259年	息州	军士		疟痢	辰砂丹,白术安胃散
1261年夏	济南	军士		暑日饮冷成痢,兼时气流行	古方与自制方
1257年③	邓州			时值霖雨,民多痢疾	高仲宽传白术安胃散、圣饼子
应为1257年④	邓州			咳嗽久不已	高仲宽传人参款花散
从军征南数年⑤				眼病	加味春雪膏、上清散
随陕西行省出军⑥				出箭头、鱼骨、针、麦芒等	万圣神应丹

①本表只统计了《卫生宝鉴》中的医案。

②此为1258年秋大忒木儿胻寒自利复发,故算作一案。

③④⑤⑥此均为罗天益在随军期间提到的方剂及其对应病证,未算作完整医案。

据表3,罗天益随军期间所治疾病涉及传染病、胃肠病、外伤科疾病、五官科疾病及内科杂症等,诊病对象有军士、官员及其家属等。其中完整记载的8则医案其诊病对象都是官员及其家属,多见胃肠病及内科杂症,普通军士多见传染病、外伤科疾病等。而传染病又多见胃肠类疾病,如痢疾。行军期间起居无常,精神紧张,又在南方征战,气候不同,若见霖雨季节或地处卑湿,故胃肠病多发。而战争使人口流动性大,卫生措施又难以完备,且北方草原民族又进入南方一些疫源地,故传染病高发,如疟疾等。罗天益不是疡医,对战伤的记载较少。其余外科常见的痈疽疮疡等,一般方药辨证为主,辅以简单的外治法。方药以丸散膏丹剂为主,汤剂较少,也有针灸疗法。主要原因可能为方便战前准备及战时携带,使用简便。

罗天益作为内科医师对蒙元部队疾病资料的记载虽不完备,但从中我们可以了解蒙元军队的常见病种、人员和疾病之间的关系,以及治疗方法、用药习惯、所用方药等。

(二) 扈从随驾,所治皆官员重臣(表4)

表4 罗天益随驾医案[①]

时间	地点	患者	年龄	病证	治法方药
1253年七月	六盘山	纽邻	青壮年	久病疝气,饥饱劳役,过食湩乳而发	寒者热之,沉香桂附丸、天台乌药散
1253年冬	爪忽都	马刺	三旬	过饮过食致腹胀痛	以备急丸、无忧散峻下,以参术之药调其中气,七日愈
1254年四月初	界河里	丑厮兀阑		阳明发狂	大承气汤加黄连下之
1266年春	大都	覃公	49岁	腹痛腹泻	投以大热甘辛之剂,先艾灸后葱熨,灸疮皆不发
1266年四月	大都	完颜正卿		谷疸	茯苓栀子茵陈汤
1266年五月	大都	许衡	58岁	水肿腹泻	平胃散加白术、茯苓、草豆蔻,后用导滞通经汤治肢体浮肿
1267年十一月	大都	王立甫婿	25岁	冬三月燥热盗汗	危证,至春而死
1268年一月	大都	史天泽	67岁	内伤自利腹痛,误汗后加剧迁延四月	以参术调中汤温中益气,以蜜煎导大便,复伤饮食用橘皮枳术丸
1268年正月	大都	张仲谦	52岁	风证误汗后恶风寒	黄芪建中汤加白术以补脾胃、充营卫,湿粉扑皮肤,春气盛表气渐实即愈
1268年春	大都	杨果	72岁	风疾发作眩晕头痛	三棱针二十余处刺之,服天麻半夏汤治风痰内作
1268年春	大都	姚枢(字公茂)	67岁	头面赤肿而痛,半身以下则寒	于肿外五十余刺,灸气海、三里,服既济解毒汤
1268年十月初	大都	史太尉	68岁	中风口眼歪斜	忽吉甫针灸,服秦艽升麻汤
1269年夏	上都	商挺	62岁	脾胃虚寒,腹痛自利	治以辛热,服附子温中汤
1269年夏	上都	刘仲晦	62岁	多食木瓜致淋	夺饮则已

续表

时间	地点	患者	年龄	病证	治法方药
1269 年夏	上都	董彦诚	逾四旬	阴证	葱熨脐下,服四逆汤加生姜、莲须、葱白
随驾六盘山[②]	六盘山	不潾吉歹夫人		过饮致腹胀喘满	制平气散下之

①本表只统计了《卫生宝鉴》书中医案。

②此医案时间不确定,故置于最后。

罗天益自 1253 年春受忽必烈征召,深受忽必烈信任,曾 5 次扈从侍驾,赴六盘山、爪忽都、界河里、大都、上都等元政府重要活动地。由表 4 可知,随驾期间共记载病案 16 个,患者大都为忽必烈亲卫重臣。许衡、姚枢、杨果、张仲谦、商挺、刘仲晦、史天泽、董彦诚、合剌合孙等均是忽必烈征召的名流学者或蒙元政府的重要官员;唯有丑厮兀闽和完颜正卿身份不明,可丑厮兀闽病是“上闻,命予治之”,可推测其地位不低,而完颜正卿亦是因“官事劳役”病,亦为官员。

罗天益的病案记载,可以补充正史中人物传记的不足,对蒙元史研究多有禅益。再者,尚可略观王公贵族的疾病谱。这 16 例中,年龄确在 50 岁以上者 8 例,40~50 岁的 2 例,完颜正卿和中书右丞合剌合孙虽未载年龄,但完颜正卿“子”已能为其求聘太医,合剌合孙在世祖朝已官至中央丞相,推测此二人应在 40 岁以上,故此群体以贵族老年人为主。这一群体多壮年得志,不知所养,务快于心,或因陋习,养生失法,宿根长存,或劳役过度,精神耗散,至年高气弱,则血气空虚。疾病种类以胃肠疾病最常见,这可能也与罗天益善治脾胃病相关,亦可见风证、小便病与内科杂症。从病机上,以虚为要,夹实为病,虚多为气虚或虚寒,实多为夹热或夹湿;治疗时多以放血疗法清泄湿热,更以方药调补脾胃,配合灸法,尽得易水学派精髓。

尚有 4 个病案中患者为贵族青壮年,其中 3 例均为蒙古族青年过饮湩乳所致,提示蒙古生活习惯和疾病有着密切关系。

罗天益随驾期间的病案资料,为研究蒙元时期医学、疾病谱、王公贵族生活细节等提供了珍贵资料,也为目前富贵病、老年病研究积累了宝贵经验。

(赵　珊)

罗天益博采各家,曾学针灸于窦默

罗天益应召之时,尚有其他名医应召,如窦默、颜飞卿、刘禅师等都在《卫生宝鉴》中有所记载。罗天益与这些名医同行随驾，曾先后向他们求教医术（表5），并运用于临床实践，书中每有“服此愈之者多”“神验”“累累获效如神”等语。可见罗天益为人谦恭，为学求精。

表5 罗天益向诸医学习概况[①]

时间	地点	医家	学习内容	出处
1253年	爪忽都	窦默	针灸	卷二·灸之不发 卷二十·针法门
1253年	爪忽都	忽吉甫	针灸	卷二·灸之不发
		张文叔	续命丹	卷八·风中腑诸方
			当归龙胆丸	卷八·治风杂方
	济南	刘太医	金露膏	卷十·眼目耳病诸方
		齐正臣	鱼胆丸	
		麻孝卿	胡黄连散	卷十一·口糜论并治法方
			麝香散	
		王汉卿	遗山牢牙散	
		王子昭传，姜管勾	九仙散	卷十二·咳嗽门·咳嗽论
	西夏	王子礼传	透罗丹	
1253年	爪忽都	刘禅师	太乙膏、玉烛散、克效散、翠玉膏	卷十三·疮肿门
		李管勾	二仙散	
1253年	爪忽都	颜飞卿	井金散、黄龙膏、生肌青龙膏、枯瘤膏	卷十三·疣瘤疥癣皴揭附
		刘仲安	沉香海金沙丸、海金沙散	卷十四·诸湿肿满
1257年	邓州	高仲宽	白术安胃散、圣饼子	卷十六·痢疾
		张君	硇砂煎丸、仙方香棱丸、木香硇砂煎丸	卷十四·腹中积聚 卷十九·癖积治验
		忽吉角	结阴丹、淋渫威灵仙散、蒲黄散	卷十七·肠风痔漏论
		李舜卿	椿皮散	

续表

时间	地点	医家	学习内容	出处
1257 年	邓州	禹讲师	灸中脘、章门二穴	卷十九·小儿门·癖积疳瘦
		化饭道人	蝉花散、定风散	卷二十·杂方门

①本表中内容均出自《卫生宝鉴》,按章节排序。

罗天益于应召时求教诸医中最著名的莫过于窦默。

窦默(1196—1280),早年名杰,字汉卿,金元时期著名医学家、教育家、理学家,曾授翰林侍讲学士、昭文馆大学士,死后追赠太师,后人称窦太师。窦默一生,历金末至元初,广求针灸名师,见诸文献有姓名可考者,有丘长生、王翁、宋子华、李浩等。一方面说明窦默虚心好学,另一方面说明窦默博采众长。窦默著有《针经八穴》《补泻法》《标幽赋》《通玄指要赋》等。

关于罗天益向窦默学习、交流的情况,《卫生宝鉴》记载:"癸丑岁初,予随朝承应,冬屯于爪忽都地面,学针于窦子声先生,因询穴腧。曰:凡用针者气不至而不效,灸之亦不发,大抵本气空虚,不能作脓,失其所养故也,更加不慎,邪气加之,病必不退。"即罗天益在爪忽都向窦默请教腧穴、刺灸法方面的内容。对于窦默所言,罗天益与他人讨论验证,"异日,因语针灸科忽教授,亦以为然"。"忽教授"即忽泰必烈,字吉甫,元代著名蒙古族针灸家,《金兰循经取穴图解》作者,书中"医学提举忽君吉甫"与"忽吉角"疑同为此人。又在临床实践中加以应用,如国信副使覃公先因脾胃虚寒而腹痛腹泻,艾灸葱熨,灸疮皆不发,此即本气空虚所致;后覃公又得风疾,医药皆不能效,罗天益遂感叹"今因此病,而知子声先生之言矣"。另外,《卫生宝鉴》卷七收录了窦默《气元归类》中的"中风针法";卷二十"针法门"收录了《流注指要赋》及其题辞,即"癸丑岁,与窦子声先生随驾在爪忽都田地里住冬,与先生讲论,因视见《流注指要赋》及《补泻法》,用之多效,今录于此,使先生之道不泯云云"。

(赵　珊)

罗天益对李杲脾胃学说的发展

罗天益在专研《黄帝内经》《难经》的基础上,全面系统地继承李杲学术思想,并能旁采诸家之说,而有所发挥。诚如《卫生宝鉴》序中所云:"惟真定罗谦甫氏,独得李氏之正传……论病则本《素》《难》,必求其因。其为说也详而明,制方则随机应变,动不虚发。其为法也简也当,大抵皆采摭李氏平日之精确者,而间檃括以己意,旁及于诸家者也。”

罗天益在论及脾胃内伤的病因病机方面,着重提出脾胃所伤尚有饮伤与食伤之分,劳倦所伤有虚寒与虚热之辨,较李杲更有条理性,更切于临床实际。对内伤病的治疗,罗天益以甘辛温补为法,但遣方用药又不单使用李杲益气升阳一类成方,而是化裁使用历代名方,如建中汤、枳术丸等。

(一)脾胃所伤,详分食饮

罗天益对脾胃内伤理论的阐述是较为全面的,涉及生理、病因、病机等各方面,而主要发展细化了脾胃内伤病因病机方面。李杲论述内伤病的致病原因,主要有饮食不节、劳役过度、精神刺激三方面,而罗天益对饮食、劳役等均有所阐发。

关于食伤脾胃,罗天益说:“人之生也,由五谷之精,化五味之备,故能生形。经曰:味归形,若伤于味亦能损形。今饮食反过其节,以致肠胃不能胜,气不及化,故伤焉。”食者,有形之物,进食过量或多食硬物等,皆能损伤脾胃。其病机关键在饮食失节,肠胃腐熟运化不及。食伤脾胃的见症很多,如呕吐、泄泻、有痰、多汗、小便滑利而浊、精漏等,但特征性的临床表现是心胃满而口无味,气口脉紧盛。伤之轻者,表现为“气口一盛,得脉六至”,以枳术丸之类行以消导;伤之重者,表现为“气口二盛,脉得七至”,以木香槟榔丸、枳壳丸、雄黄圣饼子之类消导兼以攻下;另有危重证,“气口三盛,脉得八至九至”,并见填塞闷乱、心胃大痛、兀兀欲吐等,以瓜蒂散、备急丸、神保丸之类或以发越,或以攻下。

饮伤脾胃,多指饮酒过度。酒味苦甘辛,火热有毒,气味俱阳,为无形之物,“酒入于胃,则络脉满而经脉虚。脾主于胃行其津液者也。阴气者,静则神藏,躁则消亡。饮食自倍,脾胃乃伤。盖阴气虚阳气入,阳气入则胃不和,胃不和则精气竭,精气竭则不营于四肢也”。若耽嗜过度,则“挠扰于外,沉注之体,淹滞于中”,能伤冲和,损精神,涸荣卫,竭天癸,夭人寿。饮伤以吐逆恶心、头目昏眩、志意不清、神困多睡、肠鸣腹泻、完谷不化等为主要症状。治疗上,罗天益主张用发汗、利小便之法,上下分消其湿。以葛花解酲汤、法制生姜散作为治饮伤妙法。另有水饮损伤脾胃,可选用法制生姜散、藿香散、导饮丸等。若因一切冷水及湩乳酪水所伤,腹痛肠鸣,米谷不化,则用神应丸主之。

罗天益在专研《黄帝内经》《难经》的基础上,全面系统地继承李杲学术思想,并能旁采诸家之说,而有所发挥。其着重提出的脾胃所伤尚有饮伤与食伤之分,较李杲更有条理性,更切于临床实际。

(二)劳倦所伤,当分寒热

李杲有“始病热中,若末传为寒中”之论,罗天益则将劳倦所伤发挥为虚中有寒、虚中有热两类进行阐述。

虚中有寒或因中阳不足，或因外受寒邪，主要表现是脾胃虚冷、心腹胀满或疼痛、头目昏眩、足跗发冷、嗜卧懒言等。治宜温中散寒，益气健脾。罗天益用药补中助脾必以甘剂，散寒温胃必以辛，甘辛相合则脾胃健而荣卫通，故以理中汤、建中汤为主，并制沉香鳖甲散等方。

虚中有热多由元气下流、阴火上冲所致，主要表现为虚劳客热、肌肉消瘦、四肢困倦、嗜卧盗汗、百节烦疼、脉重按无力等。治疗上，罗天益宗《黄帝内经》“劳者温之，损者益之”之法，以甘寒泻热，以甘温补气，佐以酸味以收敛耗散之气，方如调中益气汤、人参黄芪散等；属阴虚内热者，更制秦艽鳖甲散等方参合。

（赵　珊）

饮伤探源与葛花解酲汤

李杲专篇论述“酒客病”，并立名方葛花解酲汤治疗饮伤轻证。其弟子罗天益则进一步将饮伤与食伤并列以完善脾胃内伤的病因病机学说。而中医学对酒的认识非从李杲而起，酒为百药之长，早在中医起源时，就对酒的性质、酒伤致病有所认识。

（一）饮伤探源

中医早在《黄帝内经》时代就以酒入药，并对酒的性质有了深刻认识，认识到过量饮酒或饮酒失宜可导致病证。《黄帝内经》认为酒伤的内因是“阴气虚”，即脾胃虚弱，其病变部位主要在脾胃，并累及肝胆等脏腑，而“醉以入房”则是形成“酒伤”的关键因素，会导致肺痹、血枯等多种疾病，并在《素问·病能论》中提到方剂泽术麋衔散：“帝曰：善。有病身热解堕，汗出如浴，恶风少气，此为何病？岐伯曰：病名曰酒风。帝曰：治之奈何？岐伯曰：以泽泻、术各十分，麋衔五分，合以三指撮，为后饭。”在预防上，切不可“以酒为浆”“醉以入房”，饮酒应当适可而止。此外，还应注意，“已醉勿刺，已刺勿醉”。《神农本草经》中记载水萍则提及两味治酒伤之药水萍、腐婢。《伤寒杂病论》中对饮伤的论述集中在酒疸证治诸法。

晋代葛洪所著《肘后备急方》收载了10余首治饮酒损伤的验方，多为简便易行，如酒前服用“欲使难醉，醉则不损人方：捣柏子仁，麻子仁各二合，一服之，乃以饮酒多二倍”，又如“葛花，并小豆花子，末为散，服三二匕。又时进葛根饮，枇杷叶饮，并以杂者干蒲，麻子皆使饮，而不病患，胡麻亦煞酒，先食盐一匕，后则饮酒，亦倍”，其中提到的葛根与葛花，可称后世解酒必用品。隋代巢元方所著《诸病源候论》对酒的认识多有独到之处，如《诸病源候论·瘕病诸候·酒瘕候》所载“人有性嗜酒，饮酒既多，而食谷常少，积久渐瘦，其病遂常思酒，不得酒即吐，多睡，不复能食，云是胃中有虫使之然”，首次提到了酒的成瘾性。唐代孙思邈所著《备急千金要方》涉及治酒病的方有 20 多首，且多为复方，剂型亦是多样化，有散、丸、汤等。《太平圣惠方》中设“治饮酒大醉不解诸方”“治酒癖诸方”“治酒癖宿食不消诸方”“治饮癖诸方”“治酒疸诸方”等篇，是较为系统的饮伤方剂归类，共载解酒方 42 首，基本收录了宋以前的解酒方剂，既有酒伤轻证，亦涉及酒伤严重后各种变证。

北宋时酿酒技术有了突破，烧酒的出现，促进了医学的发展，同时酒精对人体的危害亦更加明显，必然导致对酒伤证治的认识走向成熟。北宋之后，金元时期，张从正用防风通圣散加姜、葱、淡豉引吐治疗单纯酒伤。李杲专篇论述“酒客病”，认为酒“大热有毒，气味俱阳，乃无形之物也。若伤之，则止当发散，汗出即愈矣，此最妙法也。其次莫如利小便。二者乃上下分消其湿”，并立名方葛花解酲汤治疗酒伤轻证。朱震亨用补中益气汤去黄芪升柴加半夏治疗酒伤，亦能收到良好的效果。后世诸家论述酒伤多偏重于酒伤引起的脏腑变证，如血证、臌胀等，论述酒伤轻证多沿袭李杲之说。如明代龚子才治饮酒过度、吐血咳痰、六脉急数、火毒上攻，用黄连解毒汤加知母、贝母、石膏、连翘、玄参、天花粉、葛根、栝楼、桔梗、酒蒸大黄施治。李梴《医学入门·内伤证治》记述：“久困于酒，或伤灰酒，成积腹痛，大便窘迫者，用酒蒸黄连丸、香连丸治疗。伤酒呕逆眩晕头痛如破者，用补中益气，去白术加半夏、白芍、干姜、川芎治疗，有块者更加莪术、木香。”

直至明代张介宾对酒的性质提出创见，在《景岳全书》中言“盖酒成于酿，其性则热，汁化于水，其质则寒。若阴虚者纵饮之，则质不足以滋阴，而性偏动火，故热者愈热，而病为吐血、衄血、便血、尿血、喘嗽、躁烦、狂悖等证，此酒性伤阴而然也。若阳虚者纵饮之，则性不足以扶阳，而质留为水，故寒者愈寒，而病为鼓胀、泄泻、腹痛、吞酸、少食、亡阳、暴脱等证，此酒质伤阳而然也。故纵酒者，既能伤阴，尤能伤阳，害有如此。”提出了酒“性热而质寒”，致病也有伤阳伤阴之分，治疗上则将酒伤证治分 3 类：一以酒湿伤脾，致生痰逆呕吐、胸膈痞塞、饮食减少者，用胃苓汤、五苓散之类主之；一以酒热伤阴，或致发热动血者，宜黄芩芍药汤、清化饮之类主之；一以酒质伤脏，致生泄泻不已，若气强力壮者，唯五苓散胃苓汤之类，皆可除湿止泻；若因湿生寒，致损命门阳气者，非胃关煎及五德丸之类不可。这种酒的二元性学说在明清之际也被一些医家所接受，但一般将质寒作质湿，并结合体质来理解。

（二）葛花解醒汤

在饮伤治疗上，李杲之方葛花解醒汤得到后世医家的充分肯定，被后世众多医著收录，成为解酒名方。此方首见于《内外伤辨惑论·论酒客病》，《兰室秘藏》《东垣试效方》《卫生宝鉴》均收载。

葛花解醒汤外解肌表，内化其湿，令上下内外分消其患。李杲曰："酒病者，往往以大热、大寒下之者，是无形元气受病，反下有形阴血，乖误甚矣。大热则伤阴，大寒则伤胃，元气消亡，七神无依，折人寿命，不然则虚损之病成矣。故制此方，君葛花，佐以辛香之品；用神曲，佐以快气之品；用苓泽，佐以甘温之品。服后取汗，是谓外解肌肉，内清阳明，令上下、内外分消其患，使胃中秽为芳变，浊为清化，泰然和矣。"其方药具体组成为白豆蔻、砂仁、葛花、干姜、神曲、泽泻、白术、人参、茯苓、猪苓、橘红、青皮、木香等，通过配伍，综合运用行气、利水、补虚、和胃、醒脾等方法，可"治饮酒太过，呕吐痰逆，心神烦乱，胸膈痞塞，手足战摇，饮食减少，小便不利"。罗天益则更进一步明确了其副作用，因其气味辛辣，虽醒酒而助热，因此不能经常服用，若日日饮酒，恃赖此药，则损人天年。

宋歌等《古代解酒方用药统计分析》将古籍中出现的 429 首解酒方进行分析，出现频次最高的药物可分为 6 类：①砂仁、白蔻仁、葛花、木香、丁香；②人参、白术、茯苓；③半夏、神曲、生姜、黄连；④陈皮；⑤葛根；⑥甘草。其中多是祛湿之药，且药物与葛花解醒汤药物组成相似。由此可以看出，葛花解醒汤的用药思路为多数医家所认可，确为解酒方之名方、主方。砂仁、白蔻仁、葛花、木香、丁香共奏芳香化湿、解酒行气之效；人参、白术、茯苓有淡渗利湿、醒酒健脾之效；半夏、神曲、生姜、黄连配伍成解酒和胃、清热燥湿之效。另有葛根、陈皮、甘草可在解酒方中普遍适用。

在葛花解醒汤的基础上加枳椇子则称李氏解酒方。枳椇子是一味解酒良药。最早记载枳椇子解酒的古代本草文献是唐代《新修本草》："味甘，平，无毒。一名木蜜。其木皮，温，无毒。主五痔，和五脏。以木为屋，屋中酒则味薄。"以后历代本草方书皆以其为解酒之专药。《证治汇补》载："凡酒伤各经者，俱宜加用。"其性甘平，入心、脾经，利尿祛湿，除烦止渴，最能解酒毒。可能是由于其产地局限、产量较少，并非常用药物，故其在古代解酒方剂中应用不是很多，但现代药理研究显示，其有明确的解酒作用。

（赵　珊）

罗天益重视三焦辨证

罗天益在脏腑辨证的启示下，独详于三焦的辨治。他认为三焦是元气布散的场所，并且三焦的范围包括脏腑，“心肺在膈上为阳，肾肝在膈下为阴，此上下脏也。脾胃属土，处在中州，在五脏曰孤脏，在三焦曰中焦”，大致指出了脏腑的三焦分属。而三焦的气机条达通泰，是脏腑安和的必要条件。

（一）三焦辨证，尤重中焦

“中焦独治在中”，罗天益学自李杲而尤重中焦。他认为中焦是气机升降的枢纽，三焦气机变乱是脾胃病的中间病机之一，如“今饮食过节，肠胃俱实，胃气不能腐熟，脾气不能运化，三焦之气不能升降，故成伤也”。在分析不潾吉歹腹泻后胸中闭塞作痛时，“予思《灵枢》有云：上焦如雾，宣五谷味，熏肤充身泽毛，若雾露之溉，是为气也。今相公年高气弱，自利无度，致胃中升发之气，不能滋养心肺，故闭塞而痛”，可窥见一斑。

（二）分辨气血，泻热除寒

临证方面，在《卫生宝鉴》的“泻热门”和“除寒门”两篇中，罗天益论述了“上焦热”“中焦热”“下焦热”“上焦寒”“下焦寒”的区别，并以此为基础进一步阐明了“气分寒热”和“血分寒热”的异同，较完整地提出了三焦审证用药模式。

上焦热：多表现为积热烦渴、面热唇焦、咽燥舌肿、目赤鼻衄、口舌生疮、胸中郁热、便溺秘滞等，治宜清热解毒，泻火通便，以凉膈散、龙脑鸡苏丸、洗心散等方为主。

中焦热：多表现为脾热目黄、口不能吮、胃中实热，以及各种热毒，或中食毒、酒毒，治宜泻火解毒，调和脾胃，以调胃承气汤、泻脾散、贯众散等方为主。

下焦热：多表现为下焦阴虚、腰膝无力、阴汗阴痿、足热不能履地、不渴而小便闭，以及热甚便秘、腹部胀满、烦躁谵语等，治宜泻火清热，补阴润燥，以大承气汤、三才封髓丹、滋肾丸等方为主。

通治三焦甚热：多表现为上、中、下三焦之热证，治宜泻火清热，以三黄丸、黄连解毒汤等为通治之方。

气分热：多表现为心胸大烦、渴欲饮水，或寒热往来、高热寒战，或表里俱热、口干烦渴等，治宜清气泻火，生津止渴，以白虎汤、柴胡饮子等方为主。

血分热：多表现为热在下焦，与气血相搏，其人如狂，以及一切丹毒、积热壅滞、咽喉肿痛等，治宜清热凉血，泻火破瘀，以桃仁承气汤、清凉四顺饮子为主。

上焦寒：多表现为积寒痰饮、呕吐不止、胸膈不快，或暴感风寒、上乘于心、令人猝然心痛,或引背膂、乍间乍甚、经久不瘥,治宜散寒蠲饮,以铁刷汤、桂附丸等方为主。

中焦寒:多表现为脾胃冷弱、心腹疼痛、呕吐泻痢、霍乱转筋、手足厥冷、腹中雷鸣、饮食不能进等,治宜温中散寒,以附子理中丸、大建中汤等方为主。

下焦寒:多表现为各种虚损,神志俱耗、筋力顿衰、肢体倦怠、血气羸乏、小便浑浊等,治宜温补下元,以八味丸、还少丹、天真丸等方为主。

通治三焦甚寒:多表现为上、中、下三焦之寒证,治宜温中散寒,回阳救逆,以大已寒丸、四逆汤等为通治主方。

气分寒:多表现为汗漏不止、恶风、四肢微急,以及身痛脉迟,治宜温阳解肌,调和营卫,以桂枝加附子汤、桂枝加芍药生姜人参新加汤等方为主。

血分寒:多表现为肝肾俱虚、精气不足、小腹疼痛、皮肤燥涩、小便自利等,治宣补真助阳,收敛精气,以巴戟丸、神珠丹等方为主。

(三)三焦理论探源及罗天益理论之不足

三焦理论发源于《黄帝内经》《难经》,但其中对于三焦的论述多为脏腑功能之类。《黄帝内经》中亦有关于三焦病证的一些名称,如"三焦胀""三焦病""三焦约""三焦咳"等,但没有关于辨证用药的总结。

汉代对三焦的论述主要见于张仲景的《伤寒杂病论》。《伤寒杂病论》将三焦辨证贯通于外感热病与杂病的辨治中,侧重于上、中、下三焦各自病理变化的阐发,又将三焦辨证与病邪辨证相结合。在治疗上,张仲景明确提出了"上焦得通""理中焦""利在下焦"的三焦治疗思想,其对三焦的认识较《黄帝内经》要深刻得多。

晋唐时期,隋代巢元方《诸病源候论》认为,三焦即上焦、中焦、下焦,其病有寒热虚实之分,蕴含了三焦虚实寒热的辨证思想。至孙思邈《备急千金要方》则分别论述了三焦的概念及三焦胀、三焦病等证候表现,提出了三焦寒热虚实的治法与方剂,堪称对三焦寒热辨证作了系统的理论论述。王焘《外台秘要》已将三焦作为判断病位、病势、病程演变规律乃至指导临证遣方用药的理论依据,且在"霍乱门"和"消渴门"中亦采用了三焦辨证方法。

北宋《圣济总录》总结三焦辨证之理法方药较其他医籍更为全面,其"以三焦为纲,寒热虚实为目"的思想,为后世三焦辨证理论体系的形成奠定了理论基础。

金元医学则各陈己见,刘完素突出三焦辨治寒热中辨治热病一节,通过上、中、下三焦不同的病理,将热病病程大体划分为早、中、晚3期,使医家对于热病的证治有了整体上的认识,这一观点在后世明清医家的进一步补充和完善下,形成了系统的温病三焦辨证学说。而易水医家如李杲、王好古、罗天益等则在继承宋代三焦理论的基础上，又有新的发挥。王好古秉承张元素的脏腑辨证理论并加以发挥，将三焦证治从“脏腑标本寒热虚实用药式”的构架模式中分立出来，创造性地采用“三焦寒三焦热用药大例”的体例，对三焦证治进行专门阐述。还运用三焦理论进行辨证，如将渴分为上焦渴、中焦渴、下焦渴。罗天益在临证时则着重于三焦气机变化的分析，并以寒热辨证三焦，同时尤重中焦，使三焦辨证有了新的发展。但是罗天益的理论均为名方类集，有方而无论，失之于简。

（赵　珊）

详析药误，引以为鉴

罗天益《卫生宝鉴》一书，尤重药误的危害，著“药误永鉴”25篇，以病案形式，针对时弊，进行专题辨析，以免同行及后学误治之错。

（一）用药无据，玩忽人命

用药无据，反为气贼，甚至伤生害命。罗天益记载了许多因轻视辨证而致药误的病案，见于“用药无据，反为气贼”“轻易服药戒”“妄投药戒”“肺痿辨”“福医治病”“方成弗约之失”等篇中，并“予感其事，略陈其理”，指出医生临诊，需“先审岁时太过不及之运，察人之血气饮食勇怯之殊，病有虚实浅深在经在脏之别，药有君臣佐使大小奇偶之制，治有缓急因用引用返正之则”。

如北京按察书吏李仲宽，得风证，亲旧献方无数，服之不愈反添新证；罗天益诊时六脉如蛛丝细，已至不救，均因所服诸药皆无考凭，本为元气虚衰而妄用攻伐。曹通甫外郎妻萧氏，亦得风疾，罗天益针药并用，月余，告之“不须服药，病将自愈”，明春已行走如故。两相对比，本案同于李案，由于正确地辨证施治，治疗效果与预后与前者截然不同。这其中还涉及一个问题，为李仲宽献方的并非是医生，而是亲友，并不能精准地辨证。因当时成药产业已经相当发达，亦有病后自行赎买成药者，如何秀才之女，年十三，五月间因伤冷腹痛，其父于市药铺中赎买神芎丸，服后益重，七八年不已；后遇罗天益，罗天益认为其所伤之物为寒，所攻之药亦为寒，重寒伤胃，加之女子幼小，血气尚弱，故寒邪留连不去，用温气养气之药，服之月余方愈。罗天益又感慨常人求医，沉默而令脉诊，来考查医生的医术，脉诊可以得知寒热虚实，但不能考查病源，故医家不可不审其病源，而主家不可不说其病源，因为，对于患者而言，只图愈疾，不图困医；对于医生而言，未诊先问，最为有准。

在全面获得四诊信息，准确辨证后，罗天益又强调制方必须“有约”，即处方须郑重恰当，对药物的副作用有所制约，药量亦须适中，注意药后调护等。据称，这是《黄帝内经》“约方犹约囊”之旨，并举仲景用桂枝汤汗出病差时不必尽剂，与承气汤得更衣止后服不必尽剂例，谓此得约囊之旨。最后，罗天益指出“方成弗约”失在何处，“囊满弗约则输泄，方成弗约则神与气弗俱”，即如用药失于精当，则往往耗气伤神，造成严重后果。如伶人李人爱之大儿，夏日贪凉食冷而得心下痞，医用下利而愈；不久又伤冷物，且添不思饮食、呕吐恶心等症，医仍以前法治疗，重至吐泻烦渴，时发昏愦，终至不救。此即方成弗约，痞满本为虚实夹杂，失于调护，且两度下利，最终导致阴争于内，阳扰于外，四逆而起。

综上，罗天益对于辨证施治的认识有两个角度：一个角度是医生应当精医通脉，专业过硬，并全面地获得四诊信息，制方更需“有约”；另一个角度是患者，病初当就医信医，全面提供信息。

（二）运用古方，名实需辨

罗天益临床运用古方颇多，并认为古方中有名实相符者，亦有名实不符者，须当详细识辨，以免延误病机。

名实相符者，有小柴胡汤、大承气汤、升麻汤、白术散、四物汤、黄芪建中汤等。而名实不符者，如双解散。时人用双解散治风寒暑湿，饥饱劳逸，罗天益认为内外八邪，不能以一方治之。在外感方面，四时之气，未有齐至者；在内伤方面，饥饱劳逸，各有病机。双解散可治表里邪热，而不能泛治表里之证，内虚而外感者不能适用。再如祛风丸（半夏、荆芥、槐角子、白矾、陈皮、朱砂）与祛风丸（沉香、槟榔、木香、青皮、陈皮、京三棱、槐角、大黄、萝卜子、枳壳、枳实、郁李仁），前者主涤痰，后者主推荡，有搜风祛风之名，而无搜风祛风之实。医者当详辨方剂名实，于名实不符者，不可轻据其名，草率用之。

比较罗天益举出的方剂，名实相符者多为经方或易水学派方，而名实不符者，则多是寒凉泻下方，充分体现了罗天益的学派特色。但罗天益并非不用下法，如《卫生宝鉴·风中脏治验》中有中风一案：“赵僧判，八月间患中风，半身不遂，精神昏愦，面红颊赤，耳聋鼻塞，语言不出，诊其两手六脉弦数。”语言不出，耳聋鼻塞，精神昏愦，是中脏，半身不遂是中腑。脏腑俱受病邪，因仅有邪着四肢而未见卫阳不足之证，以中脏为主。故急用下法，以三化汤疏通经脉，散其壅滞，使清气上升，充实四肢；至宝丹加龙骨、天南星，安心定志养神，使各脏之气上升，通利九窍。治疗后，五日语言稍利，后随四时脉证加减，配以形体锻炼，一年方愈。

（三）无病服药，无事生事

罗天益所在时代，有谚云：无病服药，壁里安柱。即服药以预防病邪，强身延年。针对这种情况，罗天益受张元素影响，认为无病不宜服药。

罗天益有专篇《无病服药辨》，首先援引《黄帝内经》理论，认为“天生之物，五味备焉，食之以调五脏，过则生疾”，并进一步引申至药物，“况药乃攻邪之物”，气味必有偏胜，令人脏气不平。殷鉴未远，今已复见：有服火炼丹砂者，有至春服搜风丸者，有妄下者，有饮冷者，皆无益于养生，壁中安柱，不合常情。人之养身，当饮食有节，起居有常，少思寡欲，恬惔虚无。

罗天益与攻邪派张从正时代未远，地域相近，其理论可相较而言。张从正明确指出药毒的概念：“凡药有毒也，非止大毒、小毒谓之毒，虽甘草、人参不可不谓之毒，久服必有偏胜。”故养生当用食补，治病当用药攻，药不可久服，攻邪而已。但张从正的攻邪学说是针对当时“恶寒喜暖取补”之弊提出的，故强调不可滥用温补，而罗天益的《无病服药辨》则带有脾胃学说的底色，虽亦反对滥用温补，但更多着眼于妄下、伤正等方面。如藁城令张君，年20有余，虽身体丰肥，饮食倍于常人，但精神康健，“血气周流，循其天度，十二脏之相使，各守所司，神气冲和，身体太平”，而太医王彦宝认为肥盛如此，恐生热疾，建议其预服凉药。张君遂服三一承气汤，下利30余行，终有胸胁闭塞疼痛，不思饮食之证，罗天益治以四君子加减，补脾安胃，升阳补气，慎饮食，节饮食，月余而愈。又有当时盛行春服宣药之说，宣药是牵牛、大黄之类，或丸或散，以冬三月积热于内，春服宣药，以解三焦积热，去五脏余毒。而罗天益认为冬寒夏热，自然之理，何来积热？当顺时养生，于少阳万物生发之时，养脾胃之气，助阳退阴；若过服寒凉，则伐伤脾胃，无病生病，有病更甚。故作《革春服宣药歌》以警世人。

除《无病服药辨》外，《主不明则十二官危》《戒妄下》《春服宣药辨》《革春服宣药歌》等篇可补充阅读。

总之，罗天益认为无病用补，当以食养为先，以药求补，有弊无益。至于防病之药，尤当慎重择之，免伤其正。

（赵　珊）

罗天益针灸学术特色

罗天益师从李杲，为张元素再传弟子，采摭张璧（号云岐子，张元素之子）的针灸遗蕴，又于应召途中求教针灸大师窦默、忽泰必烈等，并运用于临床，形成了自己的针灸学术特色。《卫生宝鉴》全书70余医案，涉及针灸的医案23例，包括李杲、忽泰必烈案各一，主要为脾胃病、风病和外感病。

罗天益从师李杲时曾精研《黄帝内经》，《卫生宝鉴》记载的针灸医案中亦常引述《黄帝内经》之语。如按《黄帝内经》“暴挛痫眩，足不任身，取天柱穴”治疗惊痫，针刺而愈，再如以“人有所坠，恶血留内，腹中痛胀，不得前后，先饮利药，此上伤厥阴之脉，下伤少阴之络，刺足内踝之下，然骨之前血脉出血”解释跌仆病机与治疗。罗天益亦吸取了《备急千金要方》《外台秘要》《素问病机气宜保命集》《普济本事方》《圣济总录》中的针灸经验。在应召期间，罗天益还求教于针灸学家窦默、忽泰必烈等。

另外，罗天益是张元素的再传弟子，张璧为张元素之子（父子均精针法）。罗天益在卷七所列“中风刺法”，就是出于《云岐子学医新说》，论述取十二井穴大接经针法，多用于治疗中风。

（一）灸法以温补

罗天益师从李杲。李杲认为，元气是身体之本，脾胃衰则元气衰，元气衰则百病由生。但李杲临床偏重于放血疗法，而少用灸法；罗天益则善用灸法温补脾胃，辅助药治之不及，较李杲针灸学术又有发展，并在灸法临证应用上形成了自己特有的灸疗特色。

遍观罗天益针灸医案，可知其温补中焦，多取中脘、气海、足三里三穴。中脘为胃之募穴，又是八会穴的腑会，可以温养脾胃之气，“引清气上行”，“肥腠理”；气海位于下焦，是保健要穴，“气之所聚”，又为肓之原穴，“肓者肠胃之募原也”，灸之可“生发元气，滋养百脉，长养肌肉”，适用于诸气血虚证；足三里是胃之合穴，又能“撤上热使下于阴分”。中脘在中焦，为脾胃所在，气海能补气升提，而足三里又能降浊，三穴配合，施以艾灸，能温补中焦、下焦之气，升阳举气，散寒除热，亦可调理三焦气机。

临床用此三穴，依据病情，又有层次加减。虽灸三穴，时间不同，如卷十三《胃脘当心痛治验》中记载了崔云卿一案，脾胃为寒凉反复所伤，中气虚而至腹痛肠鸣，胃脘当心而痛，屡易医药而至冬无效，转年四月因劳役烦恼过度而复发。罗天益诊时已见手足冷，面色青黄不泽，饮食减少，胃痞呕酸，时发疼痛，又见气促，闷乱不安等，脉弦细而微，诊断为中气不足，寒客肠胃，先服扶阳助胃汤，至秋冬时则先灸中脘，次灸气海，至明春灸三里，并服芳香药物以助脾，慎言语，节饮食，一年而愈。此案亦可见罗天益在临床中对运气学说的运用。病情简单如卷十八《妇人门》中范郎中夫人之心腹胀满，因其病仅在胃腑，故仅灸中脘一穴，服木香顺气汤而愈。病情复杂严重者如王千户阴阳皆虚至痃痢并作，在三穴的基础上加阳辅，四穴并灸，辅以理中汤合养脏汤加附子而愈。有其他兼证者如大忒木儿元帅自利脐寒案，加灸三阴交，以接续阳气散清湿，辅以辛温散寒之加减白通汤则愈，第二年再发之时，依前灸加阳辅，良愈。

脾肾阳虚，阴寒内盛之重证，采用葱熨法。如卷十六《泄痢门·葱熨法治验》中患者病左胁下积气久，因劳役及食冷物复发，腹痛不止，肢厥冷汗，口鼻气冷，兼咳，咽膈不利，全不得卧，且药不得入，见药而吐，罗天益“遂以熟艾约半斤，白纸一张，铺于腹上。纸上摊艾令匀，又以憨葱数枝，批作两半，铺于熟艾上数重。再用白纸一张覆之，以慢火熨斗熨之，冷则易之。若觉腹中热，腹皮暖不禁，以绵三襜，多缝带系之，待冷时方解”。患者得葱熨而痛减，渐之痛止，至夜能睡，翌日可服药矣。灸熨结合，使之大面积接触腹部，葱、艾辛散温通，温补脾、胃、肾三脏阳气，祛除积寒。

临床上有畏灸者，罗天益则制“代灸膏”（用附子、马蔺子、蛇床子、木香、肉桂、吴茱萸等分为末，面和姜汁为膏）外敷，自晓至晚，可代百壮，可谓用心良苦。

罗天益用灸，主以温补，但未局限于温补。如面生疵瘤，可灸患部十壮；对于小儿的一些疾患，也主张按《太平圣惠方》中的《黄帝明堂灸法》施灸。

（二）刺血以除热

刺络放血之法源自《黄帝内经》，如“宛陈则除之者，去血脉也”。《云岐子论经络迎随补泻法》中有《洁古刺诸痛法》一篇，张元素治疗热无度不可止，取陷谷出血；全身百节疼痛、麻木，实无所知，三棱针刺绝骨出血。李杲亦采用此种针法，如《脾胃论·胃气下溜五脏气皆乱其为病互相出见论》中有“气在于臂足，取之先去血脉，后取其阳明、少阳之荥、输（二间、三间深取之，内庭、陷谷深取之）”，且不仅用于实证，亦应用于虚证、寒热错杂证。虚证，如《脾胃论·脾胃虚弱随时为病随病制方》所载“若虚损脾胃……三里、气街，以三棱针出血”；上热下寒证，如《脾胃论·阴病治阳阳病治阴》所载“若阴中火旺，上腾于天，致六阳反不衰而上充者，先去五脏之血络，引而下行，天气降下，则下寒之病自去矣”，即治疗上热下寒证须先泻络脉之血，以将上焦之火引入下焦。

罗天益从师李杲，精研《黄帝内经》，遵“血实宜决之”之旨，在治疗外感病、阳热证、实证等时，以三棱针、砭刺、燔针等刺血、放血、排脓，来通络活血、泄热祛邪，获得了良好的疗效。

如卷二十二《北方脚气治验》中脚气一案，中书黏合公行军途中，脚气忽作，遍身微肿，手不能近，足胫尤甚，履不任穿，求医于罗天益。此案并无明显热象，罗天益认为此为实证，经络壅滞所致，遵“血实宜决之”之旨，以三棱针刺其肿上数次，初出血高二尺，色紫黑，放血约半升，肿消痛减而愈。

又有上热下寒证，如中书右丞姚公茂，宿有时毒，因酒而发，头面赤肿而痛，耳前后尤甚，而身半以下皆寒，足胫尤甚，兼见胸中烦闷，咽嗌不利，食少困倦。罗天益遂刺血以泻热，于肿上 50 余刺，血出紫黑如露珠之状；又因下寒证亦重,以灸法退阴寒,助下焦阳气,并引热下行,灸气海、足三里。

刺血中又有燔针之法,可用于治疗寒证。如王伯禄之附骨痈,病发于夏日,右臂肿,从肩至手指,皮肤凉,六脉沉微,脉证皆寒,以燔针治之,脓清稀解,再三燔针,辅以灸法,加以药物口服,月余平复。

罗天益于卷十三《疮肿门·汗之则疮已》记载一例刺血未效医案:牛经历,病头面赤肿,耳前后尤甚,痛不可忍,发热恶寒,牙关紧急,涕唾稠黏,饮食难下,不得安卧。疡医于疮肿上砭刺四五百余针,肿赤不减,其痛益甚,遂求医于罗天益,视其脉浮紧,按之洪缓,加之发热恶寒,此为风寒表证,其之所以为肿者,乃寒覆皮毛,郁遏经络,热不得升,聚而赤肿。其人感寒,腠理闭塞,汗不出,血气强,内坚涩,正如《经》云:天寒则地冻水冰。"当是之时,善行水者不能注冰,善穿地者不能凿冻,善用针者亦不得取四厥。"当从病因以治,以苦温之剂温经散,托里温经汤治之,麻黄、防风专司发散,升麻、葛根解肌入阳明,白芷、当归和血散滞,苍术泄湿热,人参、白芍、甘草调中托里。服药时以薄衣覆其首,以厚被覆其身,得大汗出,肿减八九分,又加减服药而愈。仲景曾有言疮家不可发汗,是指营气不从、逆于肉理之疮肿,再用辛温更伤阴助热;而此医案中头面肿痛乃是寒邪所致,因此刺血无效,并以辛苦温之剂"汗之则疮已"。

(三)针灸治中风法

1. 大接经法 《卫生宝鉴》卷七"中风刺法"引用了云岐子《学医新说》,"大接经从阳引阴治中风偏枯""大接经从阴引阳治中风偏枯"两篇中详细记载了十二井穴名称及针刺部位,其主要是取用十二井穴,因十二井穴是十二经的起点或终点,也是经与经的交接处,故针刺井穴,能疏经接气,又称之为"接经"。

中风偏枯,多为经络不通所致,故罗天益常采用"大接经法"针刺。其记载医案有三。临济寺赵僧判和曹通甫妻均是既中脏又中腑之重证,罗天益"刺十二经之井穴,以接经络",加以"详病时月,处药服之",疗效明显。赵僧判一年而愈,曹妻再见之时"行步如故"。又有顺德府张耘夫,右肩臂痛无力,肌肉萎缩多汗,罗天益先刺十二经之井穴,并取肩井、尺泽先针后灸,以引气下行,与正气相接,渐愈。此案罗天益诊治时已发病半年,采用接经针法意在"使经络通和",拓展了大接经法的临床应用范围。

2. 灸法防治中风 罗天益指出治中风"要收全功,必须火艾为良",提出中风中腑与中脏的先兆症状,并拟定中风预防的灸疗验方。这是关于中风先兆最早的记载之一,在防治中风史上具有重要意义。

罗天益曾以此自验:"予自五月间,口眼㖞斜,灸百会等三穴,即止。右手足麻无力,灸百会、发际等七穴,得愈。七月气塞、涎上、不能语,魂魄飞扬,如坠江湖中，顷刻欲绝，灸百会、风池等，左右颊车二穴，气遂通，吐涎半碗，又下十余行，伏枕半月，遂平复。自后凡觉神思少异于常，即灸百会、风池等穴，无不立效。”临床上，罗天益防治中风时，“风中脉则口眼㖞斜”，灸听会、颊车、地仓三穴；“凡觉手足麻痹或疼痛，良久乃已，此将中腑之候”，灸方同“风中腑手足不遂等疾”，灸百会、发际、肩髃、曲池、风市、足三里、绝骨七穴；“凡觉心中愦乱，神思不怡，或手足麻痹，此中脏之候也”，灸方同“灸风中脏气塞涎上不语昏危者下火立效”，灸百会、大椎、风池、肩井、曲池、足三里、间使七穴。罗天益灸法防治中风思想影响广泛，目前仍是防治中风的重要方法。

（赵　珊）

王好古、罗天益继承弘扬李杲思想的差异及原因分析

王好古和罗天益均为易水学派的中坚，曾先后师从于李杲，但两人对李杲思想的继承有所差别，两人的学术思想有不小的差异。

（一）王好古医学思想

王好古，家世赵人，早以通经，举进士，官赵州教授兼提举管内医学，晚独喜言医，始从李杲，尽传其所学，后乃精研极思轩岐以来诸家书。王好古受张元素脏腑辨证说的影响，尤为重视脏腑虚损的问题；受李杲脾胃内伤论的影响，专事对三阴阳虚进行探讨。张元素、李杲二家之说是其“阴证论”的学术基础。主要著作有《此事难知》《医垒元戎》《阴证略例》《汤液本草》等。

《此事难知》一书是王好古将其师李杲所授“不传之妙”裒辑成书，应是他最早的一部著作。从内容上看，“于伤寒证治尤详”，史称李杲长于伤寒，并作《伤寒会要》一书，惜已失传，唯赖此书存其一二。

《医垒元戎》是“自河南与诸友将弟兵，日从事于患难之场，随病察胗，逐脉定方”而成，全书以十二经为纲，皆首以伤寒，附以杂证，祖述仲景，参以张元素、李杲之法，旁涉《局方》和自己的经验方。以六经辨证统赅伤寒与杂病，扩大了《伤寒论》六经辨证的应用范围，实为后世“伤寒为百病立法”说的先导。

《阴证略例》最能反映其学术思想，是他“积思十余年”所成，认为伤寒，人之大疾，其候最急，而阴证毒为尤惨，阳则易辨易治，阴则难辨难治。遍览前贤之论，掇其精要，附以己说，对阴证的病因、病机、诊断和治疗进行系统阐发。

通过其主要著作可以看出，阴证学说是王好古主要的学术思想，是在仲景学说和易水学派脏腑辨证学说的影响下，结合自己临证经验所创立，是对仲景学说的发展，其主张温补脾肾，对明清温补学派影响深远。王好古论阴证，重

视内因，不囿于伤寒外感之说，提出内感阴证理论，以太阴内伤虚寒为主，使阴证的辨治从伤寒外感阴证，发展到内伤杂证阴证，扩大了阴证的范围，从而把伤寒学说与脏腑辨证学说有机结合起来。

王好古对易水学派继承发展的另一贡献就是药学研究。他认为《神农本草经》为医学之源，轩岐之书实出于神农本草也。殷之伊尹宗之为汤液，汉之仲景广汤液为大法，洁古老人又宗仲景，而亦得尽法之要。其著作《汤液本草》源出张元素《珍珠囊》，被认为是他的其他著作的基础；是一部类编性本草书籍，汇编《黄帝内经》药学理论、李杲及海藏老人药学理论及经验，收载241味具有代表性的药物，对其性味归经等有深入研究，对五味补虚泻实法及制方相宜与饮食调养等也有独到的见解。

（二）罗天益医学思想

罗天益（1220—1290），约生活于金兴定四年（1220）至元至元二十七年（1290）。罗天益幼承父训，有志经史，为李杲入室弟子。罗天益潜心钻研，得李杲之真传，“发言造诣，酷类其师，有裨于前人之未备”。入元后，曾任职太医，曾先后随军为元军服务。精研经典，重视实践，师事李杲，旁参诸家，博采众长，是一位既精理论，又善实践的医家。主要著作《卫生宝鉴》以李杲思想为基础，旁采诸家之说，并结合自己的经验，整理而成。全书24卷，包括4项内容，“药误永鉴”记前人用药之误，以警后人；“名方类集”择古今名方700余首，亲获效者分类裒集；“药类法象”按药物气味厚薄，升降浮沉分类，阐述109种药物的功用主治，配伍炮制；“医验纪述”记录验案；另附补遗，记述治伤寒之法，以及类外感杂证。

罗天益承李杲之学，并有所发挥。其论饮食伤胃，详分“食伤脾胃”“饮伤脾胃”，论劳倦伤脾则分“虚中有寒”“虚中有热”，临证用方不局限李杲之方，博采历代名方作为补充，使脾胃病的辨治更为完善。再就是，罗天益从三焦论治疾病，多有独到之处，尽管理论还有所欠缺，选方也不尽完备，但对后世研究三焦理论提供了思路和经验。《东垣老人传》详细记载李杲晚年将书稿托付罗天益，命其整理。《卫生宝鉴》一书“有论有方，跬步不敢越其师家法，而发明遗蕴，时有裨所未备者”，是“李氏十书之羽翼也”。

不难看出，王好古和罗天益虽均为李杲高弟，均有功于李杲之学。但王好古在张元素脏腑辨证学说和李杲脾胃学说基础上，研究仲景之学，重在阴证，创阴证学说；罗天益主要是对李杲的脾胃学说加以继承和发挥。二人思想同中有异，相同点均继承了易水学派的脏腑辨证，重视内因，重视脾胃在治疗中的作用，均继承易水学派的药学理论；不同之处，前者重点研究伤寒阴证，创阴证学说，后者重点弘扬李杲脾胃学说。

（三）王好古和罗天益医学思想差异的原因分析

究其原因，是和老师李杲医学思想的转变有关。王好古和罗天益同为李杲高弟，但由于师承时间相距30年，此间李杲的医学思想发生了重大转变，对两人影响很大，使两人继承内容自然有很大不同。

李杲（1180—1251），生活于金大定二十年（1180）至南宋淳祐十一年（1251）。李杲的生平经历造就其学术思想的转变，早年以母病不治，遂从张元素学医，之后监济源税。其学医初衷为己非为人，学医而不为医。《李杲传》云："家既富厚，无事于技，操有余以自重，人不敢以医名之。"《东垣老人传》云："君初不以医为名，人亦不知君之深於医也。"李杲早年重视对仲景伤寒的研究，著有《伤寒会要》，此书已佚，仅存元好问之序。"其学于伤寒、痈疽、眼目病为尤长。伤寒则著《会要》三十余万言……《会要》推明仲景、朱奉议、张元素以来备矣。见证得药，见药识证，以类相从，指掌皆在。仓猝之际，虽使粗工用之，荡然如载司南以适四方，而无问津之惑。"可见，李杲早年精研伤寒，并长于伤寒的治疗。

李杲生活在民族矛盾十分激化的战争年代里。《医旨绪余·列张刘李朱滑六名师小传》云："金元扰攘之际，人生斯世，疲于奔命，未免劳倦伤脾，忧思伤脾，饥饱伤脾。"蒙金战争，贞祐二年（1214）金国都（北京）失守，南迁汴梁，李杲避兵汴梁，"遂以医游公卿间，其明效大验"，王好古就是在此间学医于李杲，本书另有专篇论述。

王好古在跟李杲学医之前，已"读医书几十载"（将近10年），"所仰慕者，仲景一书为尤焉"，然而趣深难达，欲得一师指之，后从师李杲，疑惑冰释。此时的李杲刚刚经历战乱的奔波，对饥饿、劳役对脾胃造成伤害认识尚浅，所以王好古整理老师"不传之妙"的《此事难知》基本是伤寒体系。但李杲毕竟是易水学派张元素之高徒，"尽得其法"，将仲景之说和脏腑辨证相结合，这点反映在《此事难知》中，"人徒见是书为伤寒之法，而不知上合轩岐之经，中契越人之典，下符叔和之文，兹又言外不传之秘"。

王好古在继承仲景学说和易水学派脏腑辨证说的基础上，探讨三阴阳虚的辨证论治，从而形成了独具特色的阴证论，以六经分证，统论伤寒与杂病。

天兴元年壬辰（1232）蒙古军队围困汴京（开封），"都人之不受病者，万无一二"，时医调治差误，以伤寒论治，以致于"变而似真伤寒之证"，无不死者。李杲目睹医之误，思考其因，认为人在围城中，饮食不节，劳役所伤，是致病之因。"由其朝饥暮饱，起居不时，寒温失所，动经三两月，胃气亏之久矣，一旦饱食太过，感而伤人，而又调治失宜，其死也无疑矣。"元好问在《脾胃论》序言中称此为"壬辰药祸"。李杲甚为惋惜，对此进行思考，结合经典论述，结合老师张元素所教，辄以平生已试之效，著“辨内外伤”及“饮食劳倦伤”一论。之后李杲寓居东平，“北渡后，专事于医”。李杲经历了贞祐南渡（1214 年），以医游公卿间。又经历了壬辰北渡，专事于医。亲历战争，目睹时医误以伤寒之法治脾胃内伤之人，对外感内伤之别有了深入的认识，之后李杲又著《脾胃论》，对内伤疾病之病因、病机、治则、方剂详加阐述，创甘温除大热之法，完善了脾胃内伤学说。

李杲生逢战乱，颠沛流离，从其生平来讲是不幸的，但他亲历战争，对饥馑、劳役、惊恐所致的脾胃病有了深入的认识，在易水开山张元素脏腑辨证体系的基础上，辨外感内伤，从脾胃论治疾病，创补土一派，羽翼了伤寒，对中医理论体系的贡献是巨大的，对后世的影响是深远的，至今在临床上有着活跃的生命力。后世称“医之分始于金元”。

李杲在山东寓居 12 年，至甲辰（1244 年）回到故里真定，年已 65 岁。返乡之后经朋友推荐，才收罗天益为徒。此时的李杲，垂垂老矣，其内伤思想已趋成熟。罗天益受其所教，继承为主，略有发挥。罗天益受托整理的《兰室秘藏》《医学发明》《东垣试效方》，包括其自著《卫生宝鉴》均为内伤体系，而《卫生宝鉴》“补遗”部分为治疗伤寒诸证的有效方剂，是元代以后他人所补充。罗天益的最大贡献是将老师思想整理弘扬，“李氏之学，得罗氏而益明”。

同为李杲的高弟，王好古独创阴证学说，罗天益弘扬内伤辨证体系，两人医学思想的差异，源于两人从师的时间差异及李杲思想的转变。

（周计春）

六、张　璧

张璧生平与著作

张璧，号云岐子，易州（今河北易县）人，为张元素之子，并传父业。他擅长脉法和针灸，对伤寒治法多有发挥，还擅长治疗内科、妇科、儿科病证。张璧生平资料不多，《金史》《元史》均无记载，故知之者甚少。

明代《弘治易州志》记载：“张元素，本州周庄社人，以明经任涿州学正，号洁古老人，尝遇至人，受祖方不传之妙，遂精医道，有《注脉诀》等书行于世，子云岐璧皆传其业。”清代《金史详校》记载：“子云岐子璧能世其业。”显示了张璧对其父的学术继承。《济生拔粹》自序中提到：“洁古者，张元素也，洁古其号也；云岐子，璧，其子也。”在《汤液本草》中王好古也多次提及，如“至今大定间，洁古老人张元素及子云岐子张璧、东垣李杲明之三老者出，想千百载之下无复有之也。何以知其然，盖当时学者虽多，莫若三老之实绝也”，评价颇高。熊宗立《医学源流》云：“张璧，号云岐子，洁古之子也。著《医学新说》《保命伤寒论》《叔和百问》。”丹波元胤《中国医籍考》认为，《保命伤寒论》就是《济生拔粹》中的云岐子《伤寒保命集类要》，而《医学新说》《叔和百问》则已亡佚。

张璧的存世著作保存于元代杜思敬的医学丛书《济生拔粹》中。该书系元代杜思敬所辑，辑录金元时期医书19种，主要是张元素父子师徒学术著作，对易水学派的继承和传播意义重大。有关张璧著作包括以下3部：

《云岐子论经络迎随补泻法》，又名《洁古云岐针法》，1卷。针灸著作。主要论述针法补泻和部分针刺治疗经验，文字简略。内容有：论迎随补泻、经络取原（穴）法、王海藏拔原例、经络腧穴配合法，以及针刺伤寒热病诸法、洁古刺诸痛法等短论。现有涵芬楼影印本。

《云岐子保命集论类要》，又名《伤寒保命集类要》，2卷。上卷以《伤寒论》条文为基础，以方为纲目进行归类，探讨相关条文的机理，阐发方义；下卷则以病、证为纲目，探讨辨治规律，已不局限于张仲景之书，多有创新。全书阐述了伤寒六经病证，主方、变方及其适应证。辨别伤寒与温病，介绍伤寒证候的刺法，伤寒杂证、伤寒传变诸证和一些较常见的内科杂病的证治。此外，还介绍妇人伤寒、某些妇产科及外科病证的证治。主治明确，选方大多可取。末附小儿病证。在继承仲景学术思想基础上，颇有发挥与创新，是研究金元时代伤寒学术思想发展的重要著作之一。

《云岐子注脉经并方》，又名《云岐子七表八里九道脉诀论并治法》，脉学著作。此书参考《黄帝内经》《脉经》、仲景脉法理论，结合后世有关论述及其家传脉学，分述七表八里九道脉主病及方治，颇多个人识见。

（满 伟）

张璧医学思想述略

（一）善长针灸

本身善长针灸的杜思敬在编纂金元医学丛书《济生拔粹》时，首先收录了针灸内容，张璧继承父亲的针灸理论与学术成就，汇成《洁古云岐针法》，又名《云岐子论经络迎随补泻法》，是《济生拔粹》所载3部针灸著作中重要的一部。

1. 首倡针向迎随补泻法 《灵枢·经脉》首倡“盛则泻之，虚则补之”的针刺治疗原则，《灵枢·终始》认为“泻者迎之，补者随之”，即迎随补泻是针灸的治疗原则。《灵枢·九针十二原》说："往者为逆，来者为顺，明知逆顺，正行无问。逆而夺之，恶得无虚，追而济之，恶得无实。迎之随之，以意和之，针道毕矣。"指出逆经气来时而施，为迎为泻；顺经气去时而施，为补为随。《灵枢·小针解》在解释"迎随"时说："其来不可逢者，气盛不可补也。其往不可追者，气虚不可泻也……知其往来者，知气之逆顺盛虚也。"指出应候经气往来。《难经·七十二难》认为："所谓迎随者，知荣卫之流行，经脉之往来也。随其逆顺而取之，故曰迎随。"说明迎泻、随补的施术，当依营卫流行和经脉往来为据，随其循行逆顺来进行针刺。如此，按照各经气血的浅深部位、流注盛衰时间、经脉走向顺逆，采取不同方法，都可称为迎随。《难经·七十九难》提出"迎而夺之者，泻其子也；随而济之者，补其母也"，后世发展为子母补泻法，汪机《针灸问对》则将其称为"子母迎随"。在《黄帝内经》《难经》中，迎随是一切针刺补泻法的代称，迎为泻法，随为补法，是一切针刺补泻法的原则。

《云岐子经络迎随补泻法》中有"凡用针，顺经而刺为之补，逆经而刺为之泻。故迎而夺之，安得无虚，随而济之，安得无实。此谓之迎随补泻法也"，认为进针顺着经脉循行方向为补法，进针逆着经脉循行方向为泻法，首次倡导针向迎随补泻法，更加贴近实际。其后窦默《标幽赋》、王国瑞《扁鹊神应针灸玉龙经》、杨继洲《针灸大成》等，均用他这种方法。迎随补泻从一个原则变成了一个简单的补泻操作手法。这种方法影响非常大，如本科教材第2版《针灸学讲义》将其作为临床常用的针刺补泻基本方法。此后的临床报道多以此为据。

《洁古刺痛诸法》有"补当随而济之，泻当迎而夺之。又补母亦名随而济之，泻子亦名迎而夺之。又呼吸出纳亦名迎随也"，可见张璧虽首倡针向迎随补泻，但对迎随补泻的理解也更为全面。

2. 拔原法 "本经原穴者，无经络逆从、子母补泻。凡刺原穴，诊见动作来，应手而纳针，吸则得气，无令出针，停而久留，气尽乃出。此拔原之法也。"可见张璧在运用拔原法时不用考虑虚实补泻，凡病只需考察是何经病证，治疗时只是针刺其经原穴，针刺后配合呼吸得气，停针久留。后所述"王海藏拔原例"，亦即本经病，均取本经原穴，虚则用补法，实则用泻法。虚实通用原穴，故五脏六腑有病，皆取其原。用治疾病也很广泛，如"腰痛，身之前足阳明原穴，身之后足太阳原穴，身之侧足少阳原穴"等等。拔原法对后世医家有很大影响，如《针灸大成》和《针方六集》等书凡记载原穴，均注有"虚实皆拔之"。

3. 接经法 《云岐子论经络迎随补泻法》最后一节，描述了接经法，意为通经接气，即把腧穴与其所在的经络紧密地联系起来。即在《难经·六十八难》的基础上，运用五输穴配合治病。如胆病面青善怒，脉弦，心下满，刺胆经井穴；身热明显，则刺荥穴；如体重节痛，刺胆经腧穴；喘咳寒热，刺胆经经穴；逆气而泄，刺胆经合穴。其他各经也均可运用，灵活地运用了五输穴理论。

4. 大接经法 罗天益《卫生宝鉴》卷七《中风刺法》,引述了云岐子已佚《医学新书》中大接经刺法。张璧不仅善用原穴,还善用井穴。井穴为五输穴之一,位于手指或足趾的末端处,《灵枢·九针十二原》有“所出为井”和“病在脏者,取之井”。该法用于中风偏枯病的治疗,即按照十二经气血流注的次序针刺全部十二井穴,以沟通十二经脉气血,改善全身气血运行,振奋周身气机,使十二经脉气血阴阳恢复正常运行。分为“从阴引阳”和“从阳引阴”,即从阴引阳分之邪、从阳引阴分之邪,开始的穴位不同,顺序均按气血运行流向。从阴引阳:由手太阴井穴少商开始,依次取手阳明商阳穴、足阳明厉兑、足太阴隐白、手少阴少冲、手太阳少泽、足太阳至阴、足少阴涌泉、手厥阴中冲、手少阳关冲、足少阳窍阴、足厥阴大敦,刺完十二经;从阳引阴:从足太阳井穴至阴开始,依次取足少阴涌泉、手厥阴中冲、手少阳关冲、足少阳窍明、足厥阴大敦、手太阴少商、手阳明商阳、足阳明厉兑、足太阴隐白、手少阴少冲、手太阳少泽,刺完十二经。从上述选穴顺序来看,从阴引阳法,始自手太阴,终于足厥阴。手太阴气血所注之时为寅时,从寅到未,是平旦至日中,阴气渐消,阳气渐盛的过程。从阳引阴法,始自足太阳,终于手太阳。足太阳气血注于申时,由申至丑为一日之中,阳气渐消,阴气渐盛的过程。大接经法是张璧对《黄帝内经》相关理论的发挥。罗天益继承了大接经法,运用在多种疾病的治疗中,如《卫生宝鉴》卷二《用药无据反为气贼》所载曹通甫外郎妻萧氏中风既中脏又中腑医案,用于中风急性期的治疗。针刺十二井穴,灸肩井、曲池,短期服药,不久即愈,步行如故。还用来治疗中风缓解期、头痛等。现代也有临床报道,用大接经法治疗脑卒中风痰瘀血痹阻脉络型,能明显降低患者血黏度、血细胞比容及红细胞聚集指数,改善血液循环,以活血通络,增加脑组织供血,有利于脑神经功能恢复。可能的作用机制是,通过消除中风患者体内的自由基,调节花生四烯酸系统平衡,抑制血小板聚集,降低血液黏滞性,减少血管痉挛。

5. 放血与灸法 《洁古刺痛诸法》中多次提到特定穴刺血治疗痛证之法,如“腰痛,昆仑及委中出血”,“百节疼痛,实无所知,三棱刺绝骨出血”,“大凡热不止,昼夜无度,刺十指间出血,谓之八关大刺”等。灸法也很常用,如《辨伤寒药附针灸法》所载“伤寒经与里合之证,灸太溪穴”,《灸少阴原救脉法》所载“阴毒伤寒,体沉四肢皆重,腹痛脉微迟,当灸气海或关元”。提出灸法补泻法,如“气盛则泻之,虚则补之,以火补者,勿吹其火,须自灭也;以火泻者,疾吹其火,传其皮,其火灭也”。灸法既可以用于温补,也可以用于泻热,如通过灸肾俞治疗腰痛、四肢无力、洞泻寒中,灸太溪可以泻热厥心痛。

6. 用针灸治疗伤寒病 在《辨伤寒热甚五十九刺》《刺热病汗不出》《刺伤寒结胸痞气》《刺伤寒三阳头痛法》《辨伤寒药附针灸法》等节中多有论述。伤寒热病取穴为井穴、原穴和荥穴。井穴透泻通经,治疗一切急病;原穴不论虚实皆宜；荥穴主身热，治热病初起。用井穴和原穴治疗伤寒结胸痞气、头痛、腹痛等。治疗三阴腹痛时，将手足三阴经相结合，如足厥阴与手太阴结合，足少阴与手厥阴结合，足太阴和手少阴结合，突出了十二经脉循环流注的规律，体现了迎随补泻的思想。

（二）脉法特色

明代《万卷堂书目》记载张元素《洁古考注王叔和脉诀》10卷，但已经佚失。张璧脉学多宗《黄帝内经》《脉经》《伤寒杂病论》和家传脉学。《云岐子七表八里九道脉诀论并治法》分述七表八里九道脉脉形、主病和治法方药，处方多为伤寒方化裁。

七表脉：一浮，二芤，三滑，四实，五弦，六紧，七洪。“左手三部寸关尺，非谓主位之脉，皆客邪之脉也”，结合《云岐子保命集论类要》卷上《辨脉三部九候》“三部者，寸为上部，主膈上至头有疾；关为中部，主膈下至脐之有疾；尺为下部，主脐下至足之有疾”，可以理解为左手寸关尺的脉象显示的是身体相应部位的外邪，如“寸浮中风头热痛，关浮腹胀胃虚空，尺部见之风入肺，大便干涩故难通”。

以浮脉为例，“一浮者，阳也，指下寻之不足，举之有余，再再寻之，状如太过，曰浮主咳嗽气促、冷汗自出，背膊劳强，夜卧不安。按之不足，举之有余，阴不足，阳太过，寒则伤形，热则伤气，故肺伤咳嗽、气促，宜小柴胡汤。柴胡、黄芩、五味子、制半夏各半两，白芍药、人参、桑白皮各二两半”，描述了浮脉的脉形、主病、病机、处方。脉形与《脉经》基本相同。小柴胡汤与《伤寒论》原方有不同。《云岐子脉诀》中，七表脉有大承气汤、小承气汤、调中汤、地骨皮汤、加减栀豉汤、猪苓汤等25首方，《伤寒论》方也多为加减化裁的。

七表脉其他各脉也用这种方法叙述。脉形、主病与《脉经》基本相同。有些见解颇具见地。如芤脉病机“云岐子云，芤主血凝而不流，凡人之十二经络以应沟渠，是荣卫血气不散，不能盈满，经络故见芤脉”；在《图注脉诀辨真》中，张世贤注释脉歌“心脉芤阳气作声，或时血痢吐交横”时就引用这一条的见解。《图注脉诀辨真》多次引用《云岐子脉诀》的内容注释王叔和的《脉经》。芤积血在肠中，关内逢芤肠里痈。对便血的鉴别方法：上焦有血，现便后血；下焦有血，先血后便；中焦有血，便血齐作。这些内容基本符合临床实际。滑脉如珠动曰阳，腰中生气透前肠，胫酸只为生寒热，大泻中焦必得康，滑脉居寸多呕逆，关滑胃寒不下食。实脉关前胸热甚，关前切痛中焦任，尺脉如绳应指来，腹胀小便应不禁。弦脉为阳状如弦，四肢更被气相煎，三度解劳方始退，常须固济下丹田。寸部脉紧一条弦，胸中急痛状如牵，关中有弦寒在胃，下焦停水满丹田。紧脉三关数又弦，上来风是正根元，忽然狂语人惊怕，不遇良医不得痊。洁古认为:三阳头痛,紧数为太阳,弦为少阳,狂言为阳明。云岐认为:脉紧洪而实,阳气有余之象,主热极生风,发作狂语。紧脉关前头里痛,到关切痛无能动。

八里脉:一微,二沉,三缓,四涩,五迟,六伏,七濡,八弱。八里脉者,乃右手三部寸关尺受之,此八里脉乃客邪之脉,非主位之脉,夫三部主脉,寸涩关缓尺数是也,此皆主随客变也。九道脉:一长,二短,三虚,四促,五结,六代,七牢,八动,九细。也都有很多深刻的论述。同样八里脉和九道脉也有《伤寒论》方、《局方》等化裁的22方。因此,《云岐子脉诀》不仅是脉学著作,更是张璧治疗伤寒病、杂病诊断、治疗、用药的综合体现。

(三)伤寒成就

易水学派开山鼻祖张元素重视经典,并博采众方,并非传记中所言“古方新病不相能”,“自为家法云”,本书有专篇阐述。其子张璧同样重视经典,在伤寒研究方面有一定成就。张璧对伤寒理论的继承和发扬体现在《云岐子七表八里九道脉诀论并治法》和《云岐子保命集论类要》中。前者共1卷,以脉为纲,治疗用《伤寒论》方加减。后者共2卷,上卷以《伤寒论》主要方剂为纲,包含桂枝汤、麻黄汤、葛根汤、青龙汤、柴胡汤、承气汤、陷胸汤、泻心汤、抵当汤、栀子汤、五苓散、干姜四逆汤等10余个大类;下卷以病为纲,包含发黄、痉证、湿病、暍病、霍乱,劳伤、水证等内科杂病,调经、产后等妇科疾病,采用了以病类证、以证统方的方法。

《中国医籍考》卷三十二《方论》中汪琥说:“《伤寒保命集》,金张元素之子张璧撰。书凡二卷,其上卷,先辨三部九部之脉,又辨伤寒温病,及刺结胸痞气头痛腹痛等法。有如辨桂枝汤几证方几道,辨麻黄葛根汤几证方几道,又其次曰大小青龙汤证,曰大小柴胡汤证,曰三承气汤证,曰大小陷胸汤证,曰泻心汤、抵当汤、栀子豉汤等证。凡仲景六经篇证,皆参以己意,阐扬发明,而继以痉湿霍乱等证。其下卷,则论瘥后劳复水渴阴阳厥发黄结胸等证,其后则续以妇人伤寒胎产杂证,又小儿伤寒中风疮等证。是皆发仲景未发之义。而深探伤寒之奥旨者也。”

《云岐子保命集论类要》卷上开篇即为“辨脉三部九候”,虽名为辨脉,实为辨虚实辨病位。将证型分为:表实证,宜麻黄汤;表虚证,宜桂枝汤;中焦热实,宜调胃承气汤;中焦虚证,宜建中汤、理中汤;下焦热实,宜大承气汤;下焦虚证,宜姜附汤。实为一种高度的概括。继以“辨伤寒温病”引入温病的定义和寒温之辨。原文有“温病,冬伤于寒所得也,至是变为温病,伤寒汗下不愈,而过经,其证尚在而不除者,亦温病也”,“如发斑乃温毒也”。要点为:伏寒化温;伤寒过经不愈为温病;温毒发斑。他没有认识到寒温的本质区别,但对温病有一定认识。但没有从根本上认识到温病和伤寒的差异,从病因到传变都有所不同。但是把温毒发斑包含进去，又似有某种进步。以上认识显示出一定过渡阶段的特点。吴有性《温疫论》载："云岐子伤寒汗下不愈，过经其病尚在而不除者，亦为温疫病也。"周扬俊《温热暑疫全书》载："洁古老人，伤寒名家也，其子云岐以伤寒过经不解者为温病。"可见，他的见解也曾启发过后世温病学者。在诊断上，主张以六经来辨识温病，"如太阳证汗下后，过经不愈，诊得尺寸俱浮者，太阳温病也；如身热目疼，汗下后，过经不愈，诊得尺寸俱长者，阳明温病"。在治疗上，强调"随其经而取之，随其证而治之"，用的还是伤寒的方法。其后的《刺伤寒结胸痞气》《刺伤寒三阳头痛》和《刺三阴腹痛》3篇，为针刺疗法。

以方类证的方法集中体现在《桂枝汤二十八证方一十四道》《麻黄汤十证方五道》《葛根汤方四证方三道》等13篇中，以13组方剂为纲论述了伤寒病的证治。每类先有方论，方剂、条文归于其下，分别论述。如麻黄汤类，设10证5首方剂。先有麻黄汤论，分析风寒之邪伤营卫的不同，病机和证候特点，指出"太阳病先桂枝，次麻黄。麻黄为泻表之实"。随后麻黄汤方药及适应证逐条附后，非条文罗列，而是掺和己意，多有发挥，用"标病""本病"来分析。标本是个张璧经常使用的概念，标本多用指代表里，并非后世"标本中气"的复杂概念。如"太阳标病，身热头痛，项背强，身疼恶风，是寒则伤荣。脉浮而紧，表实无汗而喘者，宜麻黄汤"，这里的标也就是太阳经病而已。后列本类方剂及适应证。

《葛根汤方四证方三道》总论中有："太阳主表，营卫是也，荣卫之下，肌肉属阳明，二阳并病，葛根汤主之。卫者桂枝，荣者麻黄，荣卫之中，麻黄桂枝各半汤，荣卫之下，肌肉之分者，葛根汤，又名解肌汤。"《青龙汤五证方二道》中有："在肌者葛根，在筋者青龙。"可见张璧由浅入深依次用了桂枝汤、麻黄汤、麻桂各半、葛根汤、大小青龙汤。或上承唐代孙思邈、宋代许叔微之余绪，参以己见。

卷下论述了各病证的治疗。《发黄四证方三道》中有："伤寒传变发黄者四：有蓄血发黄，自太阳传本也；有结胸发黄，下之早故也；有湿热发黄，太阳经传阳明本也；有寒温发黄，少阳与太阴也。"湿热发黄、阳明发黄，宜茵陈蒿汤；太阳阳明发黄，宜麻黄连翘赤小豆汤；少阳阳明发黄，宜栀子柏皮汤。在下卷对发黄又分为6种，仔细分析病机。再如暍病，身热而渴，宜清热生津，用白虎汤；汗不能出，宜发汗解表，起津液，用升麻汤；手足逆冷，口开齿燥，脉弦细芤，为气耗津伤，阴血不足，当须急救，灸大杼穴。

《传变诸证并方》篇列方23首，详细记载了伤寒汗下后各种变病及其治疗，包含结胸、头痛、腹痛、余热不退、下利、咳喘、声音嘶哑、足肿、呕逆、噫气、脐周动气等病证。所用方剂除少量为《局方》外，大都为张璧自拟。

《诸证辨》对水证、渴饮水证、阳厥阴厥证、小便不利证、发黄证、结胸证、痞气证、虚烦证等进行了类证鉴别。如水证，表邪未散用小青龙汤，表邪已散用十枣汤。厥证辨别:热厥,口干而渴,欲饮水,狂言,脉沉数;阴厥,大便自利,口干而不渴,狂言,脉沉迟。其他鉴别诊断对临床也多有指导意义。

(四) 其他

张璧对妇科病的诊断治疗经验丰富,如妇人伤寒热入血室就有桂枝加芍药汤、麻黄加生地黄汤、小柴胡加葛根汤、小柴胡加牡丹皮汤、甘草芍药汤、桂枝加附子红花汤和小柴胡加芒硝大黄汤 7 首。调经、产后、妊娠恶阻等涵盖妇科常见病,值得深入研究。

对内科病也十分精通,不仅治疗中风、呕吐、腹痛、骨蒸等常见病,用药精当,对关格等疑难大证也能从容应对,后世医家对其治法也有引用。张介宾善用《千金》小续命汤,通治八风、五痹、痿厥等,在《景岳全书》中收录了云岐子全部 10 个加减法。

张璧对儿科病也有论述,继承钱乙对小儿生理、病理特点的认识,对小儿斑疹和伤寒作了鉴别。斑疹初起,用升麻汤;疹出不快,用紫草升麻汤;疹出欲透,咽喉不利,用甘草桔梗汤;疹斑黑陷,用真牙汤;指出"未及五岁,可以视听,未可脉别";小儿伤寒,辨证化裁,多用《小儿药证直诀》的方剂,如大青膏、导赤散、泻青丸、益黄散等。

(满　伟)

七、窦　默

名臣、名儒、名医——窦默

窦默生于 1196 年(金承安元年),卒于 1280 年(元至元十七年)。窦默初名杰,字汉卿,金末流亡他乡,金亡后复归乡里,更旧名杰为默,字改为子声(但事实上,原名、原字与更改后的名、字同样行用)。元代广平府肥乡县兴教乡(现邯郸市肥乡县)人,是元代杰出的政治家、理学家、教育家和医学家。董尚朴在《河北中医五千年》中对其详加阐述。

(一) 治世名臣

关于窦默入朝为官,据推测可能与忽必烈为笼络人心命杨惟中等南下搜集儒、释、道、医等名士有关。窦默因高超的医术借此机会应诏入朝。元世祖忽必烈在上都初次召见窦默，询问其治国安邦的策略，窦默即以儒家伦理道德三纲五常来应对世祖提问，并明确指出“帝王之学，贵正心诚意，心既正，则朝廷远近莫敢不一于正矣”。窦默之言，大得世祖称赞。于是留其于左右，礼敬有加，朝廷之事，无论大小，必先请教于窦默。窦默在朝30余年，一直是元世祖的重要谋臣之一。在《元史》传记中，窦默因为儒士的身份受到尊崇。而据许衡的学生耶律有尚说，“时窦默子声以针术得名，累被朝廷征访”，似乎获得礼遇的原因是其医术精湛。窦默作为一个具有儒士和医生双重身份的儒医，受到忽必烈重视，究其原因应与蒙古人历来重视技能有关。自成吉思汗以来的历代蒙元统治者都注意收集技术人才。

元代新兴，正是用人之际，窦默多次向朝廷举荐人才。如世祖欲寻治国之才，窦默将姚枢推荐给世祖。经世祖考教，发现姚枢确为难得奇才，将其留用，委以重任，官拜中书左丞，昭文馆大学士，地位显赫。此外，窦默还举荐许衡、史天泽等多人入朝，均受到重用，成为举足轻重的人物，为元代政治、经济、文化诸方面的发展起到了重要的作用。

1275年，窦默八十大寿，不但公卿皆去祝贺，而且世祖也亲自前往，甚至真挚祈祷：“此辈贤者，安得请于上帝减去数年，留朕左右共治天下。”1280年，窦默又被加昭文馆大学士。同年秋，窦默在京师病逝，被追赠太师，封魏国公，谥文正。因此，后人多称其为“窦太师”或“窦文贞（正）公”。窦默虽然因医学技能受到了世祖重视，但《元史》却没有将其划归为技术人才而是归入儒臣类，足见其在政坛的重要地位。

（二）儒门名士

窦默在理学上造诣相当深厚。《宋元学案》卷九《鲁斋学案》将窦默与许衡、刘因等并列为对理学北传有卓越贡献的学者，属于鲁斋学派中的重要成员；当代也有学者认为窦默属于“正统儒学集团”，或者直接划归“理学家群”。但学者朱红梅认为，元初在政坛上活跃的有“邢州学派”“正统儒学集团”“经邦理财群”“金源文士群”等不同学术与政治派别，窦默与他们都有程度不同的交往。从其搜集到的史料看，窦默与“邢州学派”和“正统儒学集团”之间的关系最为密切。伴随着忽必烈对汉族士人失去信任而逐渐重用西域人这个过程，为了实现儒家传统的济世理想，原先不同派别的汉族士人需要团结起来，尤其是“邢州学派”和“正统儒学集团”之间。在汉族士人失去信任的过程中，有一个人例外，就是窦默。窦默在王文统事件后反而更受世祖信任和倚重，这一点也为各个政治派别看重。因此，窦默可以说是这些不同政治团体之间交往的重要环节和桥梁。

元建立后，以窦默、刘秉忠为首的一批汉人官员认识到文化教育事业的落后,会严重阻碍政治、经济等多方面的发展。窦默作为北方有名的理学家,系统而深入地理解了孔圣人的学术思想,尤为推崇孔子重教育的言行,建议世祖"方今宜建学立师,博选贵族子弟教养之,以立风化之本"。窦默认为只有广泛地建立学校,培养儒士,不但有利于社会政治经济的发展,还能使社会风气好转,如此国家才能长治久安。经窦默多次陈述发展文教事业的重要性,终于在至元八年(1271)建立了京师蒙古国子学,选蒙古贵族及百官子弟入校学习。其中除蒙古人外,也有一些色目人和汉人。学习内容包括《通鉴节要》及儒家经典。生员们经过一段时间的学习,深得尊师敬业、三纲五常等为人之道。他们学成之后则按各自的能力出任朝廷各级官员,才能出众者更能官居要职。

窦默在入仕之前就曾在家乡设馆,以经术教授乡里百姓子弟。入仕之后,更是对家乡的教育事业十分关心。因此,肥乡一带很快兴起了办校、讲经、读书的热潮。肥乡也由此更名为"兴教乡"。

正是由于窦默的努力,大倡办学、读书,保全了先进的中原文明,充分发挥了一名大儒的重要作用。

(三)医中真杰

窦默对医学的贡献主要突出在针灸方面,是我国著名的针灸学家。主要著作有《针经指南》等针灸专书。自《针灸甲乙经》以后,直至宋代,多注重穴位的考证及新穴的探索,尤其在阿是穴方面最为明显,可是在理论方面,则没有大的发展,而窦默则发扬《黄帝内经》《难经》之经旨,多有创新,在临床上"以针法活人甚多"。在窦默的著述作品中,《标幽赋》统论针灸学的理论和经验,最能概括窦默的学术思想和经验。下面作一简要论述。

1. 选穴少而精准 窦默临床取穴强调理论指导临床,选穴精当,以十二原穴为"枢要",流注八穴为"纪纲",更要求"取五穴用一穴而必端;取三经使一经而可正"。不但体现了取穴宜少的思想,还强调了取穴宜准,针不可妄施的大医精神。

2. 创下针十四法 窦默在《真言补泻手法·手指补泻》中,把针刺的基本手法归纳为"下针十四法",曰:"凡补泻,非必呼吸出纳,而在乎手指,……动、摇、进、退、搓、盘、弹、捻、循、扪、摄、按、爪、切者是也。"并列出下针14种基本手法的具体操作。这些针刺手法,至今仍应用于临床。但可惜其论述有不详之处,以致后代文献在表述上各有分歧。杨继洲在著《针灸大成》时将其精简成为"十二法",之后又精简为"八法"。现在这些手法常被称为"辅助手法"。

3. 倡用流注八穴 八穴即八脉交会穴,又称"窦氏八穴",因窦默对该八穴的极力推崇而得名。窦默在《流注八穴序》中说:"予少时尝得其本于山人宋子华,以此术行于河淮间四十一年。起危笃患,随手应者,岂胜数哉!予嗜此术，亦何窗伯伦之嗜酒也。”足见八穴确有桴鼓之效。此八穴是前人临床经验的总结，窦默在此基础上经过长期的临床实践，不断深化对八穴的理解和应用，总结出八穴主治213证。如内关25证中包括9种心痛、心胸痞满、中满不快、吐逆不定、米谷不化、腹胁胀痛等，至今仍有重要的临床指导意义。八穴分布于四肢肘膝关节以下，分属心包、脾、三焦、胆、小肠、膀胱、肺、肾八经，且与奇经八脉脉气相通，临证使用时主客相配，具有适应证广、针感强、高效安全等特点，因而为后世针家所重视。窦默在《针经标幽赋》中还对八穴的功效进行了高度的概括：“阳跷、阳维并督带，主肩背腰腿在表之病；阴跷、阴维任冲脉，去心腹胁肋在里之疑。”根据八穴与八脉的关系，将八穴分属阴阳，分主表里，分治经络与脏腑，可谓提纲挈领，故为后世所尊崇。

4. 强调针刺得气 《黄帝内经》中明确提出了针刺必须得气的认识。如《灵枢·九针十二原》言：“刺之要，气至而有效，效之信，若风之吹云，明乎若见苍天。”并说：“刺之而气不至，无问其数，刺之而气至，乃去之，勿复针。”窦默继承了这一学说，在《标幽赋》中作了较多论述。他说针刺必须“先详多少之宜，次察应至之气”。这是窦默继承《灵枢》中有关十二经脉气血多少、脉度长短与得气快慢的理论认识而来。《灵枢·经水》中指出：“其受气之道近，其气之疾。”《灵枢·行针》中也说：“百姓之血气，各不同形，重阳之人，其神易动，其气易行。”根据这一准则，窦默指出针刺根据经络气血多少与长短可以判断得气的快慢。凡气血盛、脉度短者，得气往往较快；气血少、脉度长者，得气往往较迟缓。窦默还将得气的他觉症状给予描述：“轻滑慢而未来，沉涩紧而已至。”并说：“气之至也，如鱼吞钓饵之浮沉；气未至也，如闲处幽堂之深邃。”这种叙述生动而真实，给后世医家以很大的启示。

窦默还说：“(气)既至也，量寒热而留疾；(气)未至也，据虚实而候气。”这是窦默根据《黄帝内经》理论，对得气感应与针刺手法关系的论述。《灵枢·经脉》指出：“热则疾之，寒则留之。”所以，窦默认为针刺得气后首先应辨别疾病的寒热性质，来决定留针的久暂。《素问·针解》指出：“刺实须其虚者，留针，阴气隆至，乃去针也。刺虚须其实者，阳气隆至乃去也。”这是窦默认为要根据疾病的虚实来决定候气久暂的依据。这些对得气与针刺手法关系的理论阐发，临床上有重要的参考意义。

（贾云芳　侯仙明）

窦默医著内容及版本考

据《元史·窦默传》、《针经指南》朱良能序、《针灸四书》窦桂芳序、《针经指南》中《流注八穴》《流注指要赋》序、罗天益《卫生宝鉴》卷二十《针经门》、《普济方》、张金吾《爱日精庐藏书志》的记载可知,窦默(1196—1280),字子声,初名杰,字汉卿,广平肥乡(今河北肥乡)人。官至昭文馆大学士,死后赠太师、封魏国公,谥文正。窦默幼知读书,毅然有志。蒙古兵伐金时为蒙古兵所俘,同俘者皆被杀害,惟窦默逃脱归乡,家破母亡。南走渡河,遇医者王翁,与其女婚配,以医为业。转客蔡州,名医李浩授以铜人针法。又走德安,学伊洛性理之书,后北归,隐于大名,继还肥乡。元世祖遣召,默又改名易字,隐而不就。后不得已仕元。其为人乐易,儒风温然,平时未偿品评人物,至论国家大事则面折廷诤,深受忽必烈器重和厚待。窦默在行医学道中整理师法、总结经验,约在金天兴壬辰年(1232)前后,完成著述。计有《针经八穴》(又名《流注八穴》)、《补泻法》、《标幽赋》、《流注通玄指要赋》(又名《流注指要赋》)4 种。后 2 种为赋体,又合称《针经指南》。当时传本不知是刊刻还是手抄,后朱良能于元贞元年(1295)刊行,元至大辛亥年(1311)窦桂芳将窦默著作合称《针经指南》编入《针灸四书》刊行。现就窦默著作内容与版本作一考证。

(一)《针经指南》1 卷

书中首列《针经标幽赋》,主要全面总括针灸学基础理论;次列《流注通玄指要赋》,精选 50 多种疾病的针治腧穴;后列针经直说、络说、交经辨、气血问答、手足三阴三阳表里支干配合、八穴定位及所主病证、真言手法、《素问》泻必用方补必用圆法、呼吸补泻法、寒热补泻法、春夏刺浅秋冬刺深法、手指补泻法、迎随补泻法、生成数法、夫妇配合、古法流注、杂忌法等。还录有五卷本《铜人腧穴针灸图经》中的"避忌太一之图"。该书言简意赅,内容丰富,综合概括,面面俱到。但窦默之针灸学术特点,约为三点:一是倡用八脉交会穴。书中搜集大量八脉交会穴主治病证,论述其配穴方法,突出了八脉交会穴在针灸治疗中的特殊地位,对其后龟灵八法、飞腾八法的产生起到了启迪作用。二是总结了动、摇、进、退、搓、盘、弹、捻、循、扪、摄、按、爪、切等下针十四法,完善了针法内容,为后世所宗。三是创真言补泻手法和寒热补泻法。前者即将进出针、旋转针与患者咳嗽、呼气、吸气相结合的针法,补法用于虚羸气弱痒麻者,泻法用于丰肥坚硬疼痛者。后者以先阴分后阳分或先阳分后阴分的不同,得寒热针感,是烧山火、透天凉针法之先导。

该书编入《针灸四书》后,《普济方·针灸门》亦基本收录本书内容,但与他书掺和,内容分散。故版本流传宜参见《针灸四书》和《普济方》。值得注意的是,《针灸四书》的编者窦桂芳是福建人,他在《针灸四书》序中说:"……余先君汉卿公,以药与艾见重于士大夫。……至元丙子以来,余挟父术游江淮,得遇至人,授以针法,且以《子午流注针经》《针经指南》三(按:疑'之'刻误)书见遗……且喜其姓、字、医术与先君同也。因是作而言曰：南北有二汉卿，姓同字同而为医也同也……”由此可知，至今学术界一直认为的窦桂芳是窦默的儿子是错误的。

另外，《针经指南》另有一序，署名“燕山朱良能”（《普济方》作“朱良”），此人通医学，“披旨南来”，到福建任官医提举，将携带的窦默遗书，交窦桂芳刊行，功不可没。但这“燕山”二字，竟使民国三十年《蓟县志》卷四《人物·医学》把窦默写了进去，这，也是错的。

（二）《针经标幽赋》（《标幽赋》）1卷

该赋不分卷，赋中不少文句与金代阎明广《子午流注针经》所载何若愚《流注指微针赋》（《指微赋》）及阎明广注文相同或相近，可知该赋系发挥阎注《流注指微针赋》之作。赋名中“针经”即指《子午流注针经》，“标幽”之“幽”亦取何若愚“既而感指幽微，用针直诀”之义。赋文言简意赅，论述了经络、脏腑、气血、取穴、刺法、宜忌等丰富的针灸基础知识及常见病症的证治，可谓精辟的针灸学纲要。他以天人相应的思想方法，将形气的虚实、脏腑的强弱、经脉气血的多少及循行流注的规律，作为取穴的依据，形象地描述了气至如“鱼吞钩饵之沉浮”、气未至“如闲处幽堂之深邃”的针感体会。在针刺治疗方面，既根据经络系统辨证论治，又遵循经气流注、经脉循行顺序重视按时开穴的子午流注针法，且重用十二经膝肘以下的五腧穴及八脉交会穴、三根四结、十二经十二原。

撰文用歌赋体裁，通俗易懂，便于传诵，步随《指微赋》，开创了以歌赋形式编写针灸书籍的先例，对金元时期针书写作的影响极大。

赋成之后，首载于窦默代表作《针经指南》中，此后注解者颇多，多以《标幽赋》称谓该赋，以元代王开、明代祝定注本为代表，惜均佚。现存最早的注本为元代王国瑞《扁鹊神应针灸玉龙经》中的“注解《标幽赋》”，当是王国瑞之父王开《重注标幽赋》原本，但误注较多。此外，尚有明代《针灸大全》徐凤注本、《针灸大成》杨继洲注本、《针方六集》吴崑注本，清代《针灸逢源》李学川注本。明代高武《针灸聚英》、徐春甫《古今医统大全》、楼英《医学纲目》等后世针书也收录该赋。

（三）《流注通玄指要赋》（《流注指要赋》《通玄指要赋》《通玄赋》）1卷

据该赋题记知，窦默避难于蔡邑时，遇名医李浩，精通针术，授其秘穴43个，效果神验，“除疼痛迅若手拈，破结聚涣如冰释”，窦默恐有遗忘，因而“辄裁八韵，赋就一篇”，于金天兴壬辰年（1232）重九前二日编就。赋文简短，不分章节，首述针刺治疗蠲邪扶正、回阳倒阴的作用及通晓经络的重要意义，后列行步难移、脊膂强痛、呆痴、风伤项急、头晕目眩、耳闭、眼痛等50多种病证的治疗用穴。各种病证均取单穴，共用腧穴40多个，而肘膝以下的五输穴占大多数，体现了选穴精、疗效显著的学术特点。该赋系窦默治病选穴的经验总结，丰富了金元时期针灸治疗学的内容，突出显示了窦默针法的特色，为后世所推崇。赋文首载于元代罗天益《卫生宝鉴》中，后收入窦默针书《针经指南》。元代杜思敬《济生拔粹》收载，题为“窦太师流注指要赋”；明代徐凤《针灸大全》收载，题为“通玄指要赋”；楼英《医学纲目》收载，题为“通玄赋”。此外，诸多针书及综合医著涉及针灸者，大多收有此赋，版本详见以上诸书。该赋无单行本。

（李会敏、董尚朴，本文内容曾发表于《河北中医》2002年5期）

窦默相关著作内容及版本考

窦默（1196—1280），字子声，初名杰，字汉卿。广平肥乡（今河北肥乡）人，元代著名针灸学家。我们在前面已介绍其署名著作，今将其相关著作内容与版本作一略考。

（一）《玉龙歌》（《杨氏家传针经图像》）1卷

该书以歌赋形式记述120穴的主治证，其中含大量经外穴，透穴针法运用成熟，临床价值较高，为历代所重视。该歌赋首见于元代王国瑞《扁鹊神应针灸玉龙经》，明代楼英《医学纲目》、吴崑《针方六集》也均载录，且互有差异。现存抄本两部，内容和编次基本相同，约抄于清代。抄本有文有图，列有歌赋及腧穴注文。腧穴注文多为五输穴、原穴、俞募穴等的定位、刺灸法、主治病证，但均有残。

一本抄写年代较早，题作“杨氏家传针经图像”，封面记有“杨瑞霞”三字，第一页下半部抄录时所据原本已残损，但卷末仍残留一首《玉龙歌》原文，当是抄录时所据本原文已有残缺。书末题有“锦堂录”三字并钤有“孤云野鹤”印。明代董其昌《玄赏斋书目》、清代钱曾《读书敏求记》均记有“杨氏”《玉龙歌》，未详此“杨瑞霞”与“杨氏”是否同一人；“孤云野鹤”印又见于明代汪机《针灸问答》程镔序末，若此二印确系同一人印，则此抄本当抄于明代中期，为程镔所藏。另一种抄本较晚，《玉龙歌》原文后接抄腧穴注文，但第一页脱。关于该书作者，吴崑《针方六集》引作“窦氏”，但稍后的《循经考穴编》引录该书时未注明“窦氏”之名。题作“杨氏家传针经图像”本中可见有6处标引“太师云”字样，说明该书非窦默亲著。但书中所载腧穴、针灸及腧穴主治症与窦默针书相类，或为窦默门人总结窦默针方编成。

（二）《磐石金直刺秘传》1 卷

该书作者不详，载录于清抄本《针灸集要》中，书不分卷。列有中风门、伤寒门、头风门、眼目门、耳门、鼻门、口齿门、颊颔颈项咽喉等症、气门、腰痛门、手足门、杂症之类、杂穴治诸病秘法（百会、肩井等十九穴）、杂病治法以及煮针法、正面图、背面图（二图均有穴无经）、八卦顺行图、失针致伤（二十七条）、人身四海腧穴、腹部任脉穴分寸、马丹阳天星十二穴治杂病歌、四总穴、麻药方、治霍乱、补泻集要法等，后附诊脉要诀。总括全书，有 3 个特点：一是每一病证前多有总论，简述病因、分类、预后及治疗原则；二是强调虚实辨证，所列针方因证而设，因虚实而补泻；三是列有备用方，即依辨证选穴治而未愈时更穴治之，如“五种腰痛，泻尺泽。不愈，昆仑”等，有助于开阔思路，提高临床疗效。

该书常用金津、玉液、大小骨空、八风、八邪等穴，以痛麻辨虚实、施补泻，多用刺血、透刺法，与《窦太师秘传》《玉龙歌》的刺法特点相同，属窦默针法，当成书并流传于金元间，为窦默或其弟子所撰。书中内容系临床经验总结，丰富实用，很有价值。因而被元代王国瑞《扁鹊神应针灸玉龙经》所摘引，助其流布，推动了针灸学术发展。惜该书全文未见刊本，传抄渐稀，唯赖抄本《针灸集要》得以存世。

（三）《窦太师秘传》（《窦太师针灸》《窦氏秘传》《窦太师口传心授针经》）1 卷

该书作者不详，载录于清抄本《针灸集要》中。书无目录，不分卷，叙述常用腧穴 128 穴。各穴不循经排列，而是按面部、背部、两手背面部、胸部、头部、两臂部、两足部、口部等 8 部分排列，较为凌乱。而实际顺序各部分又有交叉，如胸部、臂部穴后均列有两足穴，面部穴中有头部穴等。各穴依次述位置、取穴法、针灸法、主治、补泻法等。书栏上穴名对应处标有腧穴所属经脉。书后跋云：“上《窦太师秘传》，前后共计一百二十八穴法治秘文。以上治下，以下治上，以右治左，以左治右，但取活法，无不效验也。更要临机应变，看浮沉虚实用之。”

该书取穴少，多用透穴，与《扁鹊神应针灸玉龙经》所载《玉龙歌》穴法相近，当属窦默针法内容，为其弟子所编。明代晁瑮《晁氏宝文堂书目》记有《窦太师口传心授针经》。清代钱曾《读书敏求记》云：“《窦太师针灸》，传于婺县王镜潭，共计一百二十八法，抄录于成化辛丑（1481）夏五月，藏书家未有此本也。”说明该书在明成化前已有流传。钱曾又称该书为《窦氏秘传》，并记有“金津、玉液、大小骨空、八风、八邪、髁骨八法”，而今存抄本未见大小骨空穴，加之内容抄写颠倒错乱，可知该书在辗转传抄中已失旧貌，内容也有所变化。

（李会敏、董尚朴，本文内容曾发表于《河北中医》2002 年 6 期）

窦默师承与传人考略

窦默，字子声，初名杰，字汉卿，生于金承安元年（1196），卒于元至元十七年（1280）。祖籍河北洺州路肥乡县行教乡城西村，今河北省邯郸市肥乡县城关镇城西村。窦默自幼好学，毅然有立志，从医后犹喜针灸，针法娴熟，为金元时期针灸学的传承和明清针灸学的发展作出了杰出贡献。关于窦默的师承及传人，学术界虽有研究，但多简略不详。现据相关史料，对窦默师承与传人考略如下。

（一）师承

窦默生值宋金连年战争，北方蒙古又虎视中原。1215 年，20 岁的窦默被金兵征役。在一次战斗中，窦默被蒙古兵俘虏，后“间关险阻”，逃回家乡，但“家人辈皆已去，惟母氏存”。随后，其母亦病逝。此时，蒙古兵又至，窦默草草掩埋母亲及亲属尸骨后，即连夜潜逃，南渡黄河，到河南远投外祖父吴氏。窦默只身避难河南后，初在外祖父吴姓家，后入赘清流河王姓医者家。从此开始了他学医从医的生涯。先后师从其岳丈医者王翁、山人宋子华、山东名医李巨川、湖北孝感县令谢宪子、全真七子之丘处机等。

1. 王翁 据“服阕，赘于清流河医者王氏”可知，1218 年，23 岁的窦默守孝 3 年后，入赘清流河王姓医者家。清流河，流经河南省鄢陵、西华等县，辖属古代陈国。窦默在此随其岳丈王翁学医，王翁教以方脉，对他说“世方多难，能业医术，则可以济人而善身”，使其业医，并嘱其求师学习针法。

2. 宋子华 据《针经指南·流注八穴》窦默自序：“予少时尝得其本于山人宋子华，子华以此术行于河淮间四十一年。”由窦默序文中提及的“少时”“河淮间”可知，窦默在河南清流河居住时，曾师从山人宋子华，学习少室隐者交经八穴及针术针法。宋子华系走方医，当与窦默岳丈熟善，窦默因故得习其针灸之术。

3. 山东名医李浩父子 《元朝名臣事略》卷八记载：“壬辰，授馆西华，以教读为业。”可知，1232 年，窦默 37 岁，居住河南西华县，以教书为业。是年，蒙古军占河南，窦默回到清流河家中，但“尽室亡矣”。于是，窦默自陈（河南西华附近）逃难到蔡州（今河南汝南县）。

据 1232 年 9 月 7 日，窦默在汝南县所作《流注通玄指要赋》自序“后避屯于蔡邑，方获诀于李君，其人以针道救疾也，除疼痛于目前，愈瘝疾于指下……”可知，窦默在汝南县遇到同来避难的山东滕县（今滕州）儒医李浩及其子李元，并随其学习“铜人针法”及 43 穴。

序文中的“李君”，《针灸四书》注文为李巨川，名源，而《墓志》称“逃难之蔡，遇儒医李浩，授以铜人针法，能得其微妙”。那么，是李巨川，还是李浩？

与窦默同时代的元代文学家王恽所著《秋涧集》卷七十三记载：“予右髀有寒疾，将雨先痛。一日，谒默斋先生于沙麓，见其求针者满室。先生笑谓予曰：汝亦入吾安乐窝邪？如痿者、躄者、喑哑者、瘿结者、气蹶者，法虽有重轻，莫不撤针而滞散，舍策而起行。而予之骨痛，今三十年曾不再作。后官东平，一日与李公巨川话及此，曰：予客淮南时，以兹术授窦公，今青出于蓝。今君玉与少傅同乡，不知其术传之李邪？窦邪？而别有所授而然邪？向闻李君尝游江淮间，曾遇异人针法，盖以神授，未若李窦相传人事著明者也。”（文中的“沙麓”指沙麓山，距大名县城东约 22.5km。现在的南北沙窝庙等村，是沙麓山遗址）又据《滕县志》记载：“李浩，其先曲阜人，五世祖官于滕，因家焉。大父义，父玉，皆以儒显。而浩喜医方术，慕仓公之为人也。元初常往来东平间，为人治病，决死生，其验如神。所著有《素问钩元》《仲景或问》《诸药论》甚精。”又据《新元史》记载：“李元，字善长，滕州人。父浩，精于医术。窦默荐浩于世祖，以老不能就征，诏有司岁廪之，终其身。召元至京师，赐宴万安阁，俾掌御药局。奏对称旨，赐白金五百两。”

由上李浩“元初常往来东平间”，王恽亦“后官东平”可知，《墓志》所述之李浩，即李巨川。

在陕西铜川市耀州区药王山碑刻中，记录 198 位医者，元代 11 位中，刻有窦默、李巨川和李君玉的名字。可见窦默与李巨川均系当时名医。

4. 谢宪子 1233 年，窦默 38 岁。是年 6 月，金国势已积重难返，金哀宗虽竭尽全力，终究无力回天，形势恶化，金哀宗又逃往蔡州。金哀宗迁蔡，窦默认为大兵将至，不速去，祸在旦夕，又南渡淮河，至湖北德安府孝感县。孝感县令谢宪子与窦默相善，一见如故，安排窦默在其家中居住。谢宪子教授窦默《论语》《孟子》《中庸》《大学》。窦默朝益暮习，颇有所得，其学较北方所学更加精切。《孝感县志》卷十三传记中称谢宪子：“端平中令，政尚礼教，招集远近士，发明朱子之学，时广平人窦默避寇来依之，因得之理学，自宪子始也。”窦默通过跟谢宪子学习理学，为后来与同时期的另一位大儒赵复共同将理学传播到北方起到了决定性作用。

5. 丘长生 《清江贝先生文集》卷十《医镜密语序》记载：“窦文贞公得丘长生真人之传，而大显于中朝。”《清江贝先生文集》卷十《送王瑞庵序》有文：

“通其术者,金季则有全真赵魔哥,皇元则有丘长生真人。真人以授窦文贞公。”

丘长生是何许人？王雪苔先生指出“不能排除贝琼将丘处机与刘处玄二人道号书写错位”,另说窦默“得丘长生真人之传”当另有其他缘故,猜测“窦汉卿则是通过李浩间接地得‘丘长生之传’的”。李鼎先生认为“误将丘长春和刘长生二人相混合”。丘长春即丘处机,号长春子;刘长生即号称长生子的刘处玄。两人均是金元时期道教全真派弟子,与丹阳子马钰等合称“全真七子”。他们大多娴熟针法,并利用针灸医术传布道教理念。

明代唐文凤《梧冈集》卷一《白云观》说:“千载丘长生,执节上帝旁。”明代唐锦《龙江梦余录》说:“元初,丘长生醉卧不起,世祖候之三日方醒。”由“白云观”及“世祖候之三日方醒”可知,丘长生显然指丘处机。所以笔者以为,丘长生就是丘处机。

李鼎先生认为丘处机“于1227年(丁亥)去世。这些年间,窦氏则避乱在河南,两人不大可能会面”。笔者亦以为是。那么,窦默是否为丘处机再传弟子呢?

2010年8月初,笔者前往河南省辉县调研,发现窦默在辉县苏门山居住时期,与全真教弟子同处一地。

据《辉县地名志》载:金元之际,全真教王重阳弟子丘处机、谭处瑞、刘处玄在百泉苏门山麓修道,遗址人称神仙洞。1235—1240年,丘处机的师侄李重元、茅伯达在苏门卓水村建造了紫微观(卓水正好处在南姚固至县城和百泉的路上,距百泉也不过3~4km路程)。至今,卓水村仍存元代建筑三仙庙,青砖到顶,圆形穹隆,顶部为一巨形八卦图,又称无梁庙,内中供有丘处机等的塑像。

元代王磐与窦默同时在苏门山,他是河北永年县人,是《窦默神道碑》的作者。其所著《筠溪轩记》记载,道观落成3年后,李重元对茅伯达说:我生平既入道家,于世无求,只想结交些方外读书人,现在,这个心愿该了却了。于是,二人又在竹林深处修建了筠溪轩,专门供人谈玄说易,砥砺学问。笔者推测,李重元所说的这些方外读书人,很可能包括当时在苏门山太极书院执教的窦默、姚枢和许衡等大儒,但缺乏明确的文献记载。

综上可知,《清江贝先生文集》中2处提到窦默师从丘长生,但就笔者所见,尚无其他史料记载窦默师从丘长生,是为孤证。至于窦默何时、何地跟随丘长生学习针灸,更是难以考究。

(二)传人

窦默不仅针法精湛,且乐意授徒,将绝技传之后人,造福黎庶。当时,凡言针者,均以得窦太师法而认为正宗。元名臣,著名文学家许有壬《至正集·一真堂记》记述:“太师窦先生之未遇也,怀其学无所施,悯人札瘥,针法极其妙。施诸治疗，莫不即愈，兵荒中活人不知其几。及见世皇，陈三纲五常之道，人道既立，相安而并生，其为活人又什百千万于针矣。天下之言针者，一以太师为宗。而标榜求售者，皆自称门人焉。”

窦默传人中，可考者有王开、郑玙、朱彦晖、许衎、刘执中、罗天益等。另外，还有其故里从学及私淑者，具体不可考。

1. 王开 王开，字叔启，又字启元，号镜潭，兰溪县纯孝乡人。关于他是否师承窦默，学术界有争义。笔者通过文献考证，认为王开是窦默亲炙弟子。

陈高华先生在《金元时期的燕赵文化人》中引述的明代徐一夔《始丰稿》卷十记载："兰溪人王仁整，号镜潭。'至元初，以羁孤之迹至燕，获事窦文正公默，得其铜人针法。用医官起家，稍迁江西官臣提举，后迁太医院事。'退还乡里后，'负病踵门者不远千里而来。'王仁整之子王国瑞继承父亲医术，'自越如吴，王公贵人交于门者无虚日'，'一方以为神人，其从而执弟子礼非一'。窦默的医术因此大显于时。故四方学者咸宗之。"

明万历《金华府志》载："王镜潭，名字具亡，兰溪人。家贫，好读书。不遇于时，遂肆力医道。游大都窦太师汉卿之门二十余年，悉传其术以归。窦公嘱之曰：传吾术以济人，使人无病，即君之报我也。遇人有疾，辄施针砭，无不立愈。至元初，领扬州教授，以母老辞。所著有《重注标幽赋》传于世。子国瑞，孙廷玉，曾孙宗泽。皆克世其业云。"

《兰溪医学史略》考证王镜潭家谱载："绍十三世，宁行一，王氏名开，字叔启，号镜潭。宋祥兴戊寅年（1278）生，元至正丁亥年（1347）终。"并载："公游元窦太师之门，尽授轩岐之术……后敕为太医院御医。"该书记载了在兰溪市黄店乡王家村，发现刻有"元御医镜潭王公之墓"字样的碑碣。同书还引用光绪十三年（1887）《兰溪县志》卷五"艺术"载："王镜潭，名开，以号行。营居于镜潭之上，人称镜潭先生。子国瑞，屡游三吴，与贝琼交。尝以父《隐居图》请琼为之序。"

清代钱曾《读书敏求记》记载："《窦太师针灸》，传于婺县王镜潭，共计一百二十八法，抄录于成化辛丑（1481）夏五月，藏书家未有此本也。"

王开著有《增注针经密语》（已亡佚），其子瑞庵求序于当时的名人文学家贝琼。贝琼曾经参与编纂《元史》，又是王瑞庵之友。贝琼在此书序言中写道："皇元时，窦文贞公得丘长生之传，大显于中朝。而四方咸宗之。且推其所得，述标幽二赋行于世。后注《铜人针经密语》一卷，未成而没。其徒有兰溪王镜潭及其子瑞庵者，增注而成之。则三百六十五穴之分，不可有一过不及之差。渊乎微哉！一日瑞庵挟之，访予山，求序以冠其端。予读之累日，为之叹曰：嗟乎，针为医之一耳。而书之浩繁，有不可胜穷者，皆非所以为密也。夫观室而不睹其密，则未造乎室。适道而不求其密，则未造乎道。补注密语，其用针之玄奥乎。然其书而未广也。镜潭父子，因文贞公之注，复详之于后。则所谓密语者，既显而不得矣。学人获从而考之，则知其所慎。而见于治人者，足以冀夫十全之效，而无悟也已。故不辞而书其说云。”

王开之子王国瑞从其父学，武林周仲良又从国瑞学。周仲良在元天历二年（1329）为《玉龙经》写序时称“《玉龙经》者，婺源王先生所传针灸之书也……愚自早岁，蒙亲授以来，游艺于七闽两浙之间者，凡四十年，遇病则医，医必见效。”1329 年上推 40 年当为 1289 年，去窦默去世 9 年，而王开离别窦默早于 1280 年，况且周仲良年少即从师王开之子国瑞，根据年限推断，《王氏家谱》所述王开生卒年（宋祥兴戊寅年生，元至正丁亥年终，即生于 1278 年，卒于 1347 年）有误。王国瑞字瑞庵，贝琼文集多次提及，而贝琼参与编写元史，其说当有据。

2. 郑玙　郑玙，字子玉，里集生平不详，授医学教授。郑玙授徒名张博文，河南汤阴人，与元代名臣、著名文学家许有壬同乡。许有壬在《一真堂记》中详述了张博文师承郑玙，郑玙师承窦太师的情况：“太师窦先生之未遇也，怀其学无所施，悯人札瘥，针法极其妙。施诸治疗，莫不即愈，兵荒中活人不知其几。及见世皇，陈三纲五常之道，人道既立，相安而并生，其为活人又什百千万于针矣。天下之言针者，一以太师为宗。而标榜求售者，皆自称门人焉。因多病得请归，首以询医为事。卜居上寿里，有榜其门曰医者，方自喜幸。俄，白首儒服携酒来，行里门之礼，乃老医博文张先生也。博文之师，教授郑玙子玉者，尝馆太师于家，真得其传。而博文则亲传于子玉者，源之正，流之不淹。故施于用，其效可必也。家人有病者，博文诊之曰：此不必药，当自愈。又曰：吾药攻病，无病不可用也，凡医必出药为攫糈计，且曰：无病当备，吾药可预服也。有当病而不药，又教以无病不药者乎？博文其贤矣！人言博文喜用酷烈剂，闻而质之。乃曰：遇其疾即用其剂，遇其病而不用其剂，则与无病而强之以药者等矣。予闻而益贤之。有堂，扁曰一真。请为之说，真之为义大矣哉！针法得其真则治病不谬，诊病识其真则用针不忒，制药得其真则施用不悖，无所往而不一于真，而又始终济之以一心之真，则活人之功又岂下于相哉！余待罪中书久，盖深有愧于博文者也。书其实以为记，且以识余愧云。”

上文不仅提及郑玙学自窦默，又传张博文的史实，还道出了张博文良好的医德和娴熟的医技，从侧面反映了窦默针法确实炉火纯青及声望之重。

3. 朱彦晖　朱彦晖的生平事迹不详。元代文学家王恽《秋涧集》里有一篇《题朱彦晖三陪手卷》诗：“余年五十觉笼东，左臂偏枯右耳聋。说道燕城陪手客，此针传授到朱公。”（原注云：“谓木庵陪饭，窦汉卿陪针，陈学士陪口也。陈名时可，字秀甫”）从这首诗的内容来看，窦默传针灸之术于朱彦晖。

4. 许衎　许衎（1219—1299），字仲和，号潜斋，许衡胞弟。13 岁因战乱兄弟失散，只身奴洛阳石抹氏家。许衡为救胞弟往来“河洛间几半载。其主者素骄横，文正公（许衡）哀恳倍至，卒遂所愿”，兄弟之情，跃然纸上。据1978年河南焦作市中站区李封三村出土的《有元故潜斋先生许仲和墓志》记载：“潜斋先生，姓许，讳衎，字仲和，以金兴定三年庚辰生于河南新郑县之寓舍，祖居河内李封。……甲辰，文正公在大名，闻先生在洛阳石抹氏家，悲恸数日，即往河南谋脱弟彀。……遂往来河洛间几半载。其主者素骄横，文正公（许衡）哀恳倍至，卒遂所愿，挈弟以归。过苏门，请名字于雪斋姚公，还至大名。先生时年二十四岁，遂令就学，始小学，未逾时而终篇。文正公赏其敏达焉。乙巳，先生二十五岁，娶大名李氏，有行婚礼草。文正公化导，昆季有如父子，一家礼貌若朝廷焉。先生刚直勤学，酷好书史，诸子之书，无不涉猎。文正公尝曰：‘我抚攘之际，以医卜免。’遂受针术于窦汉卿太师，辄得心传之妙，以之治患，捷于影响，疾病者扶杖而来，弃杖而往，不望其酬。”

许衡自称“我扰攘之际，以医卜免”，当是一位临床经验丰富的医生。据张介宾《景岳全书》六十四卷记载：“元许衡《鲁斋集》有论梁宽甫《病证书》，其言至为明切。夫扶阳抑阴，天之道也，然阴之极至於龙战，阳之极亦至於亢龙，使六阴盛於坤而一阳不生于复，则造化息矣；使六阳盛於乾而一阴不生於姤，则造化亦息矣。《素问》曰：亢则害，承乃制。圣人立训，其义至精。知阴阳不可偏重，攻补不可偏废，庶乎不至除一弊而生一弊也。”可知许衡医理甚精。许衡《许文正公遗书》卷八尚有《吴氏伤寒辨疑论序》，卷十一有《六气不用味》《与李生》等医学论著。

由上可知，因许衡之故，许衎跟随窦默学习针灸之术，终得其传。

5. 刘执中　刘执中（1241—1296），字仲和，元少中大夫，吉州路总管，窦默长婿。1244年，窦默居住在大名，与从开封迁来的怀远大将军，邓州节度副使刘安为邻。刘家四子中，窦默独喜年纪最小的刘执中，并招为长婿。

据《元人文集珍本丛刊·吴文正文集》卷三十七之《元故少中大夫吉州路总管刘侯墓志铭》记载：“原为汴人（开封），曾祖刘诚仕于金之司臬，因囚有冤直不能得，弃官。祖刘锡，不仕。父刘安，武举及第，累迁至怀远大将军，邓州节度副使，金亡，北渡家大名。妣吕氏，汴名族侯三兄：曰珪，曰壁，曰璋。其仲翰林国史院编修官。侯少负志节，长而益笃，种学绩文，以裕所蕴。同里窦文正公奇之，妻以子，既从窦公，悉得其学。余力所及，犹能以针医名天下。……”由此可知，刘执中既是窦默长婿，又系窦默亲传弟子。

6. 罗天益　罗天益，字谦甫，号容斋，元代正定藁城（今河北藁城县）人。罗天益好学，追从名师，博采众长。《卫生宝鉴》卷二记载：“癸丑岁（1253），初，余随朝承应。冬，屯于爪忽都地面，学针于窦子声先生，因询穴腧。曰：凡用针者，气不至而不效，灸之亦不发。大抵本气空虚，不能做脓，失其所养故也。更加不慎，邪气加之，病必不退。……今因此病，而知子声先生之言矣。”《卫生宝鉴》卷七记载：“中风针法（出窦先生《气元归类》）。”《卫生宝鉴》卷二十记载：“癸丑岁，与窦子声先生随驾在爪忽都田地里住冬。与先生讲论，因视见《流注指要赋》及补泻法，用之多效。今录于此，使先生之道不泯云……”由此可知，罗天益是窦默亲传弟子。

另外，《卫生宝鉴》刊于1281年，是时窦默刚去世1年，“使先生之道不泯云……”之语当有悼念师情之意。

7. 故里好学者 1246年，窦默51岁，从大名返回故里肥乡县，更其旧名曰默，字子声。《窦默神道碑》记载：“乡人好学者来问经书，疾病者来求医药，率皆欣然应答。人无贫富、贵贱，视之如一。针石所加，医药所施，病辄痊安，而未尝有一毫责报之心。久之道誉益重。”可知，窦默返回肥乡后，行医治病，传授医学，授受经学。

8. 其他亲炙或私淑再传 据史料记载，尚有徐子明、李清隐和滑樱宁等精通窦默针法，但难以考证是直接师承，还是再传弟子或私淑。

（1）徐子明：高邮知府徐珦之子。元代文学家王逢《梧溪集》记载：“公讳霆发，字子明，月山其号也。所著水利书具存，尤善画，其熙春、天马二图，仁宗诏藏秘监。其先本徐邳三山人，考珦，赠高邮知府。妣夏，妻高，并赠乐安郡。君子姓多致通，显曰贤明，精窦太师针芮。至正初，学士揭徯斯引见，上欲官之，辞归。”由此可知徐子明精通窦太师针法。

（2）李清隐：“李德睿，字士明，嘉定人。为宁真观道士，尤攻于医。遇淮人李清隐，授窦太师飞腾针法。洪武初，召入见，辞归。尝携瓢卖药市中，瓢小而类鹤，因号鹤瓢道士。张羽为传，王行、高启辈皆为赋咏。”（《姑苏志》）由此可知，淮人李清隐精通窦太师针法，授徒李德睿。

《清江贝先生文集》中有一篇《送王瑞庵序》，说“赵魔哥之徒则有洞玄李公，高山陈公，再传至于王通甫先生，霍邱李清隐。然皆不若文贞公之际遇世祖，而大显于中朝也。故四方学者，咸称北窦”，认为霍邱李清隐为全真派赵魔哥的再传弟子。因史料缺乏，存疑待考。

（3）滑撄宁：元末明初学者谢肃所撰《密庵集》中有关于滑撄宁私淑窦默的记载：“金华周玄启，读书好医方术。学于撄宁滑先生。先生生中州，儒而医也。其用药绝似刘河间，而针法则本窦大师。凡所砭疗，莫不奇中，名闻朔南。是则玄启固有所受之矣。玄启尝以二室曰药曰针，遇人有疾，针可已者砭之，药可愈者疗之。亦往往以奇中有声，硕岂辱於师门邪。虽然，玄启之于撄宁亲炙者也，撄宁之於窦刘私淑艾者也。”由此可知，滑撄宁系私淑窦默。滑撄宁，即滑寿，著《十四经发挥》。

（4）杜思敬：杜思敬著《济生拔粹》6卷，书中第二卷收录有窦默《流注指要赋》。杜思敬与窦默同时同朝为官,又从学于窦默挚友许衡,故杜思敬或为窦默亲炙或私淑传人,但缺乏确切的史料记载。

(5)真金:"元世祖嫡子真金少从姚枢、窦默受《孝经》……闻母皇后暴得风疾,即悲泣,衣不及带而行。"(《元史》卷115《裕宗传》)又,《元史》卷158《窦默传》记载世祖"命皇子真金从默学,赐以玉带钩……"由此可知,元世祖嫡子真金少从窦默学习《孝经》。

(三)结语

窦默一生好学,"敏求师"17年,先后师从王姓医者、宋子华、李浩父子、丘长生、谢宪子等,并传授于王开父子、许衎、刘执中、罗天益、郑玙、朱彦晖和肥乡好学者等。窦默整理著述针灸二赋,为金元时期的针灸学术发展作出了巨大贡献。至今,在窦默故里肥乡,凡业针灸者,无不持诵"窦氏八穴"、《标幽赋》和《流注指要赋》。笔者幼少时,村里有2名走方郎中,针法娴熟,效果迅捷。笔者向其求教,告知是"窦氏八穴"和马丹阳十二神针。由此可知,距今已700余年,当年师从窦默的"乡人有好学者"依旧在传承窦默针灸。

(孙孟章,本文内容曾发表于《中华医史杂志》2011年2期)

窦默年谱长编

1196年(丙辰,金章宗完颜璟承安元年,南宋宁宗庆元二年)1岁

窦默,字子声,初名杰,字汉卿。

窦默生于河北洺州路肥乡县行教乡城西村,今属河北省邯郸市肥乡县肥乡镇城西村。远祖窦融系汉朝大司空。曾祖窦亨,做金朝签军职;祖父窦荣,父亲窦思,母吴氏。(王磐《窦默神道碑》)

窦默的生卒年月据《元史》卷一百五十八《列传第四十五》所载"至元十二年,默年八十,公卿皆往贺""十七年,加昭文馆大学士,卒,年八十",考证为:生于金承安元年(1196),卒于元至元十七年(1280)。

1211年(辛未,金大安三年,南宋嘉定四年)16岁

居住在肥乡。

"公幼知读书,确然有立志,叔祖旺时为郡工曹,欲使改肄刀笔,公不肯就,愿卒习儒业。"(苏天爵《元朝名臣事略》卷八)

1215年(乙亥,金贞祐三年,南宋嘉定八年)20岁

居住在肥乡。

蒙军攻金,窦应征为金兵。窦默于战乱中被俘。同时被俘者三十人,都被杀,惟窦得脱。归其乡,家破,母独存。惊怖之余,母子皆得疾。母竟忘,扶病瘗葬,而蒙古兵又至。遂南逃,渡黄河,投奔河南母祖吴氏。(《元史》卷一百五十八《列传第四十五》)

1218年(戊寅,金兴定二年,南宋嘉定十一年)23岁

居住在河南清流河家。

有清流河医者王翁以其女许配,教以方脉,使业医,并嘱求师学针法。(见李谦《墓志》)

窦默在《流注指要赋》题辞中说:"俄经传之暇日,承外舅之训言……兼万国因乱而隔殊,医物绝商而那得。设方有效,历市无求;不若砭功,立排疾势。乃以受教,遂敏求师。"这是窦默学习针灸术的根本原因。

于此得《流注八穴》抄本。"予少时尝得其本于山人宋子华……切求而莫之获。"(《针经指南》)

1232年(壬辰,金哀宗天兴元年,南宋绍定五年)37岁

居在河南西华县、汝南县。

在西华教书,"壬辰,授馆西华,以教读为业"。蒙古军攻河南,又丧其家,避乱至蔡州(河南汝南),遇山东名医李浩,授以《铜人》针法。(《元朝名臣事略》卷八)

九月七日,作《流注指要赋》并序。序文曰:

"望闻问切,推明得病之原;补泻迎随,揭示用针之要。予于是学,始迄于今,虽常覃思以研精,竟未钩玄而赜隐。俄经传之暇日,承外舅之训言,云及世纷,孰非兵扰。其人也,神无依而心无定;或病之,精必夺而气必衰。兼万国因乱而隔殊,医物绝商而那得。设方有效,历市无求。不若砭功,立排疾势。乃以受教,遂敏求师,前后仅十七年,晓会无一二辈。后避屯于蔡邑,方获诀于李君,斯人以针道救疾也,除疼痛于目前,愈瘵疾于指下。信所谓伏如横弩,应若发机,万举万全,百发百中者也。加以好生之念,素无窃利之心。尝谓予曰:天宝不付于非仁,圣道须传于贤者。仆不自揆,遂伸有求之恳,获垂无吝之诚。授穴之秘者四十有三,疗疾而弗瘳者万千无一。遂铭诸心而著之髓,务拯其困而扶其危。而后除疼痛迅若手拈,破结聚涣如冰释。夫针也者,果神矣哉!然念兹穴俞而或忘,借其声律则易记。辄裁八韵,赋就一篇。讵敢匿于己私,庶共传于同志。壬辰重九前二日谨题。"

内称:"后避屯于蔡邑,方获诀于李君。"李君,当系李巨川。据与窦默同时代的元代文学家王恽《秋涧集》卷七十三记载:

"予右髀有寒疾,将雨先痛。一日,谒默斋先生于沙麓,见其求针者满室。先生笑谓予曰:汝亦入吾安乐窝邪?如痿者、躄者、喑哑者、癥结者、气蹶者,法虽有重轻,莫不撤针而滞散,舍策而起行。而予之骨痛,今三十年曾不再作。

后官东平，一日与李公巨川话及此，曰：予客淮南时，以兹术授窦公，今青出于蓝。今君玉与少傅同乡，不知其术传之李邪？窦邪？而别有所授而然邪？向闻李君尝游江淮间，曾遇异人针法，盖以神授，未若李窦相传人事著明者也。”

李巨川，《针灸四书》注文名源。或是李浩别名、字。（见李鼎《授穴之秘者四十三——窦汉卿的学术师承和用穴经验》一文）

《滕县志》载有李浩“元初常往来东平间”，王恽亦“后官东平”。王磐碑文上所述当系李浩即李巨川，因为窦默在显后曾“荐之元世祖，两老不可征”，这应该是朝中咸知的“李窦相传人事著明者也”。所以，李浩当系李巨川。

《滕县续志》说：李浩，其先曲阜人，五世祖官于滕，因家焉。大父义，父玉，皆以儒显。而浩喜医方术，慕仓公之为人也。元初常往来东平间，为人治病，决死生，其验如神。所著有《素问钩元》《仲景或问》《诸药论》甚精。窦文正默幼从其子元学，荐之元世祖，两老不可征，诏有司岁给衣米终其身。[清宣统三年（1911）铅本《滕县续志》方术传]

关于李元，《兖州府志》记载：“李元，字善长，滕人，以医侍世祖，奏对称旨。从比安王那木罕西征，行万余里，为叛主海都所得，幽之六年，乃得脱归，觐世祖于行在，上问其来状，顾左右曰：是人万里来归，尽忠孝于我，虽蒙古弗逮也，厚劳赐之。逾年，迁大中大夫都总管府达鲁花赤，清而有惠，恺悌宜民，以年老致仕，煺处滕阳，年八十四而卒。”

此处李元随军征西被俘后脱逃，不远万里觐忽必烈后逾年升为大中大夫都总管府达鲁花赤，完全不似《滕县续志》所说“荐之元世祖，两老不可征”，即在朝中，何须再荐？或《兖州府志》记载李元非李浩子李元？存疑待考。

时蒙古军渡黄河，入郑州，逼汴京（开封），攻下河南大部分州县。窦默约于此次变乱中失去《流注八穴》的抄本。见丙午年（1246）窦默写的《交经八穴序》，内称“其的本悉亡之，今十五年矣”，上推 15 年，正是壬辰之乱。

1233 年（癸巳，金天兴二年，南宋绍定六年）38 岁

居住在汝南县、湖北孝感。

六月，金哀宗逃至蔡州。窦默恐蒙古军进逼，又从蔡州渡淮河，逃避至德安府孝感县。

孝感县令谢宪子，一见如故交，遂馆于其家，日相与讲明伊洛程（程颢、程颐）、张（张载）义理之学，以为昔未尝学，而学自此始。（《窦默神道碑》）

1236 年[丙申，蒙古窝阔台汗（元太宗）八年，南宋端平三年]41 岁

由湖北孝感返回河北大名。

皇子阔出率兵伐宋，窝阔台命杨维中、姚枢随军南下，招致儒、道、医、卜等人才。姚枢、窦默受诏：“凡儒服挂浮籍者皆出之。”即凡是着儒服又载入名册的都释放。结果窦默于此时被征北上。（《元史》卷一百四十六《列传第

三十三》)

1241 年(辛丑,元太宗十三年,南宋理宗淳祐元年)46 岁

居住在大名。

刘执中出生。刘执中(1241—1296),字仲和。元少中大夫,吉州路总管。既是窦默长婿,又是窦默医学传人。(据《元人文集珍本丛刊·吴文正文集》卷三十七之《元故少中大夫吉州路总管刘侯墓志铭》记载)

1244 年(甲辰,元乃马真后三年,南宋淳祐四年)49 岁

居住在大名。

授许衡弟许衎针灸术。许衎师从窦默学习针术后,"辄得心传之妙",成为河朔名医。许多就诊的"疾病者扶杖而来,弃杖而往"。且"不望其酬"。(1979年《文物》第 8 期《河南焦作金墓发掘简报·新李封占墓》)

1245 年(乙巳,元乃马真后四年,南宋淳祐五年)50 岁

居住在肥乡。

改名为"默",字"子声"。"乡人好学者来问经书,疾病者来求医药,率皆欣然应答。人无贫富、贵贱,视之如一。针石所加,医药所施,病辄痊安,而未尝有一毫责报之心。久之道誉益重。"(《窦默神道碑》)

1246 年(丙午,元定宗元年,南宋淳祐六年)51 岁

居住在肥乡。

窦默于大名铜台牌子王氏家重新得到《交经八穴》一书,九月十一日,写出《交经八穴序》:

"交经八穴者,针道之要也。然不知孰氏之所述,但序云:乃少室隐者之所传也,近代往之弥验。予少时尝得其本于山人宋子华,以此术行于河淮间四十一年。起危笃患,随手应者,岂胜数哉!予嗜此术,亦何啻伯伦之嗜酒也,第恨斯学之初,心术未偿,手法未成,而兵火荐至,家藏图籍,与其的本悉亡之,今十五年矣,切求而莫之获。近日得之于铜台碑字王氏家,其本悉如旧家所藏,但一二字讹及味之,亦无所害矣。予复试此,此一一精捷,疾莫不瘳,苟诊视之,明俾上下合而攻之,如会王师,擒微奸,捕细盗,虽有不获者,寡矣。噫!神乎哉是术也,今得之,亦天之厚予于是也,多矣。然予之所嗜,非欲以借此而私己之为也,盖欲民生,举无痒痾疾痛,痼羸残瘵之苦而为之也。惟学人亦嗜是焉如是,非予所敢知也。"(见《针经指南》)

1249 年(己酉,蒙古海迷失后元年,南宋淳祐九年)54 岁

居住在大名、潜邸。

称是年北上金莲川之忽必烈潜邸,"己酉召居潜邸"。(《元朝名臣事略》卷八)

是岁,使者持教令至。先使公之友人以私意往见公,使者微服蹑其后,公不得已,乃出拜。命大名府官即日斋遣就道。忽必烈礼遇姚枢、窦默等。(《窦

默神道碑》）

“世祖在潜邸，遣召之，默变姓名以自晦。使者俾其友人往见，而微服踵其后，默不得已，乃拜命。”问今之明治道者。默荐姚枢。（《元史》卷一百五十八《列传第四十五》）

1250 年（庚戌，蒙古海迷失后二年，南宋淳祐十年）55 岁

居住在河南辉县苏门山。

蒙古授姚枢为燕京行台，因故弃官去，居辉州（今河南辉县）苏门山，与许衡（怀州，今河南沁阳人）、窦默讲习程朱理学。

庚戌春，（许衡）自魏疾还乡里，过卫，闻怀之政犹虐，遂移家苏门，与姚枢窦默日事讲习，凡经传子史礼乐星历兵刑食货之类，靡不精研，慨然以斯道为己任。（《考岁略续》）

1251 年［辛亥，蒙古蒙哥汗（元宪宗）元年，南宋淳祐十一年］56 岁

居住在河南辉县苏门山、大名。

既还大名。窦默应征北上。

蒙古大汗蒙哥命忽必烈总领漠南汉地军国庶事，驻帐于金莲川。忽必烈广招天下名士，组成了著名的“金莲川幕府”。窦默应募北归，临走时，将自己耕田、房产赠许衡。许衡作诗《送窦先生行》相送。（许衡《鲁斋遗书》）

1252 年（壬子，元宪宗二年，南宋淳祐十二年）57 岁

居住在内蒙古曲你河。

冬，上命公往诣曲你河，拜见太后，赐之貂帽、貂裘、靴袜。既至，太后问“汝为何等人，公以孔夫子门弟子为对，乃命之坐，赐之酒食，顾遇之礼甚厚。时皇太子未冠，上命公教之，上将往征大理，以玉带钩赐公，且曰此金内府物也”。受命教皇太子真金。夏，姚枢随忽必烈征大理。（《窦默神道碑》）

1253 年（癸丑，元宪宗三年，南宋理宗宝祐元年）58 岁

居住在内蒙古金莲川（爪忽都地面）。

冬，罗天益师从窦默学针灸方术。

“癸丑岁（1253），初，余随朝承应。冬，屯于爪忽都地面，学针于窦子声先生，因询穴腧。曰：凡用针者，气不至而不效，灸之亦不发。大抵本气空虚，不能做脓，失其所养故也。更加不慎，邪气加之，病必不退。……今因此病，而知子声先生之言矣。”卷二十《针法门》：“癸丑岁。与窦子声先生随驾在爪忽都田地里住冬。与先生讲论。因视见《流注指要赋》及补泻法。用之多效。今录于此，使先生之道不泯云……”（罗天益《卫生宝鉴》卷二。《卫生宝鉴》误刻“爪忽都”为“瓜忽都”）

1254 年（甲寅，元宪宗四年，南宋宝祐二年）59 岁

居住在内蒙古金莲川、大名。

是岁，请南还，上命大名、顺德各给田宅，有司具衣物以为常。（《元史》卷一百五十八《列传第四十五》）

1257 年（丁巳，元宪宗七年，南宋宝祐五年）62 岁

居住在大名、内蒙古金莲川。

忽必烈“命召遗老窦默、姚枢、李俊民、李治、魏璠于四方”于藩邸。（《元史》卷一百四十八《列传第三十五》）

1260 年（庚申，元世祖中统元年，南宋理宗景定元年）65 岁

居住在开平（今内蒙古多伦）。

是年，受翰林侍讲学士。“中统元年，拜太子太傅，辞不受。改翰林侍讲学士。未几以疾辞。三年复召入朝，职如故。”（《元朝名臣事略》卷八）

三月，忽必烈于开平即帝位，为元世祖。召窦问国事，荐许衡。后使僧子聪与许衡定官制。元始置太医院。

世祖即位，召至上都，问曰：“朕欲求如唐魏徵者，有其人乎？”默对曰：“犯颜谏诤，刚毅不屈，则许衡其人也。深识远虑，有宰相才，则史天泽其人也。”天泽时宣抚河南，帝即召拜右丞相。（《元史》卷一百五十八《列传第四十五》）

1261 年（辛酉，元中统二年，南宋景定二年）66 岁

居住在开平、肥乡。

六月，以默为翰林侍讲学士。默与王鹗面论王文统不宜在相位，荐许衡代之，帝不择而罢。（《元史》卷四《本纪第四》）

八月，以姚枢为大司农，窦默仍翰林侍讲学士。先是，以枢为太子太师，衡为太子太傅，默为太子太保，枢等以不敢当师傅礼，皆辞不拜，故复有是命。

命大名等路宣抚使岁给翰林侍讲学士窦默、太医副使王安仁衣粮，赐田以为永业。（《元史》卷四《本纪第四》）

是岁冬，公以疾归家。（《窦公神道碑》）“俄谢病归。”（《元史》卷一百五十八《列传第四十五》）

1262 年（壬戌，元中统三年，南宋景定三年）67 岁

居住在肥乡、开平。

未几，文统伏诛，帝追忆其言，谓近臣曰：“曩言王文统不可用者，惟窦汉卿一人。向使更有一二人言之，朕宁不之思耶？召还，赐第京师，命有司月给廪禄，国有大政，辄以访之。”（《元史》卷一百五十八《列传第四十五》）

二月犹召窦默、姚枢、王鹗、僧子聪及张柔等至，示以前书曰：汝等谓文统当得何罪？（《元史》卷二百零六《列传第九十三》）

1263 年（癸亥，元中统四年，南宋景定四年）68 岁

居住在元上都开平。

夏四月戊寅，召窦默、许衡乘驿赴开平。五月戊子，升开平府为上都。（《元

史》卷五《本纪第五》)

1264 年(甲子,元至元元年,南宋景定五年)69 岁

居住在元上都开平。

六月乙巳,蒙古主召王鹗、姚枢赴上都。窦默、僧子聪,尝偕枢等入侍,默言:君有过举,臣当直言,都俞吁咈,古之所尚,今则不然,君曰可,臣亦以为可,君曰否,臣亦以为可,非善政也。次日,复侍幄殿,猎者失一鹘,蒙古主怒,侍臣或从旁大声谓宜加罪,蒙古主恶其迎合,杖之,释猎者不问。既退,子聪等贺。默曰:非公诚结主知,安能感悟如此!(《续资治通鉴》卷第一百七十七)

八月,改燕京为中都。是年,诏以翰林侍读学士窦默之女妻之(刘秉忠),赐第奉先坊,且以少府宫籍监户给之。时,刘秉忠四十九岁。(《元史》卷一百五十七《列传第四十四》)

1266 年(丙寅,元至元三年,南宋咸淳二年)71 岁

居住在元上都开平。

"至元三年二月二十有六日,檀州北李家庄后山上见上,面奉德音。窦汉卿独言王以道。"(许衡《鲁斋遗书》卷七《对御》)

帝留意经学,窦默与商挺、姚枢、王鹗、杨果纂《五经要语》凡二十八类以进。(《元史》卷一百五十九《列传第四十六》)

1270 年(庚午,元至元七年,南宋咸淳六年)75 岁

居住在元上都开平。

窦默与张文谦请立国子学。(《元史》卷一百五十七《列传第四十四》)

1271 年(辛未,元至元八年,南宋咸淳七年)76 岁

居住在元上都开平。

是年,窦默奏请元世祖"建学立师","博选贵族子弟士民俊秀者教之",推荐许衡为集贤大学士兼国子祭酒。

1273 年(癸酉,元至元十年,南宋咸淳九年)78 岁

居住在元大都。

丙戌,刘秉忠、姚枢、王磐、窦默、徒单公履等上言:许衡疾归,若以太子赞善王恂主国学,庶几衡之规模不致废坠。又请增置生员,并从之。(《元史》卷八《本纪第八》)

许衡请辞,帝命诸老臣议其去留,窦默为衡恳请之,乃听衡还。(《元史》卷一百五十八《列传第四十五》)

1274 年(甲戌,元至元十一年,南宋咸淳十年)79 岁

居住在元大都。

八月,窦默次婿,著名政治家刘秉忠在南屏山别墅无疾端坐而终,时年 59 岁。刘秉忠无子,以弟秉恕子兰璋后。厚葬大都,最终改葬邢州祖茔(今邢台

县贾村)。(《元史》卷一百五十七《列传第四十四》)

1275 年(乙亥,元至元十二年,南宋德祐元年)80 岁

居住在元大都。

默年八十,公卿皆往贺,帝闻之,拱手曰:此辈贤者,安得请于上帝,减去数年,留朕左右,共治天下,惜今老矣!怅然者久之。默既老,不视事,帝数遣中使以珍玩及诸器物往存问焉。(《元史》卷一百五十八《列传第四十五》)

三月,默与王磐等请分置翰林院,专掌蒙古文字,以翰林学士承旨撒的迷底里主之;其翰林兼国史院,仍旧纂修国史,典制诰,备顾问,以翰林学士承旨兼修起居注和礼霍孙主之。(《元史》卷一百五十八《列传第四十五》)

1276 年(丙子,元至元十三年,南宋德祐二年、景炎元年)81 岁

居住在元大都。

建安人窦桂芳于此年开始,以父(亦名汉卿)传医术(药和灸)游历江淮一带,得人赠《针经指南》等书。

"至元丙子以来,余挟父术游江淮,得遇至人,授以针法,且以《子午流注针经》《针经指南》三(疑'之'刻误)书见遗。拜而受之,珍藏玩味,大有进益。且喜其姓、字、医术与先君同也。"(《普济方·针灸门·流注针经序》)

罗天益序李杲所撰《兰室秘藏》刊行。

1277 年(丁丑,元至元十四年,南宋景炎二年)82 岁

居住在元大都。

三月庚寅朔,以冬无雨雪,春泽未继,遣使问便民之事于翰林国史院,耶律铸、姚枢、王磐、窦默等对曰:足食之道,唯节浮费,靡谷之多,无逾醪醴曲蘖。况自周汉以来,尝有明禁。祈赛神社,费亦不赀,宜一切禁止。(《元史》卷九《本纪第九》)

八月二十八日,窦默之子窦履任秘书郎,正七品。"至元十四年设秘书郎一员:窦履。"(《秘书监志》卷十)

1278 年(戊寅,元至元十五年,南宋景炎三年)83 岁

居住在元大都。

元改广平郡为广平路。

九月丙戌,刘秉忠、姚枢、王磐、窦默、徒单公履等上言:许衡疾归,若以太子赞善王磐主国学,庶几衡之规模不致废坠。又请增值生员,并从之。(《元史》卷八《本纪第八》)

帝命诸老臣议其去留,窦默为衡恳请之,乃听衡还。(《元史》卷一百五十八《列传第四十五》)

1280 年(庚辰,元至元十七年)85 岁

居住在元大都。

加昭文馆大学士，正议大夫。七月十二日以病卒；讣闻，帝深为嗟悼，厚加赗赐，皇太子（真金）亦赙以钞二千贯，十一月，命有司护送归葬肥乡。皇太子命王磐撰碑文。追赠太师，封魏国公；谥文正公。（《元史》卷一百五十八《列传第四十五》）

（孙孟章）

窦默的神道碑

1280年，即至元十七年，是一个悲喜交加之年，先是窦默升为昭文馆大学士、正议大夫，同年七月一十二日，窦默走到了人生的终点，病逝于元大都即今之北京，享年85岁。窦默逝后被追赠为太师，加封魏国公，谥号文正。世祖闻知此讯后“深悼惜”，并“赙恤其家甚厚”。皇太子亦送钞二千贯，以供丧葬之用，并责令有司负责护送回肥乡安葬。同年十一月，窦默之子窦履护灵归葬故里。

窦默归乡后被安葬于肥乡县城东十里，翟固乡城西村西南200米处。据传，墓地初建时有护坟地170亩，墓穴坐北朝南，赑屃所驮窦公神道碑高高耸立于墓前，同时墓前还建有气势雄伟的石牌坊。在长长的墓道两侧排列着形象逼真的翁仲兽石。墓地东北方向建有窦公祠堂三间，以供族人及儒生祭祀窦默之用。由于窦默的巨大影响力，每年春秋均有肥乡儒生到此致祭。由于墓地树木甚多以杨树为主，故风吹树叶，其拍打之声可传十里。由此可见窦默墓气势宏大之一斑。

几百年风雨后到清代末期，由于人为和自然的种种原因，护坟地仅余32亩。1862年（同治元年），县府哀于墓地甚为荒芜，决意重修。责成翟固村廪生郭庆云、武生尚玫主持重修事宜。然重修之墓祠，在天灾人祸频仍的近代中国，未能受到良好保护，到解放初期，墓冢基本已成平地，墓祠仅留土台，墓前石相牲、石牌坊之类，也多没入地下，少数则横卧于乱草、田埂之间。至“文革”中，所余几件遗物更是不知去向。

如今，窦默之墓仅余神道残碑。此碑是窦默之子窦履于1288年（元至元二十五年）所立。碑通高4.7米（碑座未量入），面宽1.1米，厚0.35米。碑由青石雕琢而成，下有赑屃承负，碑首饰有龙云浮雕图案。碑阳额以篆书题为“昭文馆大学士正议大夫窦公神道碑记”，3行共15字；碑阴额内容题相同，只是换为楷书题刻。阴阳两面均有文字，各刻24行，满行66字，共约1 892字。碑阳面字迹保存较为完好，而阴面字迹已较为模糊，但大部分字迹仍可辨识。神道碑之所以称为残碑，是因其本已断为两截，现所见者是后人维修后重立的产物。现可见明显断痕，影响碑文内容的完整阅读。

神道碑的碑文由王磐撰写，胡祗遹书丹（碑刻术语。即刻石必须经过的3道工序——撰文、书丹、勒石。书丹指用朱砂直接将文字书写在碑石上），商挺篆额（碑刻术语。汉代以后的各种碑刻之上端，称碑头或碑额，因碑额上所题字多用篆书，遂称“篆额”）的“昭文馆大学士正议大夫窦公神道碑记”。

王磐所撰“窦公神道碑记”，较为详细地记叙了窦默家世、一生的主要活动和政绩。这些内容不但是研究窦默生平的重要文献，而且也是研究元初历史的一件重要文物，史料价值极高。如碑文中记述：“女三人，长适中顺大夫，淮西道宣慰副使刘执中，次适金紫光禄大夫、太保、参领中书省事刘秉忠，其季适承直郎，大名路总管府判官刘佳。”此文中明确了窦默之次女嫁于太保刘秉忠一事，证明《元史》“刘秉忠传”所记载的“世祖赐婚”确有其事。由此事也可看出窦默与邢州学派关系密切，为进一步研究邢州学派提供了新思路。

碑文所记述内容大多与已有史实记述相同，但也有一些内容正史未见，故可补其不足，如：神道碑记述窦默在至元十一年迁嘉议大夫，而《元史》及《国朝名臣史略》等史书对此均无记述，正可补众史之缺。

与窦默相关的史料甚少，“神道碑记”是研究窦默最为重要的史料，同时它也为研究以刘秉忠为首的邢州学派及元代早期社会发展史提供了宝贵的资料。神道碑于1982年7月，被河北省定为省级重点保护文物，加强保护。

（贾云芳　侯仙明）

八、麻九畴、常仲明父子

金代医家张从正面对世俗喜补恶攻、滥用温补的不良风气，力倡病由邪生、攻邪已病之说。临床证善用汗、吐、下三法，不仅积累了丰富的以三法治疗疾病的经验，而且形成了一套完整的理论体系，发展了中医的治则学说。后世称“攻下派”，与刘完素、李杲和朱震亨并称“金元四大家”。

据《金史·张从正传》载，张从正是睢州考城人，属河南，但其学术思想的形成和著作的完成均与当时的“冀医”密切相关。张从正之学源自《黄帝内经》《难经》，近则私淑刘完素，“其法宗刘守真，用药多寒凉”，其主要医学著作《儒门事亲》15卷，前3卷28篇为其手定，复经麻九畴润色加工，卷三后两篇文章及所余各卷，多为后人据其“平日所著论议，及尝试之效”整理编辑而成。卷十一“治病杂论”系常仲明摭其遗而作。卷十三为“刘河间先生三消论”，此书未传于世，麻九畴偶得之，恐为湮没，故与《儒门事亲》同时刊行。李濂记载“子和草创之，知几润色之，而仲明又摭其遗”。

另有《张子和心镜别集》凡 7 篇短文，系常仲明之子常德整理张从正之论所作。张从正在医学理论方面多所创见，经验遍及临床各科，麻九畴、常仲明、常德等冀医在其著作的编撰和经验整理上功不可没。

麻九畴与《儒门事亲》

麻九畴，初名纯，字知几，关于里籍，有两种记载：①《金史》记载为易州人。《乾隆任邱县志》指出《畿辅通志》《河间府志》都记载他是任邱人，鄚州旧有麻公庙，有田襄敏公乐碑记，墓在鄚州西，当时其子姓犹存。②元好问在《翰苑英华中州集》中记载他是“鄚州人，壬辰岁遇乱，卒年五十，平山常仲明之子德葬之小商桥傍近赵庄”。元好问在《续夷坚志》中记载“麻九畴，字知几，献州人”。

《金史》和《翰苑英华中州集》对其生平都有记载：麻九畴从小就是神童，3 岁能识字，7 岁能写草书，能写几尺见方的大字，所到之处都被当成神童。皇帝召见时问他：“到宫殿中是否害怕？”答道：“君臣如父子，难道害怕父亲吗？”皇帝觉得这个孩子不一般。20 多岁在太学学习，有很好的名声。避祸南渡后在北阳山中读书，写有很不错的诗文。刻苦学习，博通五经，尤其擅长《易经》和《春秋》。少年时有病，跟从道士学过服气，几年后病就好了。曾给郾城张伯玉作赋，传到京师赵秉文处，被大加赏识，将文章贴到墙上反复研读。麻九畴一直以才学著名，到了妇孺皆知的地步。兴定末年（1222），府试经义第一，词赋第二，省试也是如此，殿试因失误落第。随后隐居，不为科举。哀宗正大初年（1224），他的学生王说、王采苓俱中进士，哀宗惊奇于二人年幼，询问得知师从麻九畴。他诗文素来有名，一代文宗元好问、翰林学士赵秉文等均颇为赏识其文采，经举荐，赐卢亚榜进士，授太祝权太常博士，应奉翰林文字，所以被称为征君。

麻九畴有名士风度，与人交往，一语不相合则拂袖而去，但他却与金元四大家之一的张元素相处融洽。后到郾城，与赵君玉同拜张从正为师，学习医学。张从正认为他能够学到自己的不传之妙，大概因为专心学业，不顾学习的饥寒劳苦，怡然自得，所以收获颇多。张从正曾任太医，但他志不在此，遂辞去太医之职，离开京城。京城传言张从正因医死人辞职，谤言满市。麻九畴以自己对张从正医术的了解，为其正名；因麻九畴素以文章才学著名，正名效果不错。《崇祯郾城县志》称其“遂弃官归郾，偕张伯玉、张子和、山堂老人王南云为隐上之游，市民野老皆相与亲狎，渐渍熏陶，咸获其益。元至顺间郾人景慕其德建五老堂以祀之。”《金史》载：麻九畴“晚更喜医，与名医张子和游，尽传其学，且为润色其所著书”。

正大三年（1226）结识张从正以后，颇为佩服，家人、亲属均请张从正诊治,《十形三疗》载有其妻“代指痛”“滑泄干呕”,其兄“太阳胫肿”案。《十形三疗·疱后呕吐》为其本人试用张从正治法的验案。现行本《儒门事亲》中《水解》篇当为其所作,《治病百法》中多符咒之类,概出其手。

刘祁《归潜志》中《真定府学教授常君墓铭》亦有相似记载。颐斋为《儒门事亲》作序指出张从正在麻九畴协助下,著成该书——“议者咸谓非宛丘之术,不足以称征君之文,非征君之文,不足以弘宛丘之术,所以世称二绝,而尤为难得欤。”

今存刘完素《三消论》收录在《儒门事亲》卷十三,也是麻九畴的功劳。他在汴梁时,多方寻找刘完素的后裔。时刘完素后人在汴梁教授医学,麻九畴亲诣其家,求得刘完素未刊刻行世遗书 3 部,选取内容较完整的《三消论》,于卷首增加六位藏象二图后,送给友人穆子昭润色,并以此为名,予以接济。张从正学术承继刘完素,故将该书补刻入《儒门事亲》之中。

(满　伟)

常仲明父子与《儒门事亲》

董尚朴长期从事张从正的研究,提出《儒门事亲》的“写作与刊行,得力于河北真定人士常仲明父子”。常用晦,字仲明,先世为山西雁门崞县(今山西浑源县西)人,曾祖移居今河北平山县。《遗山先生文集·正定府学教授常君墓铭》中元好问首先写受常仲明之子常德所托为其父写墓志铭的经过,介绍了其祖上辗转迁移的历史,回顾了常仲明的成长经历。云:“君讳用晦,姓常氏,仲明其字也。自少日有声场屋间,游梁之后,交文士益众,赋业外,他书亦能研究,国医张子和推明岐黄之学,为说累数十万言,求知几为之润文,君颇能探微旨。亲识间有谒医者,助发药,多所全济,病家赖焉。”不幸患病,临终二三日,执笔记录祖先事迹传于后代,谈笑饮酒,与家人诀别,怡然而逝,终年 74 岁。与继室李氏所生之子常德,曾任彰德府宣课使,常德扶柩将父亲安葬于滹河西岸家族墓地。元好问还写了挽词,中有“镇州肥腻无毫发,晋产真淳有典刑”句。其中镇人,即镇州人,镇州后改称真定府(即今正定),平山归其管辖。晋,言山西,指他的祖籍。

常德,常仲明之子,年少时聆听过张从正的教诲,通晓医学,曾任元代彰德府(今河南安阳)宣课使和漕司,保存、并建议忽必烈刻印了张从正部分著作,另编有《张子和心镜别集》。

《儒门事亲》的写作与刊行,多赖常仲明父子。张从正辞去太医院太医后,在郾城开设讲坛,与朋友论说岐黄之术,阐述医理,传播学术思想和医疗经验。

郾城西有隐水，因而《儒门事亲·颐斋引》载“从麻征君知几、常公仲明辈日游濦上”。《儒门事亲·补论》云：“予幼岁留心于医，而未尝见其达者。贞祐间，自沃来河之南，至顿丘而从游张君仲杰（注：张仲杰时为郾城县令）之县舍。得遇太医张子和先生，诲仲杰以医，而及于游公君宝及不肖。”《补论》为常仲明所作，全面介绍了张从正的学术思想。他是贞祐年间避蒙古兵之乱自真定府去河南的。沃即沃州，金代所置，原名赵州，金天德三年（1151）改称沃州，为今河北省赵州一带，在真定府南部。常仲明和麻九畴、赵君玉等帮助张从正整理了医论、医话、医案。《十形三疗》载有张从正为常仲明及其妻、子治病的多则医案。

此外，常仲明编辑了《治法心要》收入《儒门事亲》。李濂《医史》载：“仲明又摭其遗为《治法心要》。”该书除了摘录《黄帝内经》《脉经》条文和张从正的散在医论外，主要收入张从正早期著作《金匮玉匙》的大部分内容。《金匮玉匙》采取歌诀形式讲述五运六气、标本中气、治疗大法、学医须知之类，简明易记。然而诸家著录均无此书，可能散失较早。此书在医学史上最早采用歌赋体裁，如“十八反”等，开后世歌赋体医著之先河。明代刘纯的《医经小学》曾引用此书。《儒门事亲》完稿时，麻九畴、常仲明分别写了《水解》和《补论》为新学说面世壮行。

常德编有《张子和心镜别集》一书。该书又名《伤寒心镜》，收录于《河间六书》。书中共有短论 7 篇，首论双解散及子和增减法，之后论发表、论攻里、论攻里发表、论循衣撮空、论传足经不传手经、论亢害承制，也是反映张从正学术思想的医论。因该书署名“镇阳常德”，一直被研究者指为江苏太仓人，此误，常氏与太仓无涉。《四库全书提要》的“常仲明者，其即德欤”也是按照这种观点。

张从正于著作完稿不久后去世，书稿未能付梓刊行，仅有抄本流传。1243 年，首次刊印。《儒门事亲·颐斋引》云：“惜其真本为征君藏于名山中，不可复见，今之板行者，尚为错乱疑阙，殆传者之过也。”现存最早版本为元中统三年（1262）刻本，是常德建议忽必烈所刊行。正如高鸣所作序言所述，忽必烈只要是有利于天下的，都会推动其执行，听说常德医术高超，命其觐见，问其医宗何人，对以宛丘张从正，遂命将张从正著述付梓。

（满　伟）

《四库全书总目提要》误麻九畴为麻革，误常德为常仲明

因年代久远，以讹传讹，麻九畴与麻革被混为一人，而常仲明与常德本为父子，也被误作一人。两个错误均发端于《四库全书总目提要》，后者在任应秋

的《中医各家学说》、俞慎初的《中国医学简史》、李云的《中医人名辞典》、李经纬的《中医大辞典》及薛益明的《张从正临证新法》等书中被因袭。

《四库全书总目提要》载《伤寒心镜》曰:“《伤寒心镜》一卷,一名《张子和心镜别集》,旧本题镇阳常德编。德不知何许人,亦不详其时代。考李濂《医史》,《张从正传》后附记曰:《儒门事亲》十四卷,盖子和草创之,麻知几润色之,常仲明又摭其遗,为《治法心要》。子和即从正之字,知几为麻革之字。仲明字义,与德字相符。常仲明者,其即德欤? 若然,则金兴定中人也。”此段误麻知几为麻革,误常德为常仲明。参考董尚朴、王玉清、周益新等学者的研究,梳理如下:

麻革,字信之,号贻溪,山西虞乡王官(今山西永济)人。其祖为麻秉彝,金熙宗皇统间进士,曾任兵部侍郎。《金史》载为崔立立碑事件,涉及麻革。麻革经历了金元鼎革之痛,天兴元年(1232),蒙军围汴梁,金已无精锐部队前来救援,金大势已去,金哀宗带领一部分军队突围至归德。1233 年春,崔立叛金,投降蒙古,其党羽要为崔立建功德碑,遂召王若虚、元好问等作文章,用于刻碑。王若虚认为此事于德有亏,托辞不愿撰写,翟奕等只好召太学生刘祁、麻革完成。最初二人坚辞,最后迫于压力,刘祁写好文章,交予元好问。元好问见文章写得并不理想,于是与王若虚共同撰写。后崔立被杀,石碑未刻。虽然并未刻在石头上,但撰文之人深觉有愧于名节。金亡之后,许多文人蒙难,麻革被俘为奴,在漠北居延留滞 5 年之久。为保护中原人才,元好问向耶律楚材推荐了 54 名儒士,希望予以保护,麻革名列其中。1238 年,为了选拔人才,窝阔台下诏论、经义、辞赋三科遍试儒生,考中者获得做官的资格。麻革至武川参加考试,但未能做官,后至平阳经籍所任职,生活较为贫困。

麻革与同时代名医王好古曾有交游,并为王好古《阴证略例》作序。序言中写到:他在汴梁时即已闻王好古之名,但未见过面,几十年后在晋州见到了王好古,甚是欣赏。王好古对麻革谈及伤寒阴证的危害及温阳的重要性,并拿出积思 10 余年的《阴证略例》书稿,请麻革为其作序。麻革给予高度评价,赞其书“可以传信行世无疑矣”。王好古史书无传,借此序可略知其生平;另外,麻革曾供职于平阳经籍所,张存惠在山西平阳刊印《重修政和经史证类备用本草》时,麻革曾给该书作序。

虽麻革与医林之人有交往,但其与金元四大家之一张从正《儒门事亲》的撰写没有关系,《四库全书总目提要》中“知几为麻革之字”显然有误;常用晦,字仲明,常德为其子,四库馆学者不熟悉常德,“德不知何许人,亦不详其时代”,单以“仲明字义与德字相符”,便推测“常仲明者,其即德欤? 若然,则金兴定中人也”,这种臆断为后世造成了混乱。

(满 伟)

参考文献

[1] 陈梦赉 . 中国历代名医传[M]. 北京:科学普及出版社,1987.

[2] 丁光迪 . 金元医学评析[M]. 北京:人民卫生出版社,1999.

[3] 宋乃光 . 刘完素医学全书[M]. 北京:中国中医药出版社,2015.

[4] 郑洪新 . 张元素医学全书[M]. 北京:中国中医药出版社,2015.

[5] 张年顺 . 李东垣医学全书[M]. 北京:中国中医药出版社,2015.

[6] 盛增秀 . 王好古医学全书[M]. 北京:中国中医药出版社,2015.

[7] 许敬生 . 罗天益医学全书[M]. 北京:中国中医药出版社,2015.

[8] 徐江雁 . 张子和医学全书[M]. 北京:中国中医药出版社,2015.

[9] 曹东义 . 河北中医五千年[M]. 北京:中国中医药出版社,2010.

[10] 唐伟华 . 宋金元时期医学发展的社会历史背景探析[J]. 辽宁中医药大学学报,2008,10(7):155-156.

[11] 黄涛 . 金元时期医学繁荣的思考[J]. 南京中医药大学学报:社会科学版,2003,4(4):207-209.

[12] 黄政德 . 河间学派形成原因探讨[J]. 湖南中医学院学报,1983,8(1):1-3.

[13] 中医研究院西苑医院 . 岳美中医话集[M]. 北京:中医古籍出版社,1984.

[14] 程雅君 . 金元四大医家与道家道教[M]. 成都:巴蜀书社,2006:70-74.

[15] 程雅君 . 纯正道医、高尚先生——金代医家刘完素道医思想辨析[J]. 宗教学研究,2009(4):53-61.

[16] 严世芸 . 中国医籍通考·素问玄机原病式·程道济序略[M]. 上海:上海中医学院出版社,1990:42-43.

[17] 任宏丽,张如青,段逸山 .《罗太无先生口授三法》成书及主要内容——评罗知悌对金元医学发展的贡献[J]. 上海中医药杂志,2007(10):67-68.

[18] 董尚朴,李慧敏 . 张从正生平考略[J]. 天津中医学院学报,1997(1):37-39.

[19] 董尚朴,张暖,李会敏 . 张子和学术传人考[J]. 天津中医药,2004(4):296-298.

[20] 樊金 . 河间学派述论[D]. 保定:河北大学,2015.

[21] 梁嵘,王召平 .《敖氏伤寒金镜录》学术渊源探讨[J]. 中华医史杂志,2002(3):21-23.

[22] 马勇 . 防风通圣散丸新用概述[J]. 中医药信息,1991(6):29-30.

[23] 薛昊,陈仁寿 ."雷头风"病证考略[J]. 中华中医药杂志,2018,33(11):4874-4876.

[24] 胥青梅,王小强,白雪.玄府理论对中医认识微观病机的影响[J].中国中医基础杂志,2019,11(8):11-16.

[25] 王明杰,罗再琼.玄府学说[M].北京:人民卫生出版社,2018.

[26] 孟繁洁.刘完素燥论阐微[J].中医杂志,2004(10):723-725.

[27] 许扬.刘完素养生学术思想探讨[J].成都中医学院学报,1987,10(4):35-36.

[28] 李经纬.对刘完素学术思想的看法[J].新中医,1981(3):19-21.

[29] 刘树农.刘河间学说管窥[J].上海中医药杂志,1963(2):34-36.

[30] 秦玉龙.刘完素对杂病学的贡献[J].天津中医药,2005,22(6):483-486.

[31] 王鑫,金庆江.明末著名中医学家李中梓门人考略[J].江苏中医药,2016,48(6):66-68.

[32] 吴昊天,张保春.易水学派医家张元素生平补正[J].浙江中医药大学学报,2014,38(3):263-265.

[33] 张再康,张紫微,冯瑞雪.张元素未列入金元四大家原因探讨[J].中医杂志,2014,55(2):172-173,176.

[34] 马立娟,修宗昌.从"道德修养"论张元素未列金元四大家之因[J].中国中医基础医学杂志,2017,23(12):1718-1719.

[35] 丁光迪.金元诸大家的学说渊源[J].安徽中医学院学报,1983(2):6-9.

[36] 丁光迪.金元医学之崛起[J].中医函授通讯,1991(5):2-7.

[37] 刘金芝,谢敬.元好问《伤寒会要·序》探究——《四库总目提要·医家类小序》卮言则[J].中医文献杂志,2013(6):21-22.

[38] 王泷,孙钰,王雨,等.基于加减冲和汤重审东垣学术思想特色[J].江苏中医药,2018,50(3):28-30.

[39] 胥铭轩,吴昊天,张保春,等.着眼"加减冲和汤"之方义、沿革评析其"功效及临证运用"[J].2014,16(10):98-100.

[40] 方春阳.李东垣年谱约编(上)[J].浙江中医杂志,2004(6):6-8.

[41] 方春阳.李东垣年谱约编(下)[J].浙江中医杂志,2004(8):27-29.

[42] 贾宗方.李东垣生平年鉴初考[J].陕西中医学院学报,1999(5):42-44.

[43] 尹广超,邓予新.浅谈普济消毒饮之识学用[J].辽宁中医药大学学报,2009,11(9):31-32.

[44] 李玉清.壬辰之变对李东垣身份、地位及学术思想的影响[J].医学与哲学,2017,38(3A):89-92.

[45] 徐立军.浅谈李东垣脾胃思想的形成及贡献[J].中医教育,2006,25(3):69-71.

[46] 李聪甫.评东垣论治伤寒[J].河南中医,1986(5):35-37.

[47] 朱伟,周洁.李东垣的疮疡证治特色[J].江西中医药,2008,40(8):14-15.

[48] 程培育.论东垣外科疾病诊疗特色[J].辽宁中医药大学学报,2013,15(4):1596-1597.

[49] 范玉兰,和中浚.《银海精微》与东垣学说的关系[J]. 浙江中医杂志,2006(3):132-133.

[50] 高君,盛倩,巢国俊,等.《原机启微》用药规律及学术渊源研究[J]. 中华中医药杂志,2017,32(2):845-847.

[51] 杭群,牛淑平,王欣. 汪机对"李氏清暑益气汤"的临证发挥[J]. 安徽中医学院学报,2006,25(3):5-7.

[52] 李濂. 李濂医史[M]. 俞慎初,审定. 俞鼎芬,倪法冲,刘德荣,校注. 厦门:厦门大学出版社,1992.

[53] 张铁甲. 王好古的学术思想——阴证学说探讨[J]. 江西中医药,2009,40(5):8-9.

[54] 沈敏南. 王好古之"阴证学说"探讨[J]. 安徽中医学院学报,1982(4):5-6.

[55] 高雅,徐世杰. 王好古《阴证略例》之"阴证"与"阴毒"[J]. 中国中医基础医学杂志,2018,24(11):1507-1509.

[56] 张沁园. 王好古学术特色浅议[J]. 中国中医药现代远程教育,2014,12(5):17-19.

[57] 陆凡,黄建军. 王好古对五输穴理论的贡献[J]. 陕西中医,1996,17(4):186-187.

[58] 赵有臣. 王好古生卒年及生平略考[J]. 中医药文化,1993(6):32-34.

[59] 刘景超,李具双. 王好古《此事难知》成书年代考证[J]. 中医文献杂志,2013(3):20-21.

[60] 李经纬,林昭庚. 中国医学通史·古代卷[M]. 北京:人民卫生出版社,2000.

[61] 刘因. 静修先生文集[M]. 北京:中华书局,1985:28-29,60.

[62] 韩儒林. 元朝史[M]. 北京:人民出版社,1986:179-183.

[63] 池永钦. 罗天益学术渊源和《卫生宝鉴》针灸学术特点研究[D]. 济南:山东中医药大学,2017.

[64] 王妮. 罗天益与李东垣[J]. 河北中医,2013,35(6):919-921.

[65] 王妮,李颖峰,宋珍民. 罗天益生平考[J]. 中医药文化,2013,8(2):50-52.

[66] 李颖峰,王妮,宋珍民. 罗天益著作考[J]. 上海中医药大学学报,2012,26(5):23-25.

[67] 刘佩弘. 罗天益编李杲医书探误[J]. 中医研究,1991(2):46-48.

[68] 刘小朦. 书籍刊刻与医学传承:李杲学说在元代及明初的流布[J]. 华中师范大学学报:人文社会科学版,2018,57(3):127-139.

[69] 王妮. 罗天益随军行医考[J]. 长春中医药大学学报,2013,29(4):750-752.

[70] 王妮,宋珍民. 罗天益随驾行医考[J]. 陕西中医学院学报,2013,36(3):27-30.

[71] 禄保平.《黄帝内经》"酒伤"理论析要[J]. 浙江中医杂志,2004(4):10-11.

[72] 王东坡,谭学林. 论晋、隋、唐、宋时期的饮伤证治成就[J]. 贵阳中医学院学报,2000(2):2-3.

[73] 吴杨. 古今中医论治酒伤[J]. 中国中医基础医学杂志,2007(2):139-142.

[74] 吴振. 浅论"酒伤"发病规律[J]. 山东中医药大学学报,2015,39(5):408-409.

[75] 储全根,张登山,汪克明,等.李氏解酒方解酒作用的实验研究[J].安徽中医学院学报,2007(5):27-29.

[76] 刘寨华,杜松,李钰蛟,等.三焦辨证源流考[J].中国中医基础医学杂志,2014,20(7):872-873,875.

[77] 许家松.吴鞠通三焦辨证源流考辨[J].新中医,1989(5):16-18,36.

[78] 胡泉林.药误永鉴,免蹈覆辙——罗天益学术思想探析[J].上海中医药杂志,1986(12):3-6.

[79] 王妮,李颖峰.罗天益针灸学术特色探析[J].河北中医,2013,35(12):1871-1872,1888.

[80] 李付平,董尚朴,李会敏,等.罗天益针灸学术思想探讨[J].时珍国医国药,2013,24(8):1971-1973.

[81] 姜达歧,江一平,姚一航.罗天益针灸临床经验简介[J].中医杂志,1981(12):44-46.

[82] 张弘,秦玉龙.罗天益灸药并用治验[J].江西中医药,2009,40(5):19-20.

[83] 张国山,刘密,章海凤,等.《卫生宝鉴》论灸法[J].中华中医药杂志,2014,29(2):545-548.

[84] 魏稼.罗天益的针灸学成就述评[J].广西中医药,1983(6):7-9.

[85] 朱建路.元宣授善和大师塔铭补考[J].文物春秋,2011(3):62-64.

[86] 郑齐,翟志光.张璧伤寒学术思想浅析[J].中华中医药杂志,2015,30(10):3439-3441.

[87] 周益新,张芙蓉.杜思敬《济生拔粹》评议[J].中医药文化,2015(1):17-21.

[88] 朱红梅.儒医名臣窦默[J].衡水学院学报,2011,13(6):78-81.

[89] 王明荪.元代的士人与政治[M].台北:学生书局,1992:68.

[90] 李宝金,李桃花.窦汉卿传人再考[J].成都中医药大学学报,2008,31(4):85-86.

[91] 吴绍德.金元时代著名针灸家窦默的学术思想和成就[J].上海针灸杂志,1987(1):28-31.

[92] 任乃宏.《窦默神道碑》辑录汇校[J].文物春秋,2011(5):72-77.

[93] 王书明.窦默和他的神道碑[J].文物春秋,1995,29(3):89-91.

[94] 尚金芬,刘秋果.窦默及其墓冢考[J].邢台师范高专学报:综合版,1997(3):30-38.

[95] 陈高华.论窦默[J].中国史研究,1995(2):116-125.

[96] 焦增文.著名针灸学家窦默[J].河北中医,1987(3):36-37.

[97] 周益新.金代医家常仲明生平、家世、著述考略[J].山西中医,2004,20(4):53-55.